神经内科诊疗技术与临床实践

杨 智 童 齐 杨 帆 主编

U0241725

中国纺织出版社有限公司

图书在版编目（CIP）数据

神经内科诊疗技术与临床实践 / 杨智，董齐，杨帆
主编. -- 北京：中国纺织出版社有限公司，2023.10
ISBN 978-7-5229-0995-0

Ⅰ. ①神⋯　Ⅱ. ①杨⋯ ②董⋯ ③杨⋯　Ⅲ. ①神经系
统疾病-诊疗　Ⅳ.①R741

中国国家版本馆CIP数据核字（2023）第173265号

责任编辑：傅保娣　张小敏　责任校对：高　涵　责任印制：王艳丽

中国纺织出版社有限公司出版发行
地址：北京市朝阳区百子湾东里A407号楼　邮政编码：100124
销售电话：010—67004422　传真：010—87155801
http://www.c-textilep.com
中国纺织出版社天猫旗舰店
官方微博 http://weibo.com/2119887771
三河市宏盛印务有限公司印刷　各地新华书店经销
2023年10月第1版第1次印刷
开本：787×1092　1/16　印张：14.25
字数：328千字　定价：88.00元

编　委　会

主　编　杨　智　董　齐　杨　帆

副主编　黄凌云　王海滨　马立娟
　　　　　张　慧　赵　颖　孙英晶

编　委　（按姓氏笔画排序）
　　　　丁　佳　北部战区空军医院
　　　　马立娟　北京市回民医院
　　　　马林林　首都医科大学附属北京潞河医院
　　　　王　丽　中国人民解放军北部战区总医院
　　　　王海滨　资阳市第一人民医院
　　　　代晓晓　中国人民解放军联勤保障部队第九七〇医院
　　　　孙英晶　瓦房店市中心医院
　　　　李晓倩　北部战区空军医院
　　　　杨　帆　哈尔滨医科大学附属第一医院
　　　　杨　智　佳木斯大学附属第二医院
　　　　张　慧　辽宁省人民医院
　　　　林志烽　联勤保障部队大连康复疗养中心
　　　　赵　喆　哈尔滨市第一医院
　　　　赵　颖　中国人民解放军联勤保障部队第九八〇医院
　　　　　　　　（白求恩国际和平医院）
　　　　赵彦儒　深圳市龙岗区人民医院
　　　　郭　丹　中国人民解放军北部战区总医院
　　　　黄凌云　益阳市中心医院
　　　　戚　菲　联勤保障部队大连康复疗养中心
　　　　董　齐　哈尔滨医科大学附属第一医院
　　　　廉永昕　联勤保障部队大连康复疗养中心
　　　　廖小香　南昌市洪都中医院（江西中医药大学附属洪都中医院）

前　言

　　神经内科疾病是临床常见的疑难病症，其发病率与现代社会的生活方式密切相关，并且对人体的健康危害极大，给患者带来很大痛苦与生活不便，是医学工作者应重点关注的疾病。随着医学的发展，各种诊疗手段不断丰富和进步，治疗药物不断涌现、更新，神经内科疾病治疗方法得到了极大的进步。

　　《神经内科诊疗技术与临床实践》强调临床实际应用，对神经内科常见病的病因、临床表现、体格检查、辅助检查、诊断和治疗等内容进行了详细的叙述，使读者能够对疾病有一个系统和全面的了解，同时又力求做到突出每种疾病的特点、疾病诊断和治疗的临床思维方法。本书博采众长，反映了现代神经内科疾病诊治的新观点，希望能满足各级医院诊疗之需，对临床神经内科专业医师及其他相关医务人员在进一步提高业务水平上有所帮助。

　　本书由多名临床一线专家共同编写，为使本书内容更加翔实、完善，编写时引用了国内外同仁的一些研究成果，在此表示感谢。由于时间及篇幅有限，书中疏漏之处在所难免，真诚地希望读者批评指正。

编　者

2023 年 7 月

目 录

第一章　神经内科疾病检查 ……………………………………………………… 1
　　第一节　采集病史 ……………………………………………………………… 1
　　第二节　神经系统检查 ………………………………………………………… 4
第二章　神经内科常见症状 …………………………………………………… 19
　　第一节　急性头痛 …………………………………………………………… 19
　　第二节　眩晕 ………………………………………………………………… 25
　　第三节　晕厥 ………………………………………………………………… 33
　　第四节　昏迷 ………………………………………………………………… 40
第三章　脑血管疾病 …………………………………………………………… 50
　　第一节　概述 ………………………………………………………………… 50
　　第二节　血栓形成性脑梗死 ………………………………………………… 59
　　第三节　脑栓塞 ……………………………………………………………… 75
　　第四节　腔隙性脑梗死 ……………………………………………………… 80
　　第五节　蛛网膜下腔出血 …………………………………………………… 84
　　第六节　颅内动脉瘤 ………………………………………………………… 89
　　第七节　脑动静脉畸形 ……………………………………………………… 92
第四章　神经系统感染性疾病 ………………………………………………… 95
　　第一节　疱疹病毒性脑炎 …………………………………………………… 95
　　第二节　病毒性脑膜炎 ……………………………………………………… 109
　　第三节　急性化脓性脑膜炎 ………………………………………………… 112
第五章　脱髓鞘疾病 …………………………………………………………… 118
　　第一节　视神经脊髓炎 ……………………………………………………… 118
　　第二节　多发性硬化 ………………………………………………………… 121
　　第三节　急性播散性脑脊髓炎 ……………………………………………… 127
　　第四节　脑桥中央髓鞘溶解 ………………………………………………… 131
　　第五节　急性出血性脑白质炎 ……………………………………………… 135
第六章　运动障碍性疾病 ……………………………………………………… 137
　　第一节　震颤 ………………………………………………………………… 137
　　第二节　痉挛 ………………………………………………………………… 143

  第三节 多系统萎缩 ·· 152
  第四节 帕金森病 ·· 161
第七章 神经认知障碍 ·· 172
  第一节 谵妄 ··· 172
  第二节 阿尔茨海默病 ··· 177
  第三节 额颞叶痴呆 ··· 185
  第四节 路易体痴呆 ··· 190
第八章 神经系统疾病血管内介入治疗 ··· 195
  第一节 颈内动脉海绵窦瘘 ·· 195
  第二节 脑内动静脉瘘 ··· 204
  第三节 硬脑膜动静脉瘘 ··· 211
参考文献 ··· 219

第一章

神经内科疾病检查

第一节　采集病史

一、意义和要求

（一）意义

诊断疾病的基础是准确而完整的采集病史。起病情况、首发症状、病程经过和目前患者的临床状况等全面、完整的病情资料配合神经系统检查，基本上能初步判定病变性质和部位。进一步结合相关的辅助检查，运用学习的神经内科学知识能作出正确的诊断，并制订有效的治疗方案。

（二）要求

遵循实事求是的原则，不能主观臆断，妄自揣度。要耐心和蔼，避免暗示，注重启发。医生善于描述某些症状，分析其真正含义，如疼痛是否有麻木等。患者如有精神症状、意识障碍等不能叙述病史的情况，需知情者客观地提供详尽的病史。

二、现病史及重点询问内容

现病史是病史中最重要的部分，是对疾病进行临床分析和诊断的最重要途径。

（一）现病史

1. 发病情况

如发病时间、起病急缓、病前明显致病因素和诱发因素。

2. 疾病过程

疾病过程即疾病进展和演变情况，如各种症状自出现到加重、恶化或缓解甚至消失的经过。症状加重或缓解的原因，症状出现的时间顺序、方式、性质，既往的诊治经过及疗效。

3. 起病急缓

起病急缓为病因诊断提供基本的信息，是定性诊断的重要线索，如急骤起病常提示血液循环障碍、急性中毒、急性炎症和外伤等；缓慢起病多为慢性炎症变性、肿瘤和发育异常性疾病等。

4. 疾病首发症状

疾病的首发症状常提示病变的主要部位，为定位诊断提供了依据。

5. 疾病进展和演变情况

疾病进展和演变情况可提供正确治疗依据和判断预后。

（二）重点询问内容

1. 头痛

头痛是指额部、顶部、颞部和枕部的疼痛，询问病史应注意的事项如下。

（1）部位：全头痛或局部头痛。

（2）性质：如胀痛、隐痛、刺痛、跳痛、紧箍痛和割裂痛等。

（3）规律：发作性或持续性。

（4）持续时间和发作频率。

（5）发作诱因和缓解因素：与季节、气候、头位、体位、情绪、饮食、睡眠、疲劳等的关系。

（6）有无先兆：如恶心、呕吐等。

（7）有无伴发症状：如头晕、恶心、呕吐、面色潮红、苍白、视物不清、闪光、复视、畏光、耳鸣、失语、嗜睡、瘫痪、晕厥和昏迷等。

2. 疼痛

问询与头痛类似内容，注意疼痛与神经系统定位的关系，如放射性疼痛（如根痛）、局部性疼痛或扩散性疼痛（如牵涉痛）等。

3. 抽搐

问询患者的全部病程或询问了解抽搐发作全过程的目睹者。

（1）先兆或首发症状：发作前是否有如感觉异常、躯体麻木、视物模糊、闪光幻觉、耳鸣和怪味等，目击者是否确证患者有失神、瞪视、无意识言语或动作等。

（2）发作过程：局部性或全身性，阵挛性、强直性或不规则性，意识有无丧失，有无舌咬伤、口吐白沫及尿失禁等。

（3）发作后症状：有无睡眠碍障、头痛、情感变化、精神异常、全身酸痛和肢体瘫痪等，发作经过能否回忆。

（4）病程经过：如发病年龄，有无颅脑损伤、脑炎、脑膜炎、高热惊厥和寄生虫等病史；发作频率如何，发作前有无明显诱因，与饮食、情绪、疲劳、睡眠和月经等的关系；既往治疗经过及疗效等。

4. 瘫痪

（1）发生的急缓。

（2）瘫痪部位（单瘫、偏瘫、截瘫、四肢瘫或某些肌群）。

（3）性质（痉挛性或弛缓性）。

（4）进展情况（是否进展、速度及过程）。

（5）伴发症状（发热、疼痛、失语、感觉障碍、肌萎缩、抽搐或不自主运动）等。

5. 感觉障碍

（1）性质：痛觉、温度觉、触觉或深感觉缺失，完全性或分离性感觉缺失、感觉过敏、感觉过度等。

（2）范围：末梢性、后根性、脊髓横贯性、脊髓半离断性。

（3）发作过程。

（4）感觉异常：麻木、痒感、沉重感、针刺感、冷或热感、蚁走感、肿胀感、电击感和束带感等，其范围具有定位诊断价值。

6. 视力障碍

（1）视力减退程度或失明。

（2）视物不清是否有视野缺损、复视或眼球震颤；应询问复视的方向、实像与虚像的位置关系和距离。

7. 语言障碍

如发音障碍，言语表达、理解、阅读和书写能力降低或丧失等。

8. 睡眠障碍

如嗜睡、失眠（入睡困难、早醒、睡眠不实）和梦游等。

9. 脑神经障碍

如口眼歪斜、耳鸣、耳聋、眼震、眩晕、饮水呛咳、构音障碍等。

10. 精神障碍

如焦虑、抑郁、惊恐、紧张等神经症，偏执及其他精神异常等。

三、既往史

指患者既往的健康状况和疾病、外伤、手术、预防接种及过敏史等，神经系统疾病着重询问如下内容。

（一）感染

是否患过流行病、地方病或传染病，如脑膜炎、脑脓肿、脑炎、寄生虫病和上呼吸道感染、麻疹、腮腺炎或水痘等。

（二）外伤及手术

头部或脊柱有无外伤、手术史，有无骨折、抽搐、昏迷或瘫痪，有无后遗症状等。

（三）过敏及中毒

有无食物、药物过敏或中毒史，金属或化学毒物如汞、苯、砷、锰、有机磷等接触或中毒史，有无放射性物质、工业粉尘接触或中毒史。

（四）内科疾病

有无高血压、糖尿病、动脉硬化、血液病、癌症、心脏病、大动脉炎和周围血管栓塞等病史。

四、个人史

详细了解患者的社会经历、职业及工作性质，个人的生长发育，母亲妊娠时的健康状况，生活习惯与嗜好（烟酒嗜好及用量，麻醉药的使用情况等），婚姻史，治疗史，饮食、睡眠的规律和质量，右利手、左利手或双利手等；妇女需询问月经史和生育史。

五、家族史

询问家族成员中有无患同样疾病，如进行性肌营养不良、癫痫、橄榄体脑桥小脑萎缩、遗传性共济失调、周期性瘫痪、肿瘤、偏头痛等。

（杨　智）

第二节　神经系统检查

神经系统检查获得的体征是诊断疾病的重要临床依据。

一、一般检查

检查和评估患者的一般状况如意识、精神状态、脑膜刺激征、头部、颈部、躯干和四肢等。

（一）意识状态

通常将意识障碍的清醒程度分为 5 级。

1. 嗜睡

（1）意识障碍：早期表现，较轻。

（2）临床特征：精神萎靡，表情淡漠，动作减少，持续地处于睡眠状态；能被大声唤醒、能正确回答简单问题及配合身体检查，但刺激停止后又进入睡眠。

2. 昏睡

（1）意识障碍：较嗜睡严重。

（2）临床特征：需较强烈疼痛刺激或高声喊叫方能唤醒，醒后表情茫然，虽能简单含混地回答问题，但不能配合身体检查，刺激一旦停止，旋即进入熟睡。

3. 浅昏迷

（1）意识障碍：抑制水平达到皮质，较昏睡严重。

（2）临床特征：患者意识丧失，对强烈疼痛刺激如压眶可有反应，但高声喊叫不能唤醒；无意识的自发动作较少；腹壁反射消失，但角膜反射、对光反射、咳嗽反射、吞咽反射、腱反射存在；生命体征无明显改变。

4. 中度昏迷

（1）意识障碍：抑制达到皮质下，较浅昏迷严重。

（2）临床特征：对强烈疼痛刺激无反应，四肢完全瘫痪；病理反射阳性，腱反射减弱，角膜反射、对光反射、咳嗽反射和吞咽反射减弱；呼吸和循环功能尚稳定。

5. 深昏迷

（1）意识障碍：抑制达到脑干，意识障碍程度最严重。

（2）临床特征：四肢弛缓性瘫痪；腱反射、病理反射均消失；眼球固定，瞳孔散大，角膜反射、对光反射、咳嗽反射和吞咽反射均消失；呼吸、循环和体温调节功能障碍。

（二）特殊意识障碍

（1）谵妄状态。

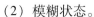

（2）模糊状态。

（三）精神状态

检查认知、意识、情感、行为等方面，如错觉、幻觉、妄想、情感淡漠和情绪不稳等；通过检查理解力、定向力、记忆力、判断力、计算力等，判定是否有智能障碍。

（四）脑膜刺激征

检查颈项强直、克尼格（Kernig）征、布鲁津斯基（Brudzinski）征等，脑膜刺激征常见于脑膜炎、脑炎、蛛网膜下腔出血、脑水肿及颅内压增高等情况，深昏迷时脑膜刺激征可消失。

检查方法包括以下几种。

1. 屈颈试验

不同程度的颈强表现、被动屈颈受限，应排除颈椎疾病方可确认为脑膜刺激征。

2. 克尼格（Kernig）征

仰卧位，检查者先将大腿与膝关节屈曲成直角，然后检查者由膝关节处试行伸直其小腿，若出现疼痛而伸直受限，大、小腿间夹角＜135°，称为克尼格征阳性。

颈项强直—克尼格征分离，即颈项强直阳性而克尼格征阴性，见于颅后窝占位性病变和小脑扁桃体疝。

3. 布鲁津斯基（Brudzinski）征

仰卧位，屈颈时出现双侧髋、膝部屈曲（颈部征）；叩击耻骨联合时双侧下肢屈曲和内收（耻骨联合征）；一侧下肢膝关节屈曲，检查者使该侧下肢向腹部屈曲，对侧下肢也发生屈曲（下肢征），皆为布鲁津斯基征阳性。

（五）头部

1. 头颅部

（1）视诊：观察头颅有无大头、小头畸形；外形是否对称，有无尖头、舟状头畸形，有无凹陷、肿块、手术切口、瘢痕等；透光试验对儿童脑积水常有诊断价值。

（2）触诊：头部有无压痛、触痛、隆起、凹陷，婴儿囟门是否饱满，颅缝有无分离等。

（3）叩诊：有无叩击痛，脑积水患儿弹击颅骨可有空瓮音（麦克尤恩征，Macewen 征）。

（4）听诊：颅内血管畸形、血管瘤、大动脉部分阻塞时，在病灶上方闻及血管杂音。

2. 面部

面部有无畸形、面肌萎缩或抽动、色素脱失或沉着等，脑面血管瘤病的面部可见血管色素斑痣，结节性硬化症的面部可见皮脂腺瘤。

3. 五官

眼部眼睑有无下垂，眼球有无外突或内陷，角膜有无溃疡，角膜缘有无黄绿色或棕黄色的色素沉积环（见于肝豆状核变性）等；口部有无唇裂、疱疹等；鼻部有无畸形、鼻窦区压痛等。

（六）颈部

双侧是否对称，有无颈项强直、疼痛、活动受限、姿态异常（如强迫头位、痉挛性斜颈）等；双侧颈动脉搏动是否对称。颅后窝肿瘤、颈椎病变可见强迫头位及颈部活动受限，颈项粗短，后发际低，颈部活动受限可见颅底凹陷症和颈椎融合症。

（七）躯干和四肢

检查脊柱、骨骼、四肢有无叩痛、压痛、畸形、强直等；肌肉有无萎缩、疼痛、握痛等。肌营养不良可见肌肉萎缩、翼状肩胛及腰椎前凸等；脊髓型共济失调和脊髓空洞症可见脊柱侧凸。

二、脑神经检查

（一）嗅神经（第Ⅰ对脑神经）

1. 有无主观嗅觉障碍

如嗅幻觉等。

2. 检查嗅觉障碍

患者闭目，闭塞一侧鼻孔，用牙膏或香烟等置于受检者的鼻孔，令其说出是何气味。醋酸、酒精和福尔马林等刺激三叉神经末梢，不能用于嗅觉检查；鼻腔如有炎症或阻塞时不做此检查。

3. 嗅觉减退或消失

嗅神经和鼻本身病变时出现嗅觉减退或消失。幻嗅见于嗅中枢病变。

（二）视神经（第Ⅱ对脑神经）

主要检查视力、视野和眼底。

1. 视力检查

分远视力和近视力，分别用国际远视力表或近视力表（读字片）进行检查。视力极其严重减退时，可用电筒检查光感，光感消失则为完全失明。

2. 视野检查

眼正视前方并固定不动时看到的空间范围称为视野。检查时分别测试双眼，正常人均可看到向内约60°，向外90°~100°，向上50°~60°，向下60°~75°，外下方视野最大。

视野检查法：可分为手动法和较为精确的视野计法。临床上常粗略地用手动法（对向法）加以测试，患者背光于检查者对面而坐，相距60~100 cm。测试左眼时，患者以右手遮其右眼，以左眼注视检查者的右眼，检查者以示指或其他视标在两人中间位置分别从上内、下内、上外和下外的周围向中央移动，直至患者看见为止，并与检查者本人的正常视野比较。

3. 眼底检查

无须散瞳，否则将影响瞳孔反射的观察。患者背光而坐，眼球正视前方。正常眼底的视神经盘呈圆形或椭圆形、边缘清楚、颜色淡红，生理凹陷清晰；动脉色鲜红，静脉色暗红，动静脉管径比例正常为2：3。注意视盘的形态、大小、色泽、边缘等，视网膜血管有无动脉硬化、充血、狭窄、出血等，视网膜有无出血、渗出、色素沉着和剥离等。

（三）动眼神经、滑车神经和展神经（第Ⅲ、第Ⅳ、第Ⅵ对脑神经）

由于共同支配眼球运动，故可同时检查。

1. 外观检查

上眼睑是否下垂，睑裂是否对称，眼球是否前突或内陷，有无斜视、同向偏斜，以及有无眼球震颤。

2. 眼球运动

手动检查是最简便的眼球运动检查法，患者头面部不动，眼球随检查者的手指向各个方向移动；检查集合动作，注意眼球运动是否受限及受限的方向和程度，观察是否存在复视和眼球震颤。

3. 瞳孔检查

注意瞳孔的大小、形状、位置及是否对称。正常人瞳孔呈圆形、边缘整齐、位置居中，直径 3~4 mm，直径 <2 mm 为瞳孔缩小，>5 mm 为瞳孔扩大。

4. 瞳孔反射

（1）瞳孔对光反射：光线刺激瞳孔引起瞳孔收缩。直接对光反射是指光线刺激一侧瞳孔引起该侧瞳孔收缩；间接对光反射是指光线刺激一侧瞳孔引起该侧瞳孔收缩的同时，对侧瞳孔也收缩。如受检侧的视神经损害，则直接及间接对光反射均迟钝或消失。

（2）调节反射：两眼注视远处物体时，突然注视近处物体引起两眼会聚、瞳孔缩小的反射。

（四）三叉神经（第Ⅴ对脑神经）

三叉神经属于混合神经。

1. 感觉功能

分别采用圆头针（痛觉）、棉签（触觉）及盛有冷热水（温觉）的试管检测面部三叉神经分布区域的皮肤，进行内外侧和左右两侧对比。若面部呈葱皮样分离性感觉障碍为中枢性（节段性）病变；若病变区各种感觉均缺失为周围性感觉障碍。

2. 运动功能

患者用力做咀嚼动作时，检查者以双手压紧颞肌、咬肌，感知其紧张程度，观察是否肌无力、萎缩及是否对称等。然后嘱患者张口，以上下门齿中缝为标准判断其有无偏斜，如一侧翼肌瘫痪时，下颌则偏向患侧。

3. 反射

（1）角膜反射：将棉絮捻成细束，轻触角膜外缘，正常表现为双侧的瞬目动作。直接角膜反射是指受试侧的瞬目动作发生；间接角膜反射为受试对侧发生瞬目动作。

角膜反射径路：角膜→三叉神经眼支→三叉神经感觉主核→双侧面神经核→面神经→眼轮匝肌；如受试侧三叉神经麻痹，则双侧角膜反射消失，健侧受试仍可引起双侧角膜反射。

（2）下颌反射：患者略张口，叩诊锤轻轻叩击放在其下颌中央的检查者的拇指，引起下颌上提现象，脑干的上运动神经元病变时呈增强表现。

（五）面神经（第Ⅶ对脑神经）

面神经属于混合神经，主要支配面部表情肌的运动和舌前 2/3 的味觉。

1. 运动功能

注意额纹、眼裂、鼻唇沟和口角是否对称及有无瘫痪，嘱患者做皱额、皱眉、瞬目、示齿、鼓腮和吹哨等动作。一侧中枢性面神经瘫痪时引起对侧下半面部表情肌瘫痪；一侧周围性面神经麻痹则引起同侧面部的所有表情肌瘫痪。

2. 味觉检查

以棉签蘸取少量食盐、食糖等溶液，嘱患者伸舌，涂于舌前部的一侧，识别后用手指出事先写在纸上的甜、咸等字，其间不能讲话、不能缩舌、不能吞咽。每次试过 1 种溶液后，需用温水漱口，并分别检查舌的两侧以对照。

（六）前庭蜗神经（第Ⅷ对脑神经）

前庭蜗神经包括蜗神经和前庭神经。

1. 蜗神经

蜗神经是传导听觉的神经，损害时出现耳鸣和耳聋。使用表声或音叉进行检查，声音由远及近，测量患者单耳时（另侧塞住），辨别能够听到声音的距离；再同另一侧耳相比较，并和检查者比较。如使用电测听计进行检测可获得准确的资料。

传导性耳聋主要是指低频音的气导被损害，感音性耳聋主要是指高频音的气导和骨导均下降，通过音叉进行林纳（Rinne）试验和韦伯（Weber）试验鉴别传导性耳聋和感音性耳聋。

（1）Rinne 试验（骨导气导比较试验）：将震动音叉（128 Hz）置于患者一侧后乳突上，当骨导（BC）不能听到声音后，将音叉置于该侧耳旁，直至患者的气导（AC）听不到声音为止，再测另一侧。正常时气导约为骨导 2 倍，Rinne 试验阳性即感音性耳聋时，气导长于骨导；Rinne 试验阴性即传导性耳聋时，骨导长于气导。

（2）Weber 试验（双侧骨导比较试验）：放置震动的音叉于患者的颅顶正中，正常时感觉音位于正中。Weber 试验阳性即传导性耳聋时声响偏于病侧；Weber 试验阴性即感音性耳聋时声响偏于健侧。传导性耳聋与感音性耳聋的音叉试验结果见表 1-1。

表 1-1　传导性耳聋与感音性耳聋的音叉试验结果

音叉试验	正常耳	传导性耳聋	感音性耳聋
Rinne 试验	AC > BC	BC > AC	AC > BC（两者均缩短或消失）
Weber 试验	居中	偏患侧	偏健侧

2. 前庭神经

前庭神经损害时眩晕、眼球震颤、平衡障碍、呕吐等出现。

注意观察有无自发性症状，前庭功能还可通过诱发试验观察诱发的眼震加以判定，常用的诱发试验有以下 2 种。

（1）温度刺激试验：用热水或冷水灌注外耳道，引起两侧前庭神经核接受冲动的不平衡即产生眼球震颤。测试时患者仰卧，头部抬起 30°，灌注冷水时眼球震颤的快相向对侧，热水时眼球震颤的快相向同侧；正常时眼球震颤持续 1.5 ~ 2 秒，前庭受损时该反应减弱或消失。

（2）转椅试验（加速刺激试验）：患者坐在旋转椅上，闭目，头前屈 80°，快速向一侧旋转后突然停止，然后让患者睁眼注视远处。正常时快相与旋转方向一致的眼震，持续大约 30 秒，< 15 秒时提示有前庭功能障碍。

（七）舌咽神经、迷走神经（第Ⅸ、第Ⅹ对脑神经）

二者的解剖和功能关系密切，常同时受累，故常同时检查。

1. 运动功能检查

观察说话有无鼻音或声音嘶哑、失声，询问有无吞咽困难、饮水呛咳等，观察悬雍垂是否居中，双侧腭咽弓是否对称；嘱患者发"啊"音，观察双侧软腭抬举是否一致，悬雍垂是否偏斜等。

一侧麻痹时，患侧腭咽弓低垂，软腭不能上提，悬雍垂偏向健侧；双侧麻痹时，悬雍垂仍居中，但双侧软腭抬举受限甚至完全不能抬举。

2. 感觉功能检查

用压舌板或棉签轻触两侧软腭或咽后壁，观察感觉情况。

3. 味觉检查

舌后1/3味觉由舌咽神经支配，检查方法同面神经味觉。

4. 反射检查

（1）咽反射：张口，用压舌板分别轻触两侧咽后壁，正常时咽部肌肉收缩和舌后缩出现，伴有恶心等反应。

（2）眼心反射：该反射由三叉神经眼支传入，迷走神经心神经支传出。迷走神经功能亢进者此反射加强（脉搏减少12次以上），迷走神经麻痹者此反射减退或缺失，交感神经亢进者脉搏不减慢甚至加快（称为倒错反应）。检查方法，检查者使用示指和中指对双侧眼球逐渐施加压力，20～30秒，正常人脉搏减少10～12次/分。

（3）颈动脉窦反射：一侧颈总动脉分叉处被检查者以示指和中指按压可使心率减慢，此反射由舌咽神经传入，由迷走神经传出。按压部分患者如颈动脉窦过敏者时，引起心率过缓、血压降低、晕厥甚至昏迷，须谨慎行之。

（八）副神经（第Ⅺ对脑神经）

检查方法：检查者加以阻力让患者向两侧分别做转颈动作，比较两侧胸锁乳突肌收缩时的坚实程度和轮廓。斜方肌的功能是将枕部向同侧倾斜，抬肩和旋肩并协助臂部的上抬，双侧收缩时导致头部后仰，故检查时在耸肩或头部向一侧后仰时加以阻力。

损害一侧副神经时同侧胸锁乳突肌及斜方肌萎缩、垂肩和斜颈，患侧无力或不能耸肩及向健侧转颈。

（九）舌下神经（第Ⅻ对脑神经）

观察舌在口腔内的位置及形态；嘱患者伸舌，观察有无歪斜、舌肌萎缩和舌肌颤动。

一侧舌下神经麻痹时，伸舌向患侧偏斜；核下性损害时，患侧舌肌萎缩；核性损害见明显的肌束颤动，核上性损害则伸舌向健侧偏斜；双侧舌下神经麻痹时，伸舌受限或无法伸舌。

三、运动系统检查

运动系统检查包括肌营养、肌力、肌张力、不自主运动、共济运动、姿势及步态等。

（一）肌营养

观察和比较双侧对称部位的肌肉外形及体积，及时发现肌萎缩及假性肥大。下运动神经元损害及肌肉疾病时可发生肌萎缩；进行性肌营养不良的假肥大型时，腓肠肌和三角肌多见假性肥大即肌肉外观肥大，触之坚硬，力量减弱。

（二）肌张力

肌张力指在肌肉松弛状态下，做被动运动时检查者所遇到的阻力。

静止肌张力指患者静止状态下的肌肉力量。用手握其肌肉观察其紧张程度，肌肉柔软弛缓为肌张力低，肌肉较硬为肌张力高。用叩诊锤轻敲受检肌肉听其声音，声调低沉则肌张力低，声调高而脆则肌张力高。手持患者的肢体做被动屈伸运动并感受其阻力，阻力减低或消失、关节活动范围较大为肌张力降低；阻力增加、关节活动范围缩小则为肌张力增高。轻微的肌张力改变可用辅助方法如头部下坠试验、肢体下坠试验和下肢摆动试验等检查。

肌张力减低：见于下运动神经元病变、小脑病变及肌源性病变。

肌张力增高：见于锥体束病变和锥体外系病变。锥体束病变表现为痉挛性肌张力增高，即上肢屈肌及下肢的伸肌肌张力增高明显，开始做被动运动时阻力较大，然后迅速减小，称为折刀样肌张力增高。锥体外系病变表现为强直性肌张力增高，即伸肌和屈肌的肌张力均增高，做被动运动时向各个方向的阻力呈均匀一致，称为铅管样肌张力增高（不伴震颤），如伴有震颤则出现规律而断续的停顿，称为齿轮样肌张力增高。

（三）肌力

肌力是指肢体随意运动时肌肉收缩的力量。

1. 上运动神经元病变及多发性周围神经损害

瘫痪呈肌群性分布，可对肌群进行检查，以关节为中心检查肌群的屈、伸、外展、内收、旋前、旋后等。

2. 周围神经损害和脊髓前角病变

瘫痪呈节段性分布，分别检查单块肌肉。检查者施予阻力，肌肉做相应的收缩运动，或患者用力维持某一姿势，检查者用力使其改变，以判断肌力。

3. 肌力分级

神经内科学采用 0~5 级的 6 级记录法。

0 级：完全瘫痪。

1 级：肢体肌肉可收缩，但不能产生动作。

2 级：肢体能在床面上移动，但不能抬起，即不能抵抗自身重力。

3 级：肢体能离开床面，能抵抗重力。但不能抵抗阻力。

4 级：肢体能做抗阻力的动作，但未达到正常。

5 级：正常肌力。

4. 检查肌群的肌力

指关节、腕关节、肘关节、膝关节的屈、伸功能；肩关节的内收、外展功能；髋关节的屈、伸、内收、外展功能；趾关节、踝关节的背屈、跖屈功能；颈部的后仰、前屈功能；检查躯干的肌肉可嘱患者仰卧位抬头并抵抗检查者的阻力，观察其腹肌收缩力；或俯卧位抬头，检查其脊旁肌收缩力。

5. 主要肌肉的肌力检查

主要肌肉的肌力检查方法见表1-2。

表1-2　主要肌肉的肌力检查方法

肌肉	节段	神经	功能	检查方法
三角肌	$C_{5\sim6}$	腋	上臂外展	上臂水平外展位，检查者将肘部向下压
肱二头肌	$C_{5\sim6}$	肌皮	前臂屈曲、旋后	屈肘并使旋后，检查者加阻力
肱桡肌	$C_{5\sim6}$	桡	前臂屈曲、旋前	前臂旋前，之后屈肘，检查者加阻力
肱三头肌	$C_{7\sim8}$	桡	前臂伸直	肘部作伸直动作，检查者加阻力
腕伸肌	$C_{6\sim8}$	桡	腕背屈、外展、内收	检查者自手背桡侧或尺侧加阻力
腕屈肌	$C_7\sim T_1$	正中、尺	屈腕、外展、内收	检查者自掌部桡侧或尺侧加阻力
指总伸肌	$C_{6\sim8}$	桡	2～5指掌指关节伸直	屈曲末指节和中指节后，检查者在近端指节处加压
拇伸肌	$C_{7\sim8}$	桡	拇指关节伸直	伸拇指，检查者加阻力
拇屈肌	$C_7\sim T_1$	正中、尺	拇指关节屈曲	屈拇指，检查者加阻力
指屈肌	$C_7\sim T_1$	正中、尺	指关节屈曲	屈指，检查者于指节处上抬
桡侧腕屈肌	$C_{6\sim7}$	正中	腕骨屈曲和外展	指部松弛，腕部屈曲，检查者在手掌桡侧加压
尺侧腕屈肌	$C_7\sim T_1$	尺	腕骨屈曲和内收	指部松弛，腕部屈曲，检查者在手掌尺侧加压
髂腰肌	$L_{2\sim4}$	腰丛、股	髋关节屈曲	屈髋屈膝，检查者加阻力
股四头肌	$L_{2\sim4}$	股	膝部伸直	伸膝，检查者加阻力
股内收肌	$L_{2\sim5}$	闭孔、坐骨	股部内收	仰卧、下肢伸直，两膝并拢，检查者分开之
股展肌	$L_4\sim S_1$	臀上	股部外展并内旋	仰卧、下肢伸直，两膝外展，检查者加阻力
股二头肌	$L_4\sim S_2$	坐骨	膝部屈曲	俯卧，维持膝部屈曲，检查者加阻力
臀大肌	$L_5\sim S_2$	臀下	髋部伸直并外展	仰卧，膝部屈曲90°，将膝部抬起，检查者加阻力
胫前肌	$L_{4\sim5}$	腓深	足部背屈	足部背屈，检查者加阻力
腓肠肌	$L_5\sim S_2$	胫	足部跖屈	膝部伸直，跖屈足部，检查者加阻力
姆伸肌	$L_4\sim S_1$	腓深	姆趾伸直和足部背屈	姆趾背屈，检查者加阻力
姆屈肌	$L_5\sim S_2$	胫	姆趾跖屈	姆趾跖屈，检查者加阻力
趾伸肌	$L_4\sim S_1$	腓深	足2～5趾背屈	伸直足趾，检查者加阻力
趾屈肌	$L_5\sim S_2$	胫	足趾跖屈	跖屈足趾，检查者加阻力

6. 常用的轻瘫检查法

（1）上肢平伸试验：患者手心向下，平伸上肢，数分钟后轻瘫侧上肢逐渐下垂而低于健侧，同时轻瘫侧自然旋前，掌心向外，故也称手旋前试验。

（2）巴利（Barre）分指试验：患者两手相对，伸直五指并分开，数秒钟后轻瘫侧手指逐渐并拢和屈曲。

（3）轻偏瘫侧小指征：手心向下，双上肢平举，轻瘫侧小指轻度外展。

（4）Jackson征：患者仰卧，两腿伸直，轻瘫侧下肢呈外展外旋位。

（5）下肢轻瘫试验：患者仰卧，将两下肢膝、髋关节均屈曲成直角，数秒钟后轻瘫侧下肢逐渐下落。

（四）不自主运动

观察患者是否存在不自主的异常动作，如震颤（静止性、姿势性、动作性）、舞蹈样动作、肌束颤动、肌阵挛、颤搐、手足徐动等，注意出现的部位、范围、规律、程度，其与情绪、动作、饮酒、寒冷等的关系，注意询问家族史和遗传史。

（五）共济运动

观察日常活动，如吃饭、取物、书写、穿衣、系扣、讲话、站立及步态等，因瘫痪、不自主动作和肌张力增高也可导致随意动作障碍，故应先予排除然后检查。

1. 指鼻试验

嘱患者上肢伸直，用示指指尖以不同速度和方向反复触及自己的鼻尖，比较睁眼闭眼，比较左右两侧。共济运动障碍时，动作笨拙，越接近目标时，动作越迟缓和（或）手指出现运动性震颤（意向性震颤），指鼻不准，常超过目标或未及目标即停止（辨距不良）。感觉性共济失调者睁眼做此试验时正常或仅有轻微障碍，闭眼时则明显异常。

2. 对指试验

患者上肢向前伸直，用示指指尖指向检查者伸出的示指，进行睁眼、闭眼对比，左右两侧对比。正常人睁眼、闭眼相差不超过 5 cm；小脑性共济失调者患侧上肢常向患侧偏斜；感觉性共济失调者睁眼时尚可，闭眼时偏斜较大，但无固定的偏斜方向；前庭性共济失调者两侧上肢均向患侧偏斜。

3. 轮替试验

嘱患者反复做快速的重复性动作，如前臂的内旋和外旋，或足趾反复叩击地面，或一侧手掌、手背快速交替连续拍打对侧手掌等。共济失调者动作不协调、笨拙、快慢不一，称为轮替运动不能。

4. 跟—膝—胫试验

分 3 个步骤完成该试验：仰卧，伸直抬起一侧下肢；然后将足跟置于对侧下肢的膝盖下方；接着足跟沿胫骨前缘直线下移。小脑性共济失调者抬腿触膝时出现辨距不良和意向性震颤，向下移时常摇晃不稳；感觉性共济失调者闭眼时常难以寻到膝盖。

5. 反跳试验

患者用力屈肘，检查者用力握其腕部使其伸直，然后突然松手。小脑性共济失调者因不能正常控制拮抗肌和主动肌的收缩时限和幅度，使拮抗肌的拮抗作用减弱，在突然松手时，屈曲的前臂可反击到自己的身体，称反跳试验阳性。

6. 闭目难立（Romberg）征

嘱患者双足并拢站立，双手向前平伸，然后闭目。共济失调者摇摆不稳或倾斜。

（1）后索病变：睁眼站立较稳，闭眼时不稳，即通常的 Romberg 征阳性。

（2）小脑病变：睁眼闭眼均不稳，闭眼更明显，蚓部病变时易向后倾倒，小脑半球病变向患侧倾倒。

（3）前庭迷路病变：闭眼后身体不立即摇晃或倾倒，经过一段时间后出现身体摇晃，身体多两侧倾倒，摇晃的程度逐渐加强。

7. 无撑坐起试验

嘱患者仰卧，不用手臂支撑而试行坐起时。正常人躯干屈曲同时下肢下压；小脑性共济失调者髋部和躯干同时屈曲，双下肢抬离床面，坐起困难，称为联合屈曲征。

（六）姿势及步态

1. 痉挛性偏瘫步态

（1）特征：患侧上肢旋前、内收，肘、腕、指关节屈曲，下肢伸直、外旋，足尖着地，行走时患侧上肢的协同摆动动作消失，患侧骨盆抬高，呈向外的划圈样步态。

（2）常见疾病：急性脑血管病后遗症。

2. 痉挛性截瘫步态

（1）特征：肌张力增高，引起双下肢强直内收，行走时呈交叉到对侧的剪刀样步态。

（2）常见疾病：双侧锥体束损害和脑性瘫痪等。

3. 慌张步态

（1）特征：行走时起步及止步困难，步伐小，双足擦地而行，碎步前冲，躯干僵硬前倾，双上肢协同摆动动作消失。

（2）常见疾病：帕金森综合征或帕金森病。

4. 醉酒步态

（1）特征：步态蹒跚，前后倾斜、摇晃，似乎随时失去平衡而跌倒。

（2）常见疾病：酒精中毒或巴比妥类药物中毒。醉酒步态与小脑性共济失调步态的区别，醉酒严重者行走时向许多不同方向摇晃，极少或根本不能通过视觉来纠正其蹒跚步态；小脑性或感觉性共济失调者可通过视觉来纠正其步态。醉酒者可在短距离的狭窄基底平面上行走并保持平衡。

5. 小脑性共济失调步态

（1）特征：行走时双腿分开较宽，走直线困难，左右摇晃，常向患侧方倾斜，状如醉汉，易与醉酒步态混淆，但绝非醉酒步态。

（2）常见疾病：小脑性共济失调步态多见于多发性硬化、小脑肿瘤（如成神经管细胞瘤累及蚓部的病变）、脑卒中及遗传性小脑性共济失调、橄榄体桥脑小脑萎缩、迟发性小脑皮质萎缩症等。

6. 感觉性共济失调步态

（1）特征：表现为踮步即下肢动作粗大沉重，高抬足而后突然抛出，足踵坚实地打在地面上，可听到踏地声，长短高低不规则的步伐，闭目时或黑夜里行走更明显，甚至依靠拐杖支撑着体重。

（2）常见疾病：见于累及脊髓后索的疾病，如脊髓亚急性联合变性、脊髓结核、多发性硬化、弗里德赖希（Friedreich）共济失调、脊髓压迫症（如脑脊膜瘤和强直性脊椎关节炎等）等。

7. 跨阈步态

（1）特征：足下垂，行走时高抬患肢，如跨越门槛样，患者平衡不失调，但常被脚下的小物体绊倒。

（2）常见疾病：腓总神经麻痹、腓骨肌萎缩症、慢性获得性轴索神经病、进行性脊髓性肌萎缩和脊髓灰质炎等。

8. 肌病步态

（1）特征：行走时臀部左右摇摆，故称摇摆步态或鸭步。

（2）常见疾病：进行性肌营养不良因盆带肌无力而致脊柱前凸。

9. 癔症步态

（1）特征：奇形怪状的步态，下肢肌力正常，但步态蹒跚，或摇摆步态，似欲跌倒而罕有跌倒自伤者。

（2）常见疾病：心因性疾病如癔症等。

四、感觉系统检查

（一）浅感觉检查

1. 痛觉

使用叩诊锤的针尖或大头针轻刺皮肤，询问有无疼痛感觉。

2. 温度觉

使用玻璃试管分别装热水（40~50 ℃）和冷水（0~10 ℃），交替接触患者皮肤，让其辨出冷、热感觉。

3. 触觉

使用软纸片或棉签轻触皮肤，询问有无感觉。

（二）深感觉检查

1. 运动觉

嘱患者闭目，检查者的手指夹住患者手指或足趾两侧，上下活动，让患者辨别出移动的方向。

2. 位置觉

嘱患者闭目，检查者将其肢体摆成某一姿势，请患者描述该姿势或用对侧肢体模仿。

3. 振动觉

将振动的 128 Hz 音叉柄置于骨隆起处如手指、尺骨茎突、鹰嘴、锁骨、脊椎棘突、髂前上棘、内外踝、胫骨等处，询问并两侧对比有无振动感和持续时间。

（三）复合感觉（皮质感觉）检查

1. 定位觉

嘱患者闭目，用手指或棉签轻触患者皮肤后，请患者指出受触的部位，正常误差手部小于 3.5 mm，躯干部小于 1 cm。

2. 两点辨别觉

嘱患者闭目，使用分开一定距离的叩诊锤的两尖端或钝角双角规接触其皮肤，如感觉为两点，则缩小其间距，直至感觉为一点为止、两点须用力相等，同时刺激；正常时指尖为 2~8 mm，手背为 2~3 cm，躯干为 6~7 cm。

3. 图形觉

嘱患者闭目，检查者用钝针在患者皮肤上画出圆形或三角形，或写出 1、2、3 等数字，请患者辨出，也应双侧对照进行。

4. 实体觉

嘱患者闭目，令其用单手触摸常用物品如钥匙、钢笔、纽扣、硬币等，说出物品形状和名称，也需两手比较。

五、反射检查

反射检查包括深反射、浅反射、阵挛和病理反射等。

（一）深反射

1. 肱二头肌反射

（1）神经支配：反射中心为 $C_{5\sim6}$，经肌皮神经传导。

（2）检查方法：患者肘部屈曲约成直角，检查者右手持叩诊锤叩击置于肘部肱二头肌肌腱上的左拇指甲或左中指指甲，出现因肱二头肌收缩引起的屈肘动作。

2. 肱三头肌反射

（1）神经支配：反射中心为 $C_{6\sim7}$，经桡神经传导。

（2）检查方法：患者上臂外展，肘部半屈，检查者用左手托持患者前臂，右手持叩诊锤叩击鹰嘴上方的肱三头肌肌腱，反射为肱三头肌收缩而致前臂伸直。

3. 桡反射

（1）神经支配：反射中心为 $C_{5\sim6}$，经桡神经传导。

（2）检查方法：患者肘部半屈，前臂半旋前，检查者持叩诊锤叩击其桡骨下端，反射为肱桡肌收缩引起肘部屈曲、前臂旋前。

4. 膝反射

（1）神经支配：反射中心为 $L_{2\sim4}$，经股神经传导。

（2）检查方法：患者坐位，小腿自然放松下垂与大腿成 $90°$；卧位检查时，检查者左手托起两膝关节使小腿与大腿成 $120°$，用叩诊锤叩击髌骨上的股四头肌肌腱，表现为股四头肌收缩引起膝关节伸直、小腿突然前伸。

5. 踝反射

（1）神经支配：反射中心为 $S_{1\sim2}$，经胫神经传导。

（2）检查方法：患者仰卧位或俯卧位时，膝部屈曲约 $90°$，检查者用左手使其足部背屈约 $90°$，用叩诊锤叩击跟腱；或让患者坐于床边，使足悬于床外，叩击跟腱，反射为腓肠肌和比目鱼肌收缩而致足跖屈。

6. 阵挛

腱反射极度亢进时出现阵挛。

（1）髌阵挛：检查方法，仰卧，下肢伸直，检查者用手指捏住患者髌骨上缘，突然和持续向下推动，引起髌骨连续交替性上下颤动。

（2）踝阵挛：检查方法，检查者用左手托住患者腘窝，以右手握其足前部，突然使足背屈并维持此状态，引起足跟腱发生节律性收缩，足部呈现交替性屈伸动作。

7. 霍夫曼征

（1）神经支配：反射中心为 $C_7\sim T_1$，经正中神经传导。

（2）检查方法：患者手指微屈，检查者左手握患者腕部，右手示指和中指夹住其中指，以拇指快速地向下拨动其中指甲，阳性反应为拇指屈曲内收，其他指屈曲。

该征与罗索利莫（Rossolimo）征曾被认为是病理反射，目前也可认为是牵张反射，是腱反射亢进的表现，腱反射活跃的正常人可出现。

8. 罗索利莫征

（1）神经支配：反射中心为 $C_7 \sim T_1$，经正中神经传导。

（2）检查方法：患者手指微屈，检查者左手握患者腕部，用右手指快速向上弹拨其中间 3 个手指的指尖，阳性反应同霍夫曼征。

（二）浅反射

浅反射为刺激黏膜、皮肤、角膜引起肌肉快速收缩反应。咽反射、软腭反射和角膜反射参见"脑神经检查"。

1. 腹壁反射

（1）神经支配：反射中心为 $T_{7 \sim 12}$，传导神经是肋间神经。

（2）检查方法：患者仰卧，屈曲双下肢使腹肌松弛，使用竹签、钝针或叩诊锤尖端分别由外向内轻划两侧腹壁皮肤，引起一侧腹肌收缩，脐孔向该侧偏移，上腹壁反射（$T_{7 \sim 8}$）沿肋弓下缘、中腹壁反射（$T_{9 \sim 10}$）系沿脐孔水平、下腹壁反射（$T_{11 \sim 12}$）沿腹股沟上的平行方向轻划。肥胖患者或经产妇可引不出。

2. 提睾反射

（1）神经支配：反射中心为 $L_{1 \sim 2}$，传导神经是生殖股神经。

（2）检查方法：使用钝针自上向下轻划大腿内侧皮肤，正常时该侧提睾肌收缩，睾丸上提。年老或体衰者可消失。

3. 跖反射

（1）神经支配：反射中心为 $S_{1 \sim 2}$，传导神经是胫神经。

（2）检查方法：患者下肢伸直，检查者用钝器轻划足底外侧，由足跟向前至小趾根部足掌时转向内侧，此时各足跖屈。

4. 肛门反射

（1）神经支配：反射中心为 $S_{4 \sim 5}$，传导神经是肛尾神经。

（2）检查方法：用钝器轻划肛门附近皮肤，引起肛门外括约肌收缩。

（三）病理反射

1. 巴宾斯基（Babinski）征

（1）检查方法：同跖反射，阳性反应为踇趾背屈，有时可见其他足趾呈扇形展开。巴宾斯基征是最经典的病理反射。

（2）临床意义：锥体束损害。

2. 踇趾背屈体征的病理反射

阳性反应均为踇趾背屈体征的病理反射包括以下几个。

（1）查多克（Chaddock）征：由外踝下方向前划至足背外侧。

（2）奥本海姆（Oppenheim）征：用拇指和示指自上而下用力沿胫骨前缘下滑。

（3）戈登（Gordon）征：用手挤压腓肠肌。

（4）舍费尔（Schaeffer）征：用手挤压跟腱。

（5）贡达（Gonda）征：向下紧压第 4、第 5 足趾，数分钟后突然放松。

（6）普谢（Pussep）征：轻划足背外侧缘。

3. 强握反射

（1）检查方法：检查者用手指触摸患者手掌时，患者立即强直性地握住检查者的手指。

（2）临床意义：新生儿为正常反射，成人为对侧额叶运动前区病变。

4. 脊髓自主反射

包括三短反射、总体反射。

（1）三短反射：当脊髓横贯性病变时，针刺病变平面以下的皮肤导致单侧或双侧髋、膝、踝部屈曲称为三短反射。

（2）总体反射：当脊髓横贯性病变时，针刺病变平面以下的皮肤引起双侧下肢屈曲并伴有腹肌收缩，膀胱和直肠排空，以及病变以下竖毛、出汗、皮肤发红等称为总体反射。

六、自主神经功能检查

（一）一般观察

1. 皮肤黏膜

色泽如潮红、苍白、发绀、有无色素沉着、红斑等，质地如脱屑、光滑、变硬、变薄、增厚、潮湿、干燥等，温度如发凉、发热，有无溃疡、水肿和压疮等。

2. 毛发和指甲

少毛、多毛、局部脱毛，指甲或趾甲变形松脆等。

3. 出汗

局部或全身出汗过少、过多和无汗等。

（二）内脏及括约肌功能

注意有无胃下垂，胃肠功能紊乱如便秘、腹胀等；排尿、排便障碍及其性质如排尿困难、尿急、尿频、尿失禁、尿潴留等，下腹部膀胱区膨胀程度。

（三）自主神经反射

1. 竖毛试验

搔划或寒冷刺激皮肤，引起交感神经支配的竖毛肌收缩，局部出现毛囊处隆起，状如鸡皮的竖毛反应，并向周围逐渐扩散，至脊髓横贯性损害平面处停止，刺激后 7～10 秒反射最明显，以后逐渐消失。

2. 皮肤划痕试验

在胸腹壁两侧皮肤上使用竹签适度加压划一条线，数秒钟后出现白线条，稍后变为红条纹，为正常反应；交感神经兴奋性增高则划线后白线条持续较久；副交感神经兴奋性增高或交感神经麻痹则红条纹持续较久且明显增宽，甚至隆起。

3. 卧立位实验

分别数直立位和平卧位的 1 分钟脉搏，如平卧至直立位每分钟脉率加快超过 10 次，或直立变为卧位每分钟脉率减少超过 10 次，提示自主神经兴奋性增高。

4. 发汗试验（碘淀粉法）

少用。

5. 眼心反射及颈动脉窦反射

参见"脑神经检查"。

（杨　智）

第二章

神经内科常见症状

第一节 急性头痛

一、概述

急性头痛是神经内科常见的急症之一，给患者带来很大的痛苦，甚至威胁患者的生命。引起头痛的原因很多，医务人员对急性头痛的病因要进行冷静的分析，作出及时的诊断和治疗，减少和消除患者的痛苦，挽救患者的生命。总之，对待急性头痛患者千万不能疏忽。

二、解剖生理基础

（一）对疼痛刺激敏感的结构

1. 血管

有静脉窦以及引流到静脉窦的皮质静脉。颅底动脉包括大脑动脉环及与这个动脉环连接的脑动脉近端部分。

2. 脑膜

主要是颅底部的硬脑膜，脑膜中动脉分布区的硬脑膜和大脑动脉环主要分支的软脑膜。

3. 神经

主要是三叉神经、舌咽神经和迷走神经，以及颈 1～3 脊神经的分支。

（二）传导痛觉的神经

天幕上痛觉敏感结构受到刺激时、疼痛反映在额部或前顶部，这种痛觉由三叉神经传导。颅后窝结构引起的疼痛反映在枕部以及上颈部由舌咽神经、迷走神经和颈 1～3 脊神经传导。

（三）引起头痛的主要原因

（1）大脑动脉环及其主要分支的牵引。

（2）颅内与颅外血管的扩张或痉挛。

（3）血管和颅内、外结构的炎症。

（4）头皮与颈部肌肉持久的收缩。

（5）颅内压的改变。

（6）对含有痛觉纤维的神经直接压迫。

三、分类

（一）血管性头痛

1. 偏头痛

偏头痛表现为反复发作的单侧或双侧搏动性头痛，并常伴有恶心、呕吐、畏声、畏光等症状，活动后加重。

治疗：①非药物治疗，包括调整生活方式、适当休息、理疗、针灸、神经调节治疗等；②药物治疗，偏头痛急性期应尽早启动药物治疗，可给予非特异性药物治疗，如非甾体抗炎药、阿片类药物等，也可给予特异性药物治疗，如麦角类制剂、曲普坦类药物等。

2. 丛集性头痛

丛集性头痛是一种单侧性、突发性头痛，发作时常以十分规律的方式每日复发，连续数日。可涉及第Ⅴ、第Ⅸ、第Ⅹ对脑神经和1~3脊神经支配区。

诊断要点：①发作性、搏动性、钻痛性或烧灼性头痛，主要位于眶周、眶上和顶部；②每次持续10分钟以上甚至1~2小时，有时可呈连续性；③常在凌晨或睡后突然痛醒；④伴有流泪、鼻塞、颜面发热、恶心呕吐等症状。

治疗：①采取高流量面罩给氧；②根据患者的病情及个人情况，选择麦角类制剂或曲普坦类药物（严重高血压患者禁用）；③手术治疗，如三叉神经毁损术等。

（二）脑血管疾病的头痛

1. 蛛网膜下腔出血

蛛网膜下腔出血头痛为弥漫性爆裂样头痛，以枕部最为显著，沿颈项向下放射。为颅内动脉瘤、脑血管畸形或高血压脑动脉硬化微动脉瘤破裂造成的蛛网膜下腔出血。

诊断要点：①急性起病的爆裂样头痛，以枕颈部为主；②可伴呕吐和短暂神志障碍；③脑膜刺激征阳性；④血性脑脊液；⑤颅脑CT和MRI检查显示蛛网膜下腔有出血灶。

治疗：参见第三章第五节"蛛网膜下腔出血"。

2. 脑出血

突然发生的剧烈头痛为脑出血的首发症状，系高血压动脉硬化所致。

诊断要点：①起病急，有高血压；②剧烈头痛，可伴呕吐；③部分患者有意识障碍；④偏瘫、偏身感觉障碍；⑤大多为血性脑脊液；⑥颅脑CT和MRI检查显示有出血灶。

治疗：脑出血的治疗包括一般治疗、药物治疗、康复治疗和手术治疗。一般治疗包括吸氧、严格卧床休息、积极控制血压、严格监测生命体征、积极控制体温、加强翻身、扣背等等，维持生命体征稳定。药物治疗主要是降低颅内压、减轻脑水肿，可给予甘露醇、甘油果糖、人血白蛋白等脱水降颅压药物；给予神经细胞营养药物，如胞磷胆碱、脑蛋白水解物等药物。康复治疗，一旦病情稳定尽早行康复治疗可极大促进神经功能的恢复。手术治疗，包括微创颅内血肿穿刺引流术和去骨瓣血肿清除术。

3. 高血压性头痛

高血压患者常伴有双颞部或双额部胀痛或搏动性头痛，为持续性发作加剧的头痛是高血压脑病最突出的症状，头痛与血压之间有直接联系。

诊断要点：①有上述头痛特点；②血压升高；③应用控制血压的药物头痛可减轻或缓解。

治疗：硝苯地平，每次 10 mg，每日 3 次；或硝苯地平缓释片，每次 10～20 mg，每日 2 次；或非洛地平，每次 2.5～5 mg，每日 1 次。

4. 巨细胞性动脉炎

巨细胞动脉炎又名颞动脉炎。头痛是本病的主要症状之一，为单侧持续性的颞部疼痛，是一种结缔组织疾病，影响多个脏器血管。

诊断要点：①以部和眼眶周围为主的搏动性头痛，伴有烧灼感；②颞动脉处有压痛，动脉壁可增厚甚至搏动消失；③半数以上的患者有视力障碍；④有低热、肌肉疼痛和食欲不振等全身症状。

治疗：应用水杨酸制剂和肾上腺皮质激素有助于缓解病情。

（三）颅内感染性疾病的头痛

各种病原体所致的脑膜炎、脑炎，常有急性起病的较剧烈头痛，其发生机制主要是病原体毒素、炎性渗出物及脑水肿等刺激和牵拉痛敏结构所致。特点是头痛前先有发热或头痛发热同时出现，头痛在颅内感染的急性期或疾病极期最为剧烈，随疾病好转而减轻。头痛为弥漫性胀痛、跳痛或撕裂样痛。

1. 脑膜炎

诊断要点：①为弥漫性头痛，开始以枕部为剧；②常伴恶心、呕吐；③有发热；④脑膜刺激征阳性；⑤脑脊液有炎性改变，根据脑脊液的变化，分析脑膜炎的性质；⑥颅脑 CT 及 MRI 检查可表现为脑膜有强化灶。

治疗：细菌性脑膜炎的治疗主要是根据脑脊液涂片和培养找到细菌，根据药物敏感试验选择有效的抗生素，及时治疗，争取减少后遗症的发生。还要对症处理高热，控制抽搐，减低颅内压，减轻脑水肿，还要使用激素减少颅内炎症、粘连。抗生素对病毒性脑膜炎无效，应该加用抗病毒的药物。

2. 脑炎

诊断要点：①部分患者以急性头痛为首发症状或主要症状；②有不同程度的精神症状或意识障碍；③脑电图不正常；④颅脑 CT 检查可见皮质有低密度灶。

治疗：脑炎无特效疗法。控制颅内高压、高热和抽搐发作尤为重要。昏迷患者需保持呼吸道通畅。精心护理可防止继发感染。

（四）颅内占位性病变的头痛

脑瘤，脑脓肿，颅内血肿、囊肿和肉芽肿等均可引起急性头痛。早期由于肿物对颅内敏感组织的牵引、压迫，在病灶侧有逐渐加重的头痛。随后出现颅内压增高，为持续性弥漫性头痛，咳嗽和排便等用力动作均可使头痛加剧。

1. 脑瘤

头痛是颅内肿瘤最常见的症状，发生率为 60%～92.5%，约一半患者以头痛为首发症状。在早期，2/3 的患者头痛位于肿瘤同侧，在临床上有定位价值，幕上肿瘤的头痛多位于头顶、前额或颞部，幕下肿瘤的头痛常位于枕部或上颈部，鞍区肿瘤的头痛位于前额和眼眶周围。

诊断要点：①头痛开始为间歇性，以后为持续性逐渐加重或发作性加剧；②有颅内高压症状，头痛为全头痛，伴呕吐和眼底视盘水肿；③脑局灶性症状和体征；④颅脑 CT 和 MRI 可示肿瘤病灶。

治疗：①应用脱水药物降低颅内压、减轻脑水肿，如 20% 甘露醇 125~250 mL 静脉注射，每日 4 次；复方甘油注射液 500 mL 静脉滴注，每日 2 次；②尽早行外科手术治疗；③对不能手术的患者，可采用放射治疗、化学治疗和中医治疗。

2. 脑脓肿

脑脓肿的头痛往往比较剧烈，多位于病灶侧，颞叶脓肿头痛多位于颞、额、顶区；小脑脓肿头痛多位于枕部，颅内压增高后则为全头痛。

诊断要点：①有感染中毒症状，早期即有剧烈头痛和发热；②有颅内高压症状，主要为头痛、呕吐和视盘水肿；③脑脓肿的局灶症状，如偏瘫、局灶性抽搐、偏身感觉障碍或共济失调等；④腰椎穿刺脑脊液检查压力增高，蛋白增高，白细胞正常或轻度增多；⑤颅脑 CT 和 MRI 检查示低密度灶周围有环状强化灶。

治疗：尽早外科手术治疗，并针对化脓细菌应用足量抗生素。

（五）脑外伤后头痛

急性颅脑外伤后可发生头痛，外伤痊愈后部分患者还可出现头痛，其原因和发病机制比较复杂，可能是因出血或瘢痕刺激，引起丘脑下部、颈神经根或血管上的交感神经直接受损等引起头痛。

1. 脑震荡后头痛

头痛是脑震荡的主要症状，多数是集中在受伤的一侧，为胀痛、搏动性痛和重压感。头痛为持续性，常因精神因素、体力疲劳、响声和亮光等刺激而使头痛加重。头痛的剧烈程度和持续时间与头部受伤轻重并无平行关系。

诊断要点：①有头部外伤史；②受伤当时有短暂意识障碍；③有上述头痛特点；④有类似神经衰弱的症状。

治疗：①心理治疗，引导患者正确认识疾病本质和端正治病态度，防止症状波动；②对症治疗，如采取各种方法治疗头痛。

2. 硬脑膜下血肿

慢性硬脑膜下血肿所产生的头痛，多在受伤后 3 周逐渐出现，也有的时间更长才出现头痛。初期头痛较轻，以后进行性加重，头痛位于受伤侧或全头。

诊断要点：①头部外伤后 3 周或数年出现逐渐加剧的头痛；②可伴呕吐、嗜睡、癫痫发作或意识障碍等；③可有脑膜刺激征和眼底视盘水肿；④颅脑 CT 检查可见颅骨内板下方新月形或半月形高密度灶。

治疗：①应用脱水药降低颅内压，减轻脑水肿；②对症治疗，如镇痛剂和抗痉剂；③创造条件进行外科手术治疗。

（六）颅内压力改变的头痛

1. 低颅压性头痛

低颅压也可发生急性头痛，多位于枕部或颈部，也可影响前额及全头，呈胀痛、钻痛或搏动性痛。站立时头痛加剧，平卧时头痛减轻或消失，饮水后头痛也可减轻。原发性低颅压头痛原因不明，症状性低颅压头痛见于颅脑手术后、脑外伤、腰椎穿刺后、腰神经袖被撕裂、严重感染、失水和休克等。颅内压力降低后，脑脊液的"液垫"作用减弱，脑组织下沉移位，使颅底的痛敏结构和硬脑膜、动脉、静脉、神经等受牵拉引起头痛。

诊断要点：①急起剧烈头痛，头痛的轻重与体位改变有关；②常伴恶心、呕吐；③神经系统检查一般无阳性体征，少数患者有脑膜刺激征；④脑脊液压力在 70 mmH$_2$O 以下；⑤应用脱水药头痛加重，低渗溶液头痛减轻。

治疗：①大量饮水、卧床休息；②5% 葡萄糖氯化钠溶液每日 1 000 ~ 2 000 mL，静脉滴注；③口服溴吡斯的明每次 60 mg，每日 3 次；④颈交感神经封闭。

2. 高颅压性头痛

参见"颅内占位性病变的头痛"。

3. 良性颅内高压的头痛

良性颅内压增高没有颅内占位性病变的，但有颅内压力增高，可以出现急性头痛或发作性加剧的全头痛。其原因有颅内脑脊液或静脉循环受阻、月经不调、妊娠、肾上腺皮质功能减退、使用肾上腺皮质激素减药和停药过程、缺铁性贫血等。头痛可能是伴发脑水肿牵引脑膜与脑血管的神经末梢所致。

诊断要点：①急起或发作性加剧的全头痛；②有呕吐和眼底视盘水肿；③腰穿脑脊液压力增高。④颅脑 CT 和 MRI 检查示脑结构无移位，无颅内占位性病变。

治疗：①针对病因治疗；②减少脑脊液分泌的药物乙酰唑胺每次 0.25 g，每日 3 次；③间歇放脑脊液，每次 10 ~ 15 mL，每周 1 次；④必要时采用脑脊液分流手术，如脑室—心房、脑室—腹腔引流术。

（七）其他头痛

1. 癫痫性头痛

急性起病的剧烈头痛发作和终止均较突然，以前头部胀痛为多见。头痛型癫痫是癫痫的一种特殊类型。

诊断要点：①发作性剧烈头痛，每次几分钟，有时长达 1 ~ 2 日；②只见于 20 岁以下的青少年；③神经系统检查和内科检查无阳性发现；④脑电图不正常，有痫样放电；⑤止痛剂无效，抗癫痫药治疗有效。

治疗：抗癫痫药物，如丙戊酸钠或苯妥英钠。

2. 颈性头痛

颈椎病所致的头痛，在头痛患者中占 2% ~ 4.9%，28% 的颈椎病患者可有各型头痛，甚至表现为典型偏头痛。颈椎病引起头痛的原因可能为：颈部肌肉持久收缩；颈神经根损伤伴颈肌痉挛；关节、椎间盘、椎体的疾病压迫神经根；椎—基底动脉系统供血不足。

诊断要点：①头痛位于颈枕部，向颞部、额部放射，头颈姿势改变可引起头痛发作；②为针刺样痛或钝痛，而不是搏动性痛；③可伴有肩臂疼痛和麻木感；④颈椎旁有压痛；⑤X线检查颈椎有退行性改变。

治疗：①牵引；②止痛剂，如布洛芬每次 300 mg，每日 2 次；③理疗；④神经营养药，如维生素 B$_1$、维生素 B$_{12}$ 等。

3. 眼病头痛

青光眼发作时，可表现为急性起病的剧烈眼痛和头痛。

诊断要点：①急性发作的眼痛和头痛，位于眼眶部并可放射至额部颞部；②可伴恶心呕吐；③患眼有局部改变，如视力障碍、角膜浑浊、结膜充血、瞳孔散大和眼压升高；④缩瞳剂暂时有效。

治疗：①应用缩瞳剂；②眼科手术。

4. 鼻部疾病的头痛

（1）鼻窦炎头痛：32.5% 的鼻窦炎患者有头痛，有的患者可急性头痛，头痛部位与受累鼻窦有关。

额窦炎的头痛主要位于额部，上颌窦炎为颊区痛，蝶窦炎为头的深部、眼后和枕部痛，筛窦炎为眼周及鼻梁区痛。额窦炎头痛午前较重，鼻窦通气不好，则头痛加剧。

诊断要点：①有上述头痛特点，部分患者可表现为急性头痛；②有鼻窦炎其他症状如鼻塞、流涕等；③受累鼻窦引流后头痛减轻；④鼻窦通气试验和 X 线检查可确诊。

治疗：通气、抗感染、止痛，必要时手术治疗。

（2）鼻咽癌头痛：对久治不愈的头痛，应考虑鼻咽癌颅底转移的可能性。为在慢性头痛的基础上，可突然加剧，因鼻咽癌颅底转移，侵犯脑膜及三叉神经第 2、第 3 支，可引起上颌及下颌部位的疼痛，以及一侧顽固性头痛。

诊断要点：①一侧面颊痛和持续不能缓解的头痛；②有一侧鼻塞、鼻出血及传导性耳聋（癌肿堵塞耳咽管）；③颈部淋巴结坚硬肿大；④多数脑神经麻痹，特别是三叉神经；⑤肿大的淋巴结和鼻咽部活检可确诊；⑥鼻咽腔、颅底 CT 和 MRI 检查可见骨质破坏和肿块。

治疗：①抗癫痫药，如卡马西平，每次 0.1 ~ 0.2 g，每日 3 次；②放射治疗；③化学治疗。

5. 口腔疾病的头痛

科斯滕（Costen）综合征也可发生急性疼痛，疼痛位于颌关节，可以向额部、颞部、枕部放射。

诊断要点：①主要是下颌关节痛；②下颌关节有压痛，下颌关节运动时轧轧作响，在咀嚼食物时引起下颌关节痛及额部、颞部痛。

治疗：①镇痛剂如布洛芬、、吲哚美辛；②神经封闭疗法。

6. 癔症性头痛

癔症性头痛是神经功能障碍所致的头痛，癔症性头痛可突然发病，表现剧烈头痛。

诊断要点：①癔症性头痛与情绪因素关系密切，可突发头痛，症状多有夸张；②不能发现与头痛相应的阳性体征；③暗示治疗后头痛可明显减轻或缓解。

治疗：①心理治疗是治疗癔症头痛的关键；②可用止痛镇静药物。

7. 全身性疾病引起的急性头痛

感染、中毒性疾病等引起的急性头痛，以双颞侧搏动性痛或全头胀痛为主。发热使脑部血流及代谢增加，毒素也是促进头部血管扩张的一个原因，随着体温下降，头痛也自然消退，常见的是流感伴头痛和虚性脑膜炎。

虚性脑膜炎诊断要点：①有全身感染性疾病和症状；②有剧烈头痛；③脑膜刺激征阳性；④脑脊液检查无炎性改变。

治疗：①应用足量的抗生素；②补充液体和电解质；③对症治疗。

对待急性头痛，必须认真查找病因，进行针对性治疗。要详细询问病史，如头痛的病程、时间、部位、性质、程度以及加重和减轻的原因等，可对病因提供某些线索和诊断方向。了解有哪些伴发症状，如有无发热、视力障碍、呕吐、意识障碍、复视、抽搐、偏瘫、鼻塞和鼻出血等，对分析病因、进行诊断很有帮助。体格检查特别要注意血压、脉搏、瞳孔和眼底的变化，有无脑膜刺激征和其他神经系统局灶体征，有助于头痛的定性和定位诊断。仍有困难时，要进行必要的辅助检查，如脑脊液检查，头颅及颈椎 X 线检查，头部 CT、MRI 等。根据以上几点，进行全面分析，作出正确诊断。

急性头痛患者，有下列情况者，要有高度警惕性。①急性起病的头痛，如病程在 1 个月内，甚至在几日或几小时之内者；②头痛剧烈，有急性痛苦表情者；③发作性头痛，这次发病比以前程度剧烈；④持续性头痛越来越加重；⑤有伴发症状，如剧烈呕吐、发热、视力障碍和抽搐发作；⑥体格检查有阳性发现者，如高血压、脑膜刺激征、偏瘫、眼肌麻痹和眼底视盘水肿等；⑦止痛药物效果不明显，而脱水药物可以止痛。

（王　丽）

第二节　眩晕

一、概述

眩晕是包括视觉、本体觉、前庭功能障碍所致的一组症状，是人的空间定位障碍所致的一种主观错觉，对自身周围的环境、自身位置的判断发生错觉。患者感外物或自身在旋转、移动及摇晃，同时常伴有平衡障碍、站立不稳、眼球震颤、指物偏斜、倾倒等症状。

临床上眩晕常与头昏相混淆。一般来说，头昏是一种昏昏沉沉的感觉，患者描述为头昏脑涨或头重脚轻。两者的主要不同在于：前者患者有自身和外物旋转感伴有倾倒，可能有眼球震颤等；后者多呈头晕眼花或头重脚轻，一般无倾倒及眼球震颤。

二、病因和病理生理

（一）眩晕的常见病因

1. 脑血管疾病

前庭系统主要由椎—基底动脉供血，其血管病变影响到前庭系统的任何部位，都会产生眩晕症状。常见疾病有迷路卒中（内听动脉血栓形成）、椎—基底动脉缺血发作、瓦伦贝格综合征、小脑卒中、锁骨下动脉盗血综合征等。

2. 耳病

外耳、中耳和内耳等处的多种疾病可引起眩晕，且以后者多见，常见疾病有梅尼埃病、良性位置性眩晕、迷路炎等。

3. 颈源性眩晕

由颈部椎动脉、颈椎及其周围软组织病变引起，常见疾病有椎—基底动脉供血不足、颈椎病、枕骨大孔异常等。

4. 脑肿瘤

常见有脑桥小脑三角肿瘤（如听神经瘤）、脑干肿瘤、小脑肿瘤、脑室内肿瘤或囊肿等。

5. 中毒

外毒素中毒性眩晕多见耳毒性药物（链霉素、新霉素、卡那霉素、庆大霉素、奎宁和阿司匹林等）损伤内耳迷路；内毒素中毒性眩晕多见于严重肝、肾功能损伤或细菌感染患者。

6. 颅内感染

各种类型的脑炎、脑膜炎、脑膜脑炎、前庭神经元炎、流行性眩晕（脑干下部病毒感染）、小脑周围蛛网膜炎、脑干脑炎等。

7. 外伤

颅脑外伤、耳外伤。

8. 代谢病、自身免疫病

如糖尿病和高脂血症、多发性硬化等。

9. 躯体疾病

如阿—斯（Adams-Stokes）综合征、颈动脉窦性晕厥、直立性低血压、贫血、低血糖、高血压、高黏滞综合征、通气过度综合征等。

10. 其他

如癫痫性眩晕。

（二）眩晕的病理生理

人体平衡的维持，正常定向功能的保持，是通过视觉（提供周围物体方位及机体与周围物体之间关系的信息）、本体觉（关节及肌腱，感知自身的姿位及运动范围）和前庭系统（体验和辨别运动方向，判断躯体所在的方位）的协同作用而完成的。前两者对空间位向的感受仅起辅助作用，而前庭系统起着广泛协调的主导作用，是产生和传递位向感受的最重要器官。

前庭系统包括前庭终器、脑干的前庭核和前庭的皮质中枢。前庭终器包括球囊、椭圆囊和3个半规管，分别感受不同方向的直线加速度和角加速度的刺激。其中半规管壶腹接收角加速度刺激，球囊斑和椭圆囊斑则感受直线加速度，包括重力加速度和切线加速度的刺激。从半规管内发出的末梢神经纤维组成前庭神经，并与耳蜗神经构成前庭蜗神经，经内耳道进入脑干，终止于脑干前庭神经核。前庭神经核除发出与小脑、大脑的前庭皮质中枢联系纤维外，还发出纤维通过内侧纵束，内侧纵束与眼肌运动核（支配眼肌运动的第Ⅲ、第Ⅳ、第Ⅵ对脑神经）、副神经核（与头颈活动有关）、网状结构（主要与意识有关）及脊髓前角细胞（管理肢体运动）相联系。前庭系统通过这些联系，影响头颈、眼球、躯干和肢体的运动和方位，并使之协调统一为整体活动。前庭系统不同部位病损后，向大脑皮质发出与视觉、本体觉和小脑等系统互不协调的病理性神经冲动，若超出了机体当时的自身代偿能力时，将引发人体在空间中的平衡障碍，发生眩晕（即运动幻觉）。

前庭核通过内侧纵束与眼肌运动核有着密切联系，以维持头眼肌肉张力平衡。因此，当一侧前庭器受到病理性刺激时，则出现冲动性眼球震颤。其慢相运动为前庭冲动所致的一种自发性眼球运动，快相运动则为中枢神经机构的代偿性运动。

前庭神经核通过内侧纵束下行纤维、前庭脊髓束及前庭→小脑→红核→脊髓等通路，与脊髓中的前角细胞相联系，共同参与机体体位的调节，故当前庭病损时除眼震外还可出现躯体向一侧倾倒及肢体错定物体（指物偏斜）现象。

前庭神经核尚与脑干网状结构中的血管运动中枢、迷走神经背核有广泛联系，因此临床上往往同时出现自主神经功能紊乱症状与体征，如恶心、呕吐、面色苍白、出汗、心动过缓、血压下降或升高等。

三、临床表现

（一）眩晕的类型

根据发生眩晕的部位和病因，可将眩晕分为前庭性眩晕（真性眩晕）和非前庭性眩晕（假性眩晕）。两者的特点见表2-1。

表2-1　前庭性眩晕和非前庭性眩晕的特点

鉴别点	前庭性眩晕	非前庭性眩晕
病变部位	自内耳前庭感受器→大脑前庭中枢某一部位病损	前庭系统外的全身各系统疾病
眩晕性质	外物或自身旋转、移动或摇晃	无旋转感觉，主要为头晕眼花、站立不稳感
眼球震颤	明显且持续时间长	无眼震
自主神经症状	明显	无
前庭功能试验	多不正常	正常

其中，前庭性眩晕又可分为前庭周围性眩晕和前庭中枢性眩晕，两者的区别见表2-2。

表2-2　前庭周围性眩晕和前庭中枢性眩晕的区别

鉴别点	前庭周围性眩晕	前庭中枢性眩晕
病因	膜迷路积水，中耳乳突感染，迷路炎，前庭神经元炎，急性外伤等	颅高压，脑供血不足，颅外伤，小脑、第四脑室及脑干肿瘤，癫痫及听神经瘤等
性质	旋转感，或上下左右摇晃运动感	无旋转感或外景向一侧运动感
持续时间	发作性，时间短暂，数分钟至数日	持续性，时间较久
程度	多较重	多较轻
眼球震颤性质	水平或水平旋转性	水平旋转或垂直性，中脑以上的病变一般无眼球震颤
眼球震颤与眩晕	程度一致	程度不一致
倾倒	常有，倒向慢相侧，并与头位相关	倾倒方向不定，与头位也无关
中枢神经系统症状体征	无	常有脑干损害症状，也可有抽搐、晕厥等
自主神经症状	常有，明显	较少，不明显
前庭功能试验	减弱或无反应	多呈正常反应
听觉障碍	常有耳鸣或耳聋	不明显

（二）眩晕的伴随症状

1. 眼球震颤

眼球震颤是眩晕最常见的伴发症状，表现为不自主的节律性眼球颤动，常自发出现，疾病的急性期较严重而明显。慢相（双眼球先向一侧慢慢转动）系迷路半规管的壶腹嵴神经末梢或前庭眼球震颤神经传入径路受刺激所引起的一种反射性运动，其眼球震颤方向与内淋巴在半规管内的流动方向一致；快相（双眼球急速转回）是大脑皮质为了矫正眼球震颤慢相的一种代偿性运动，其眼球震颤方向与内淋巴在半规管内的流动方向相反，和患者自感眩晕（外物旋转和倾倒）的方向一致。因动作较大时易于观察，眼球震颤的方向依其快相而定。

2. 躯干倾斜或倾倒

患者闭目站立或行走时躯干向眼球震颤慢相侧倾斜或倾倒。其程度与眩晕的轻重一致，以急性早期的周围性眩晕患者较常见和明显，对肢体的活动可带来一定影响，随着眩晕症状的减轻而逐渐缓解和消退；中枢性眩晕患者的躯干倾斜或倾倒症状则相反。

3. 听觉症状

常有耳鸣、耳聋、耳闷等。其性质和程度常与眩晕类别、病情、病因以及病程等相关。

4. 自主神经系统症状

常见有恶心、呕吐、心动过缓、血压降低或升高、肠鸣音和肠蠕动亢进、便意频繁，为前庭迷走神经反射功能亢进所致。以耳性、前庭神经性和核性以及绒球小结叶眩晕患者较为常见和严重。

5. 其他伴随症状

有的患者可出现视力障碍或复视。颅内占位病变引起的眩晕，常伴有头痛等。

四、辅助检查

（一）血液和脑脊液检查

疑脑血管病者，需查血脂、血糖、血液流变学等；疑颅内炎症者，应做腰椎穿刺测颅内压及脑脊液常规、生化检查。

（二）影像学检查

1. 头颅和颈椎 X 线检查

用于头颅外伤或疑颈椎病患者。

2. 头部 CT 或 MRI 检查

疑颅内病变（出血、缺血、肿瘤、炎症等）者，做此检查及早明确诊断。其中，MRI可检出 CT 不易检出的脑干病变和微小病灶，尤对颅后窝病变的敏感性较高，如瓦伦贝格综合征。

3. 脑血管造影或数字减影血管造影（DSA）检查

疑脑血管病变、锁骨下动脉盗血综合征者。

（三）心电图检查

疑心血管病变所致眩晕者。

（四）经颅超声多普勒（TCD）检查

可了解颅内血管病变及血液循环情况。

（五）脑电图（EEG）检查

有助于明确眩晕性癫痫的诊断。

（六）诱发电位（EP）检查

有助于前庭系统眩晕的定位诊断。

（七）前庭功能检查

变温试验、位置试验、视动性眼球震颤试验、直流电试验及眼球震颤图检查，可协助病变定位及分析研究（由专科进行检查）。

五、诊断

（一）眩晕的定位诊断

按照病变的部位，眩晕可分为前庭性眩晕和非前庭性眩晕，其中前庭性眩晕又可分为前庭周围性眩晕和前庭中枢性眩晕。

1. 前庭性眩晕的病因

（1）耳科疾病：中耳炎、迷路炎、梅尼埃病、运动病、迷路动脉血栓、前庭神经元炎等。

（2）小脑疾病：血管病、肿瘤、炎症、外伤等。

（3）脑部病变：多发性硬化、癫痫、血管病、外伤等。

（4）其他：颈椎病、药物中毒、重金属中毒等。

2. 非前庭性眩晕的病因

（1）眼部疾病：视力障碍、眼外肌麻痹等。

（2）心血管及血液疾病：高血压、低血压、心肌病、白血病、贫血等。

（3）功能性眩晕：神经症等。

（二）眩晕的病因诊断

1. 脑血管病性眩晕

多在中年以后发病，常呈突然性发病。一般而言，越接近椎—基底动脉分支末端（如内耳迷路）的病变，眩晕、耳鸣、耳聋等临床症状越严重；病变越接近动脉主干（如脑干）的病变，耳鸣、耳聋等内耳症状越不明显，但常伴有脑实质受损的其他神经症状和体征。患者常伴有动脉硬化等血管病变。临床常见的脑血管病性眩晕如下。

（1）椎—基底动脉系统的短暂性脑缺血发作（TIA）：症状刻板样反复发作，持续数分钟的眩晕，脑神经、脑干、小脑或枕叶损害的症状全部或部分出现，发作间期无神经系统损害体征，磁共振弥散加权像（DWI）扫描无新鲜梗死病灶。超声、TCD、CT 血管成像（CTA）、磁共振血管成像（MRA）和 DSA 等检查可确定椎—基底动脉有无狭窄。

（2）椎—基底动脉缺血发作性眩晕：目前大家公认此病的诊断过于泛滥，是否因此就能完全否定"椎—基底动脉缺血发作性眩晕"这一名称，尚存在争论。临床表现脑干及小脑受损征象，如眩晕、恶心、呕吐、复视、眼球震颤、交叉性瘫痪或感觉障碍、构音及吞咽障碍、共济失调、平衡障碍、跌倒发作等，其中以眩晕（半规管、前庭系统受损）最为常见；还可出现大脑后动脉受损导致的视觉障碍和耳蜗动脉受损导致的耳鸣、听力下降等症状。持续时间一般为数分钟至数小时，有的甚至数日，但均可反复发作。

（3）锁骨下动脉盗血综合征：因锁骨下动脉在分出椎动脉前的近心段发生狭窄或闭塞，对侧椎动脉及基底动脉血流逆流至患侧远段锁骨下动脉以保证患侧上肢的血供，引起椎—基底动脉供血不足。临床表现往往为两种情况，一种为眩晕、视力障碍或小脑性共济失调，另一种为患侧上肢无力、桡动脉波动减弱和收缩压较健侧下降 20 mmHg 以上。超声、TCD、

CTA、MRA 和 DSA 可明确诊断。

（4）内耳卒中：由椎—基底动脉发出的内听动脉痉挛、闭塞或出血所致。常突发剧烈的旋转性眩晕，伴眼震、恶心、呕吐和耳鸣、耳聋，但意识清醒。病情预后和反复发作与否，取决于病变的性质，如为缺血所致，症状和体征较易恢复；如为梗死或出血所致者恢复缓慢，疗效差。

（5）小脑或脑干梗死：病初可出现发作性眩晕，常合并延髓性麻痹、复视、面瘫、面部感觉障碍等脑神经损害的表现，有时合并霍纳征。影像学检查，尤其是发病早期 DWI 证实脑组织梗死。可见于椎—基底动脉系统的大血管重度狭窄或闭塞，包括小脑后下动脉、椎动脉、基底动脉和小脑前动脉；有时也可见于基底动脉的深穿支病变。需要影像学检查明确诊断。

（6）小脑或脑干出血：轻症表现为突发性头晕或眩晕，体格检查可见小脑性共济失调，大量出血的恢复期可出现头晕。需颅脑 CT 等影像学检查明确诊断。

2. 耳病性眩晕

因内耳半规管壶腹嵴末梢神经感受器受到疾病或外伤所致，常伴有听力障碍和恶心、呕吐等症状，但无其他神经系统受损症状和体征。其中，内耳疾病引起眩晕者多见。常见的耳病性眩晕如下。

（1）梅尼埃病性眩晕：病因未完全明确，病理机制多与内淋巴积水有关。无性别差异，首次发病 <20 岁或 >70 岁者少见。梅尼埃病的诊断标准：①2 次或 2 次以上眩晕发作，每次持续 20 分钟至 12 小时；②病程中至少有一次听力学检查证实患耳有低到中频的感音神经性听力下降；③患耳有波动性听力下降、耳鸣和（或）耳闷胀感；④排除其他疾病引起的眩晕，如前庭性偏头痛、突发性耳聋、良性阵发性位置性眩晕、迷路炎、前庭神经炎、前庭阵发症、药物中毒性眩晕、后循环缺血、颅内占位性病变等；此外，还需要排除继发性膜迷路积水。临床早期为间歇期听力正常或有轻度低频听力丧失；中期除 2 kHz 外，低、高频率均有听力丧失；晚期为全频听力丧失达中重度以上，无听力波动。

（2）良性位置性眩晕：由椭圆囊耳石膜上的碳酸钙颗粒脱落并进入半规管所致。临床特点：①发作性眩晕出现于头位变动过程中；②Dix-Hallpike 或 Roll test 等检查可同时诱发眩晕和眼球震颤，头位变动与眩晕发作及眼球震颤之间存在 5～20 秒的潜伏期，诱发的眩晕和眼球震颤一般持续在 1 分钟之内，表现为"由弱渐强—再逐渐弱"；患者由卧位坐起时，常出现"反向眼球震颤"。

（3）迷路炎性眩晕：由病毒、毒物或药物等引起，一般分为局限性迷路炎、浆液性迷路炎和急性化脓性迷路炎 3 类。临床表现的眩晕和听力障碍多较严重，需要在感染控制后及早手术。

3. 颈源性眩晕

由颈部椎动脉、颈椎及其周围软组织等病变引起。常见的病因有椎动脉型和交感神经型颈椎病，颈椎进行性骨质增生（骨刺形成）或椎体的过度活动压迫椎动脉，其他因素导致的颈部交感神经受刺激引起的椎动脉痉挛。临床症状多为眩晕的阵发性发作，常为旋转型，伴有耳鸣及听力减退。疲劳、仰首站立过久、情绪忧郁等是诱发因素，迅速扭转头部往往诱发眩晕或使症状加重。此外，可伴有颈痛、枕顶部头痛、上肢麻木、无力等。颈椎 X 线摄片可示颈椎增生性改变；椎动脉造影可见椎动脉和基底动脉有狭窄、闭塞、变形、移位或先天异常等。

4. 脑肿瘤性眩晕

脑肿瘤直接压迫或浸润前庭神经、前庭神经核、绒球小结叶等处或与其有关的神经径路，或因颅内压增高时前庭神经或前庭神经核受压缺血所致。眩晕常持续存在，程度多不强烈，但有发作性加剧，常伴有病变部位及其邻近结构损害的症状和体征，病程为缓慢进展型。颅脑 CT，MRI 检查可确诊。

5. 药物性眩晕

某些药物具有耳毒性，可引起前庭和（或）耳蜗中毒性损害，造成前庭功能障碍和（或）耳聋。常见药物有：氨基糖苷类抗生素（链霉素、卡那霉素、新霉素、庆大霉素等），大环内酯类抗生素（红霉素等），抗肿瘤药（顺铂、氮芥、长春新碱等），水杨酸类（阿司匹林等），利尿剂（呋塞米、依他尼酸等），麻醉药、镇静催眠药（乙醚、地西泮等），抗疟药（奎宁等），抗癫痫药（苯妥英钠），三环类抗抑郁药等。其中以氨基糖苷类抗生素所致眩晕最常见。这些药物的致眩晕机制不尽相同，氨基糖苷类抗生素主要是由于对前庭神经的毒性作用，镇静催眠药则是通过降低平衡中枢或前庭周围部分的敏感性而导致假性眩晕。

临床上链霉素中毒性前庭损害最常见，临床表现有急性中毒可在用药当日或数日后出现眩晕、平衡障碍、恶心呕吐、眼球震颤等症状，慢性中毒多在用药 2 周后缓慢出现不稳感和行走困难，睁眼不能维持平衡，黑夜更无法行走，可在变换体位时出现眩晕。前庭功能试验明显减退或消失，如伴有耳蜗损害，尚有双侧对称感音性耳聋。客观体征（平衡障碍）重而主观症状轻（只有头昏、无旋转感）是链霉素中毒的临床特点。眩晕发生前常有口唇及面部蚁走样麻木感、耳鸣等先兆。眩晕恢复较慢，需数月甚至 1~2 年逐渐消失。

6. 前庭神经炎

前庭神经炎也称为前庭神经元炎，是病毒感染前庭神经或前庭神经元损害的结果。多数患者在病前数日或数周内有上呼吸道感染或腹泻史。剧烈的外界旋转感常持续 24 小时以上，有时可达数天；伴剧烈的呕吐、心悸、出汗等自主神经反应。眼震电图（ENG）检查可见病耳前庭功能低下。大多在数周自愈，少见复发，有半数以上患者可在病后 1 年内出现瞬时不稳感，部分患者日后出现良性位置性眩晕表现，冷热试验异常可能持续更长时间。

7. 外伤性眩晕

有明确颅脑、耳部和颈部外伤史。眩晕可在受伤后立即发生，也可能在伤后数周至数年内出现，多伴有听力的损伤。预后总体较好，严重脑外伤致眩晕者，恢复期较长，后期可伴发功能性头晕。

8. 癫痫性眩晕

临床少见，国际分类属于局灶性癫痫，通常持续数秒或数十秒，发作与姿势改变无关。临床上以眩晕为主或仅表现为眩晕的癫痫实属罕见，眩晕可为部分型癫痫，特别是叶癫痫的先兆症状。确诊需要脑电图在相应导联显示痫样波放电，如阵发性棘波、慢波或棘—慢波等。

六、治疗

（一）病因治疗

病因明确者应及时采取针对性强的治疗措施，如良性位置性眩晕患者应根据受累半规管的不同分别以不同的体位法复位；急性椎—基底动脉缺血性脑卒中，对起病 3~6 小时的合适患者可进行溶栓治疗等。

（二）对症治疗

对于眩晕发作持续数小时或频繁发作，出现剧烈的自主神经反应并需要卧床休息者，一般需要应用前庭抑制剂控制症状。目前临床上常用的前庭抑制剂主要分为抗组胺药（异丙嗪、苯海拉明等）、抗胆碱药（东莨菪碱等）和苯二氮䓬类药物；镇吐药有甲氧氯普胺和氯丙嗪等。前庭抑制剂主要通过抑制神经递质而发挥作用，但如果应用时间过长，会抑制中枢代偿机制的建立，所以当患者的急性期症状控制后宜停用；前庭抑制剂不适合用于前庭功能永久损害的患者，头晕一般也不用前庭抑制剂。心理治疗可消除眩晕造成的恐惧心理和焦虑、抑郁症状，需要时应使用抗抑郁、抗焦虑药物。治疗眩晕常用的药物如下。

1. 镇静药

可选用地西泮 2.5 mg，口服，每日 3 次，眩晕发作期可改用 10 mg 肌内注射或静脉滴注；艾司唑仑 1 mg，口服，每日 3 次；阿普唑仑 0.4 mg，口服，每日 3 次。如不能口服，可用苯巴比妥钠 0.1 g 肌内注射，每日 1~2 次，至能口服后改为口服 30 mg，每日 3 次。1~2 mg/kg 利多卡因加入 5% 葡萄糖 100~200 mL 静脉滴注或缓慢静脉推注。

2. 抗组胺药

眩晕发作期可选用苯海拉明或异丙嗪（非那根）25 mg，肌内注射；眩晕控制后，续用 25 mg，口服，每日 3 次；茶苯海明 25 mg，口服，每日 3 次。

3. 钙通道阻滞剂

可选用氟桂利嗪 10 mg（65 岁以下）或 5 mg（65 岁以上）睡前口服 1 次；尼莫地平 20 mg，口服，每日 3 次。

4. 改善脑循环增加脑血流量

可选用盐酸倍他司汀 8 mg，口服，每日 3 次；5% 碳酸氢钠 250~300 mL，静脉滴注，每日 1 次，连用 5 次；盐酸罂粟碱 30~60 mg，口服，每日 3 次；55% CO_2 混合氧 15 分钟，吸入，每日 3 次；尼麦角林 10~20 mg，口服，每日 3 次；纳洛酮 0.8~2.0 mg，加入 5% 葡萄糖注射液 250 mL，静脉滴注，每日 1 次；阿米三嗪萝巴新片 1 片，每日早、晚口服；二氢麦角碱 2.5 mg，口服，每日 2 次；灯盏花素 5~10 mg 加入 5% 葡萄糖注射液 500 mL，静脉滴注。

5. 镇吐药

可选用甲氧氯普胺（胃复安）10 mg，肌内注射 1 次，或口服多潘立酮 10 mg、甲氧氯普胺 10 mg，口服，每日 3 次，持续数日。

6. 抗胆碱药

可选用阿托品 0.5 mg，肌内注射；东莨菪碱 0.3~0.5 mg，口服、肌内注射或稀释于 5% 葡萄糖注射液 10 mL 缓慢静脉注射；山莨菪碱（654-2）10 mg 肌内注射或静脉滴注。

7. 减轻脑水肿，改善微循环

20% 甘露醇 250 mL，静脉滴注，20~30 分钟滴完，效果不佳者 4 小时后重复应用，对眩晕发作期有明显疗效；复方甘油注射液 500 mL，每日 1~2 次，静脉滴注（每分钟不超过 30 滴）；乙酰唑胺 250 mg，口服，每日 3 次；地塞米松 0.75 mg，口服，每日 3 次或 5~10 mg，静脉滴注，每日 1 次；胞磷胆碱钠 750 mg，静脉滴注，每日 1 次；50% 葡萄糖注射液 60 mL 加维生素 B_6 100 mg，每日 2~4 次，静脉滴注。

（三）手术治疗

对于药物难以控制的持续性重症周围性眩晕患者，需考虑内耳手术治疗。

（四）前庭康复训练

主要针对因前庭功能低下或前庭功能丧失而出现平衡障碍的患者，平衡障碍往往持续时间较长，常规药物治疗无效。常用的训练包括适应、替代、习服、Cawthorne-Cookery 训练等，其目的是通过训练，重建视觉、本体觉和前庭的传入信息整合功能，改善患者平衡功能、减少振动幻觉。

（五）其他

倍他司汀是组胺 H_3 受体的强抗剂，研究证实其治疗梅尼埃病有效。有报道应用钙通道阻滞剂、中成药、尼麦角林、乙酰亮氨酸、银杏制剂、卡马西平和加巴喷丁等治疗眩晕；也有报道认为巴氯芬、肾上腺素和苯丙胺可加速前庭代偿。

（林志烽）

第三节　晕厥

一、概述

晕厥是一种常见的临床综合征，是短暂性、自限性的意识丧失，同时伴有自主肌张力的丧失，相对而言，起病急剧随后迅速自发地完全恢复，其潜在的发病机制是短暂的脑血流低灌注。通常情况下意识丧失无任何征兆，有时可有一些临床先兆（如轻微头痛、恶心、出汗、乏力和视物模糊等）。晕厥发作准确的持续时间很难确定，通常不超过 20 秒。

二、病因和病理生理

晕厥被定义为由于一过性大脑供血不足而引起的短暂性、自限性意识丧失综合征。晕厥的潜在机制几乎都是全身血压下降而引起的一过性大脑皮质灌注不足（一些情况下由脑血管痉挛所致）。大脑血流中断时间仅需 10 秒就足以产生完全的意识丧失，收缩压下降至 60 mmHg 或者更低会引发晕厥；此外，大脑氧供最低减少 20% 就足以产生意识丧失。人体可通过动脉压力感受器、肾脏、脑血管自主调节等一系列控制机制维持足够的大脑氧供，这些保护机制的短暂性缺失或其他因素的影响，如血管扩张药、利尿剂、脱水、出血等任何能使血压降至低于大脑自主调节范围的因素，都会引发晕厥。这些正常保护性代偿机制的丧失在老年人患者群中的危险最大。

脑灌注压主要依靠于全身动脉压，而此动脉压又依赖于心排血量和外周血管阻力，此外任何能够损害脑血管本身的血流的因素（如血管收缩）也可导致晕厥。常见的病因如下。①低外周血管阻力：这是引发晕厥大脑低灌注最常见的原因。常见于血管迷走性晕厥等神经反射性晕厥、热刺激等广泛的表皮血管扩张、血管扩张药的应用以及自主神经病变等。②低心排血量：常见于直立性低血压性晕厥等静脉过度蓄积或血容量不足导致静脉回心血量不足、心动过缓等心源性疾病；③大脑血流阻力增加：过度通气由 CO_2 张力下降所诱导的血管收缩可能是主要原因，但有时原因不明。

三、分类

1. 神经反射性晕厥

以神经精神性原因为主。各种因素通过神经反射，造成血管舒缩功能障碍，引起血管扩张全身血压急剧下降，心脏抑制、心排血量减少，不能维持正常脑灌注而致晕厥。包括：①血管迷走性晕厥，如情绪异常（恐惧、疼痛）引起的晕厥及立位性晕厥；②情景性晕厥，如咳嗽、打喷嚏、胃肠道刺激、排尿后、运动后、饱餐后、大笑、举重、潜水等；③颈动脉窦性晕厥；④非典型性晕厥诱因不明和（或）症状不典型。

2. 直立性低血压性晕厥

包括：①原发性自主神经异常性晕厥，如单纯自主神经衰竭、多系统萎缩、帕金森病合并自主神经衰竭、路易体痴呆等；②继发性自主神经异常性晕厥，如糖尿病、淀粉样变、尿毒症、脊髓损伤等；③药物致直立性低血压，如酒精、血管扩张药、利尿剂、吩噻嗪类药物、抗抑郁药等；④血容量不足，如出血、腹泻、呕吐等。

3. 心源性晕厥

由于各种心脏疾病导致心脏每搏输出量明显减少，使脑灌注不足而产生晕厥，临床上较常见。常见心脏疾病有严重心律失常（窦房结功能不全、房室传导系统疾病、阵发性室上性和室性心动过速、遗传性疾病、植入装置功能不全等）、器质性心脏病或心肺疾病（心血管疾病、急性心肌梗死/缺血、梗阻性心肌病、心房黏液瘤、急性主动脉夹层形成、心包疾病/心脏压塞、肺动脉栓塞/肺动脉高压等）。

4. 脑血管性晕厥

临床上少见，常见为血管窃血综合征。

四、临床表现

（一）晕厥的基本临床表现

晕厥病因多种多样，但不同病因的晕厥可有共同的表现。①晕厥前期：可有头昏、眼花、面色苍白、全身无力、恶心、出冷汗、血压下降、脉率增快等先兆，此期若及时平卧，可避免晕厥发生；②晕厥期：通常出现前驱症状后 10～20 秒之内就会发生，主要为意识丧失，多有脉搏缓慢或细弱、血压降低；意识丧失时间短暂，持续时间多在 1 分钟以内，也可达 2～3 分钟；③晕厥后期：自发和完全性恢复，通常非常迅速；一般不留后遗症状，偶有头昏或嗜睡，有便意，甚至大小便失禁。

（二）各类晕厥的临床特点

1. 神经反射性晕厥

（1）血管迷走性晕厥：最常见，约占全部晕厥的 58.4%，任何年龄均可发病，但以青年体弱女性、儿童和老年人为多。其发作多由强烈的精神或疼痛刺激等作用于大脑皮质，影响丘脑下部，通过自主神经胆碱能纤维作用导致一系列心血管功能紊乱进而导致大脑低灌注，在立位时尤为突出。

临床表现：①有明显的诱因，看到不愉快的情景、疼痛、情绪非常激动、长时间站立等；②晕厥多发生于立位或坐位，发作前多有短暂的头昏、无力、恶心、上腹部不适及视物模糊等前驱症状；③晕厥发生时，患者伴有面色苍白、冷汗、脉率缓慢、血压下降等自主神经功能紊乱的症状，意识丧失短暂，取卧位后迅速恢复；④发作后多无后遗症。

（2）颈动脉窦性晕厥：是反射性晕厥的第 2 常见原因。成年人疾病，尤其在 50 岁以后多发，随着年龄的增长而易发，有器质性心脏病者更多见。颈动脉窦受到刺激后，可通过其内有的压力感受器和神经反射使心率减慢和血压下降，心率下降较快，可由触压一侧颈动脉窦前的 80 次/分立即下降到 40 ~ 50 次/分。颈动脉窦综合征患者，颈动脉窦对外界刺激的敏感性异常增高，当感受外界刺激时，心率、血压明显下降或脑血管收缩引起脑血流灌注压骤然降低，可产生晕厥。

此型晕厥的机制是某些原因促使了颈动脉窦反射的亢进，目前已知的原因有：颈动脉窦局部的动脉硬化或动脉炎，颈动脉窦周围的病变（如颈部淋巴结炎、淋巴结肿大、肿瘤、外伤、手术瘢痕的压迫），心肌损害（如窦房结和房室连接区损害），药物作用（如洋地黄、普萘洛尔、甲基多巴）等。

根据按摩颈动脉窦时所出现的不同反应可分为Ⅲ型。

Ⅰ型：心脏抑制型，刺激颈动脉窦时出现心脏停搏 3 秒。此型占颈动脉窦综合征的 60% ~ 80%。

Ⅱ型：血管抑制型，刺激颈动脉窦时出现收缩压降低 ≥6.7 kPa（50 mmHg）。此型占颈动脉窦综合征患者的 5% ~ 11%。

Ⅲ型：原发性脑型，刺激颈动脉窦时，尽管无明显的心率及血压变化，但患者出现晕厥或先兆的症状，常极为短暂。常伴自主神经功能紊乱症状，一般因突然转头或衣领过紧而诱发。

（3）排尿性晕厥：指在排尿过程中或排尿结束后（大多在夜间醒后起床体位改变时）突然意识丧失而倒地，1 ~ 2 分钟自行苏醒，发作前无明显先兆。多数患者反复发作。常有过度饮酒、饥饿、上呼吸道感染等诱因。发生的具体机制尚有争议，多因膨胀的膀胱突然急性收缩产生强烈迷走神经反射使心脏抑制、反射性血管扩张，同时因膀胱排空、腹压急剧下降，回心血量减少而一过性脑缺血。

（4）咳嗽性晕厥：在阵发性咳嗽后发生血压下降、意识丧失而晕厥。无任何先兆，一旦呼吸恢复，患者迅速清醒，无明显后遗症。易患因素包括：患有哮喘、肺气肿或其他阻塞性肺疾患；食量过饱、嗜酒、吸烟；肥胖、胸廓宽阔。发病机制是由于剧烈咳嗽，引起胸膜腔内压上升，引起静脉回流受阻，心排血量降低；同时，胸膜腔内压上升，刺激主动脉压力感受器，并使周围血管阻力反射性下降，结果血压降低，导致脑缺血而发生晕厥。

（5）吞咽性晕厥：因吞咽或喉、食管及胃等部位的病变或异物刺激迷走神经而引起的反射性血压短暂下降而致。在某些食管或胃肠道疾病患者中并不罕见，发生多与食物性质有关。食用固体食物，冷食，苦、碱、酸性食物及饮用重碳酸盐饮料更易发病。临床表现为吞咽时发生晕厥，伴有舌咽神经痛、胸痛、咽部异物感、上腹不适、心率减慢、血压下降及各种心律失常的心电图改变。

舌咽神经与迷走神经之间有十分密切的关系，两者的运动纤维均起自疑核，其周围支在软腭和咽上部的纤维有密切的交错，对上述区域的支配并无绝对分界处。当舌咽神经有刺激性病变时，因吞咽可引起明显的舌咽神经痛，这种过度的冲动可在延髓通过侧支扩展到迷走神经背核，引起反射性心律失常、血压下降致晕厥发作。

2. 直立性低血压性晕厥

较少见的晕厥类型，常发生于患者从平卧或蹲久突然起立时。男性多于女性，中年以上发病较多。

正常情况下，立位时血液因重力潴留于下半身，使有效循环血流量减少，心排血量降低。健康人可通过颈动脉窦、主动脉压力感受器及肾小球旁器等调节机制使心率增加、外周血管阻力增加，从而使血压恒定。当患者因体质、年龄因素等生理原发性因素，严重失血或失液、周围神经病变伴自主神经受累、帕金森综合征等继发性因素，抗高血压药、利尿剂等药物性因素导致上述调节机制障碍时，立位时下肢血液淤积于小静脉内，微血管内压增加，体液流向组织，回心血量减少，心排血量减少，血压明显下降，脑血流量减少，导致晕厥发生。在体位改变，如卧位时，动脉血压可迅速恢复到正常状态，意识恢复。

此型晕厥的特点是：①血压急剧下降，心率变化不大，患者卧位时血压正常，但站立时则收缩压及舒张压较快下降 20 ~ 40 mmHg 甚至以上；②前驱症状一般不明显，一般晕厥患者所常见的先兆症状如面色苍白出汗、恶心等，在此种晕厥患者中不常见到；③疾病早期，患者需直立相当时间才出现症状，且较轻微；渐加重时，甚至不能连续站立 1 ~ 2 小时；如直立后进行肌肉运动，以促进静脉血液的回流，有时能预防晕厥的发生；④患者往往患有其他疾病或有晕厥倾向。

3. 心源性晕厥

（1）心律失常：是引起晕厥的一个重要原因，尤其是有器质性心肺病的患者。有时，心律失常可能继发于其他临床情况，如各种形式的神经介导的反射性晕厥。心脏起搏点或传导系统的基础疾病、药物作用等导致的心动过缓和缺血性心脏病或扩张型心肌病等导致的心动过速，当心率低于 60 次/分或高于 160 次/分时可发生晕厥。晕厥发作多突然，缺少前驱症状（某些却相对平缓，意识不完全丧失，可有出汗并伴有心悸症状），恶心症状少见。发作与体位无关，心律失常终止后，意识恢复迅速，表现为脉搏的突然恢复、面色潮红、定向能力完全恢复。可记录到与症状有关的心律失常是诊断金标准。

（2）器质性心源性和肺源性晕厥：器质性心肺疾病常见于老年晕厥患者。但这些患者中晕厥最常见的原因是与器质性疾病相关的心律失常而非器质性疾病本身。直接导致晕厥的器质性疾病中常见的包括急性心肌缺血或梗死、肺栓塞、心脏压塞等。这些疾病导致晕厥的原因有多种，包括特异性损害造成的血流动力学异常和神经反射作用导致的不恰当心动过缓和外周血管扩张。

4. 脑源性晕厥

脑血管疾病作为晕厥的原发病因临床上少见，锁骨下动脉窃血综合征是此种类型。这种罕见的情况是由于椎动脉近端锁骨下动脉起源处或接近起源处管腔严重狭窄，患侧肢体运动可引起椎动脉血液逆流；血液从基底动脉环（Willis 环）逆流以保证上肢肌肉得到足够血流，最终导致脑供血减少。临床上常在患侧上肢活动后出现头晕、视物模糊、共济失调、晕厥等脑干、小脑及其他症状。患侧桡动脉搏动减弱或消失，两侧搏动不同步，患侧上肢收缩压比健侧低 20 mmHg 以上，同侧锁骨凹可闻及收缩期血管杂音。超声和选择性动脉造影可辅助诊断。预后一般较好，手术治疗可解决狭窄问题并消除晕厥的发生。

五、诊断和鉴别诊断

（一）诊断

1. 晕厥的诊断流程

诊断的第 1 步是要鉴别是否为真正的晕厥，根据各型晕厥的临床特点进行初步评估；初步评估后倾向性诊断需要进一步检查证实，即通过各项检查对晕厥进一步评估，经过进一步评估后晕厥原因仍未明确的患者应进行重新评估。

2. 晕厥的初步评估

经过患者晕厥发病临床特点初步评估后将得到 3 种结果：病因诊断明确或病因诊断基本明确或原因不明。诊断明确者即可进行治疗或制订治疗计划。但更常见的是初步评估后仅能作出倾向性诊断，此时需要进一步检查证实。如能证实诊断，则开始治疗；如果不能被证实则考虑为不明原因的晕厥，根据发作频率和严重程度决定下一步检查计划。不明原因的晕厥神经介导性晕厥的可能性大。如果不能明确是否为晕厥推荐称其为短暂意识丧失，进行再评估。

基于初步评估的诊断有以下几种。

（1）典型血管迷走性晕厥：有促发事件如恐惧、剧烈疼痛、悲痛、吹奏乐器或长时间站立导致典型的前驱症状。

（2）情境性晕厥：在排尿、排便、强刺激、咳嗽或吞咽期间或紧跟其后发生的晕厥。

（3）直立性低血压性晕厥：证实直立性低血压与晕厥或先兆晕厥有关。

（4）心肌缺血性晕厥：无论发生机制如何，晕厥伴有急性缺血的心电图证据，则诊断为心肌缺血相关性晕厥。

（5）当存在下列情况时，根据心电图可以诊断心律失常相关性晕厥。

1）心率 <40 次/分的窦性心动过缓或反复出现的窦房传导阻滞或 >3 秒的窦性停搏。

2）一度 II 型或三度房室传导阻滞。

3）交替性的左右束支传导阻滞。

4）快速阵发性室上性心动过速或室性心动过速。

5）起搏器出现故障时发生心脏停搏。

3. 晕厥的进一步评估

初步评估后倾向性诊断需要进一步检查证实。进一步检查包括心脏评估检查如超声心动图、心脏负荷试验、心电监测（动态心电图，必要时埋藏植入式心电事件记录仪）和电生理检查；神经介导方面的检查包括倾斜试验和颈动脉窦按摩。

初步评估正常的晕厥患者的特殊检查适应证。

（1）实验室检查仅适用于可能由循环血容量丢失或代谢原因引起的晕厥。

（2）怀疑为心脏病的患者应首先做超声心动图、心电监测，如果仍未作出诊断可以进行有创心脏电生理检查。

（3）对于伴有心悸的患者推荐首先做超声心动图检查。

（4）对于胸痛的患者提示意识丧失前后有心肌缺血，应首先检查运动试验、超声心动图和心电监测。

（5）反复晕厥的年轻患者若不考虑心脏病或神经系统疾病，应首先做倾斜试验；老年患者应首先进行颈动脉窦按摩。

（6）对于在转头时诱发晕厥的患者推荐首先进行颈动脉窦按摩。

（7）劳力中或劳力后发生晕厥的患者应首先行超声心动图和运动试验。

（8）有自主神经功能障碍和神经系统表现的患者应作出相应诊断。

（9）晕厥反复发作伴有躯体其他部位不适的患者，通过初步评估发现患者有紧张、焦虑和其他精神疾病，应该进行精神疾病评估。

（10）所有检查后晕厥原因仍不明确的患者，如果心电图或临床表现为心律失常性晕厥或反复晕厥发作引起摔伤，考虑埋藏植入式心电事件记录仪。

（二）鉴别诊断

一过性意识丧失可见于多种疾病，晕厥包括其中，临床上常需进行鉴别。

1. 癫痫大发作

（1）有癫痫发作病史。

（2）典型的发作形式：强直性和阵挛性抽搐，面色苍白至青紫又转为红色，可伴舌咬伤、尿失禁、双侧瞳孔扩大、对光反射消失等。

（3）意识丧失历时较长，数分钟到 1 小时。发作时血压不变或增高，发作后有头痛、全身酸痛和嗜睡等。

（4）发作时 EEG 检查有阵发性高幅棘波、尖波，间歇期也有癫痫性放电。

2. 癫痫小发作

（1）无明显诱因和发病先兆。

（2）发作时间短，表现为突然停止活动，双目凝视，不跌倒。

（3）发作时血压不变。

（4）发作时或发作间期均可见典型高幅棘慢波。

3. 短暂性脑缺血发作（TIA）

（1）持续时间更长，几分钟到几小时。

（2）发作过程中意识极少丧失，常有偏盲或一过性黑矇，并伴有局部神经系统异常。

4. 癔症

（1）发作前常有明显情绪激动或精神因素。

（2）发作时意识障碍并非真正的意识丧失，可见屏气或过度喘气，或四肢挣扎乱动，肌张力增高，双目紧闭，面色潮红，各项检查体征均阴性。发作时长，几十分钟至数小时，发作时血压脉搏无变化。

（3）发作后情绪不稳，通过暗示治疗病情可加重或减轻。

六、治疗

（一）对症治疗

（1）发作时立即取平卧或仰卧头低位，同时松解衣领，保持呼吸道通畅，并给予指压或针刺人中、十宣，一般即可苏醒。

（2）如恢复较慢，可肌内注射肾上腺素 0.3 ~ 0.4 mg，或麻黄碱 25 mg，或 50% 葡萄糖注射液 20 ~ 40 mL 静脉注射。

（3）对晕厥后跌倒的患者，应仔细检查有无外伤等。

（二）病因治疗

（1）对神经反射性晕厥患者，重点在安慰患者，告知患者本疾病的性质是良性的，应避免促发因素（如闷热的环境、咳嗽、衣领太紧、饱餐、冷食冷饮等）。让患者了解先兆症状，学会阻止晕厥产生的动作（如平卧位，交叉腿部，交叉上肢）。另外，应针对促发因素进行治疗（如咳嗽性晕厥中抑制咳嗽的发生）。中等强度的运动训练是治疗血管迷走性晕厥和情景性晕厥的安全合理方法。对非常活跃的血管迷走性晕厥患者可进行直立倾斜训练（每日2次，连续8~12周，随后每周维持3~4次）以减少晕厥发生。此外，很多药物被用于血管迷走性晕厥的治疗，但除米多君外（2.5~10 mg，口服，每日3次），还没有充足的证据支持血管迷走性晕厥的药物治疗。

直立性低血压性晕厥应禁止饮酒，禁用催眠药、镇静药及利尿剂等。夜间头高位睡眠（25~30 cm）可增加细胞外液体的容量，改善对直立性低血压的耐受性。自主神经调节异常的患者大量饮水对直立性低血压的疗效好，快速饮水半升在数分钟内可明显升高血压，一般30分钟后达到最大效应（血压升高20~30 mmHg），作用持续约1小时。药物治疗常用米多君2.5~10 mg，每日3次。此外，去氨加压素可用于夜尿增多的患者，奥曲肽可对餐后低血压有益，促红细胞生成素可增加红细胞数量。

（2）对心律失常性晕厥应给予相应的治疗，包括抗心律失常药物、心脏起搏器、植入型心律转复除颤器、射频导管消融术。

（3）对器质性心源性和脑血管源性晕厥的治疗取决于基础器质性疾病的性质和严重程度以及导致晕厥的直接原因。积极处理基础器质性疾病，并关注晕厥的原因及其治疗。

七、预防

各种反射性晕厥，虽在平卧后多能迅速恢复，但因发作时常导致严重外伤，故应尽可能预防。

（一）血管迷走性晕厥

尽量避免各种诱发因素，如恐吓、紧张、站立过久、过度疲劳或停留在通气不良环境中。尽量避免静脉穿刺。保持液体入量充足。学会交叉腿部、平卧位、身体向前弯曲等对抗性动作避免即将发生的晕厥。

（二）排尿性晕厥

应注意睡前少饮水，避免膀胱潴尿过多、过久。避免夜间站立排尿，排尿时正常呼吸。

（三）直立性低血压性晕厥

睡眠时采用头高位（25~30 cm），起立下床时动作缓慢，直立后进行全身肌肉运动，以促进静脉的回流；禁饮酒，禁用催眠药、镇静药、利尿剂等。鼓励增加盐摄入（每日至少8 g）；每日饮2~2.5 L液体，尽量为含有电解质的饮料；多次少量进食，减少每次摄入的碳水化合物。考虑使用腹部束带、弹力袜、阻力阈值仪器增加静脉回心量。有先兆时，采用对抗性动作阻止晕厥的发生。

（四）颈动脉窦性晕厥

避免穿过高、过紧硬衣领，颈部转动及仰视不宜过猛，腰穿做压颈试验时，切忌同时压迫双侧颈部。

（五）吞咽性晕厥

多伴有舌咽神经痛，止痛颇为重要。可应用镇痛药和局部麻醉剂喷雾。严重者可行颅内舌咽神经切断术。

（廉永昕）

第四节　昏迷

一、概述

昏迷是高级神经活动的极度抑制状态，表现为意识完全丧失，对外界的刺激无意识反应，并引起运动、感觉和反射功能障碍，大小便失禁等。昏迷是临床上常见的危急症状，死亡率很高，如能迅速作出正确的诊断和及时果断的处理，患者往往可以转危为安。

二、意识及意识产生的机制

（一）意识的概念

意识是较高的大脑功能，人类在清醒时，能对周围环境和机体内部各种变化产生的印象，与过去类似的经验加以联系，进行比较，作出判断，确定其意义，这种功能便是意识。思维活动、随意动作和意志行为是意识活动的具体表现。清醒时意识存在，昏迷时意识则完全丧失。

（二）意识的解剖基础

近年来神经生理学的进展，对意识的产生有了更明确的认识。意识的产生必须有正常的大脑皮质和脑干网状结构上行激活系统作为基础，后者能激活大脑皮质，维持大脑皮质一定兴奋性，前者又可调节脑干网状结构和丘脑的功能，因此，才有了清醒的意识。

除脑干网状结构上行激活系统的功能外，丘脑非特异性核团对大脑皮质的兴奋性也很重要。虽然丘脑非特异性核团本身不能单独引起大脑皮质神经元的放电，但可以改变大脑皮质的兴奋状态，增强反应性，对意识的清醒也创造了有利的条件。另外，下丘脑后部和中脑的中央灰质，具有紧张性激活的驱动机制，通过脑干网状结构上行激活系统，对大脑皮质诱发电位起持续的易化作用，所以意识才能够保持持续的清醒状态。

三、病因和发病机制

昏迷是由不同的病因影响了脑干网状结构上行激活系统，阻断了其投射功能，不能维持大脑皮质的兴奋状态，或者是大脑皮质遭到广泛的损害，以及上述两者均遭到损害所致，按引起昏迷的病因和病变部位的不同，分为以下两类。

（一）颅内病变

靠近中线的幕上病变，因累及第三脑室后部和丘脑内侧群，或影响丘脑非特异性核团对大脑皮质的投射功能，引起昏迷。幕上一侧占位性病变的早期阶段，一般不引起昏迷；随着肿物逐渐增大，继发地造成脑血管运动功能障碍或由于肿物增大使天幕上腔组织体积增加，压迫、推移乃至阻断了深部丘脑激活机制（紧靠天幕切迹的丘脑中线区域），才会产生昏迷。也可由于颅内压增高，脑组织移位引起天幕切迹疝，继发地使中脑受压缺血，甚至出血，阻断了脑干网状结构的上行投射功能，所以当幕上病变发生昏迷时，常提示有早期天幕裂孔疝。位于幕下的脑干局限性病变和颅后窝占位性病变，压迫和破坏了脑干网状结构，阻断了上行网状激活系统向大脑皮质投射时，均可引起昏迷。有时血肿和肿瘤虽已清除，但意识仍不能恢复，这是因为脑干网状结构上行激活系统遭到完全破坏的缘故。脑干或小脑出血时，患者急骤发生昏迷，也是因为病变组织直接压迫或破坏了脑干网状结构上行激活系统对大脑皮质的传导功能。脑弥漫性病变如颅脑外伤、颅内感染等可引起脑水肿及大脑皮质广泛的抑制状态。另外，脑缺血、缺氧等还可引起神经递质传递障碍等一系列变化，如中枢神经系统兴奋性递质去甲肾上腺素的合成停止或减少，使脑干网状结构上行激活系统向大脑皮质的投射功能被阻断，大脑皮质兴奋性降低也可导致昏迷。

（二）影响代谢的全身性疾病

除颅内各种疾病可引起大脑皮质、脑干网状结构上行激活系统的器质性损害外，脑以外各种躯体疾病引起的高热或过度低温、脑缺氧、低血糖、高血糖、尿毒症、肝性脑病、水与电解质代谢的紊乱和酸碱平衡失调等，均可引起脑细胞代谢障碍，而导致上述结构功能障碍和器质性损害引起昏迷。脑细胞对氧和糖的需要量大，但又缺乏能量物质氧和糖的储备，脑缺氧和低血糖会使大脑皮质和脑中央灰质内神经细胞的代谢活动受到影响，当脑代谢率每分钟耗氧低于 2 mL 或血糖低于 30 mg/dL 时，均可发生昏迷。血液 pH 由正常 7.4 下降到 7.0 或 6.95，可使突触传递受阻，脑干网状结构与大脑皮质的联系发生障碍而引起昏迷。高血糖、高血钠和失水，使血浆渗透压升高到大于 320 mmol/L 时，脑细胞脱水而发生高渗性昏迷。相反，低血钠（低于 110 mmol/L）可使细胞外液量增加，而呈低渗状态，发生水中毒，脑细胞水肿，也可引起昏迷。尿毒症时体内蓄积的某些毒素，对脑细胞具有毒性作用。肝功能不良时血氨增多，影响三羧酸循环的正常进行，脑组织缺乏足够的能量供应，可引起肝性脑病。

四、意识障碍和昏迷的类型

嗜睡、昏睡及昏迷是意识功能降低的表现，意识模糊与谵妄则是意识浑浊，它们反映着意识障碍的不同程度。正确地识别意识障碍的程度，在临床上对于判断病情的严重程度与病因鉴别诊断及处理都具有重要的意义。

（一）嗜睡

嗜睡是意识障碍的早期表现，意识清晰度水平降低较轻微，在安静环境下患者呈嗜睡状态，轻微刺激可唤醒，当刺激消失时患者又入睡。

（二）昏睡

昏睡是一种较嗜睡深而较昏迷稍浅的意识障碍状态，意识清晰度水平较嗜睡更低，患者环境意识及自我意识均丧失，强烈刺激可以唤醒，但患者仍意识模糊，反应迟钝，且反应维持时间很短，很快又进入昏睡状态。

（三）意识模糊

意识模糊又称反应迟钝状态。患者对外界反应迟钝，思维缓慢，注意、记忆、理解都有困难，对时间、地点、人物有定向障碍。

（四）谵妄状态

在意识模糊的基础上伴有知觉障碍，出现错觉和幻觉，协调性精神运动性兴奋是突出的症状。患者烦躁不安，活动增多，辗转不宁，对所有的刺激反应增强，且很多是不正确的，有定向障碍。

（五）昏迷

患者的意识完全丧失，对外界的刺激不能引起有意识的反应，并引起运动、感觉和反射功能障碍，大小便失禁。根据昏迷程度的深浅，分为浅昏迷、中昏迷、深昏迷和过深昏迷（脑死亡）4 种类型（表2-3）。

表2-3　昏迷类型鉴别表

项目	浅昏迷	中昏迷	深昏迷	过深昏迷（脑死亡）
对外界强烈刺激（如痛、声、光）	有一定无意识反应	偶有无意识反应	无反应	无反应
肌张力	可能正常	可能正常	减低	完全松弛
肢体不自主运动	可见到	偶可见到	无	无
腱反射	存在	存在	消失	消失
脑干反射（包括吞咽、鼻黏膜、角膜、瞳孔对光和咳嗽反射）	存在、偶可减弱	存在或减弱	消失	消失
呼吸调节功能	除有脑疝外，呼吸功能正常	除有脑疝外，呼吸功能正常	常有呼吸深浅不匀，呈潮式呼吸、双吸气样呼吸或点头呼吸	呼吸停止，需人工辅助呼吸
循环调节功能	正常	正常	血压波动，阿托品试验使心率增快	呈休克状态，需用升压药维持血压，阿托品试验阴性
体温调节功能	正常	正常	低温或高温	低温
脑电图	正常或边缘状态，意识障碍加深者，则可呈明显慢波化，4~6次/秒的 θ 波，在各导联上均可见到。偶见 δ 波	有更明显的慢波，几乎没有 α 波，都是 θ 波或高波幅波（100~200 μV）	高波幅慢波，逐渐平坦化	脑电图为平线

（六）脑死亡

脑死亡表现为无反应性过深昏迷，自主呼吸停止，瞳孔扩大固定，脑干反射消失，并伴有体温、血压下降，脑电图平线、经多普勒超声呈脑死亡图形、躯体感觉诱发电位 P14 以上波形消失。需排除各种可逆性昏迷。

（七）去皮质综合征

去皮质综合征，又称醒状昏迷，是昏迷的一种特殊类型。由于双侧大脑皮质广泛损害和抑制，而皮质下功能恢复所致。表现为患者仰卧，眼睑静闭自如或睁眼若视，或眼球无目的地转动，对外界刺激不引起反应，不会说话，可有无意识哭叫和吞咽动作，瞳孔对光反射、角膜反应和咀嚼动作均存在，还保持着觉醒和睡眠的节律。常有去皮质强直，表现为双上肢屈曲、内收，前臂紧贴于前胸，双下肢强制性伸展。

（八）微意识状态

微意识状态（MCS）是介于昏迷与植物状态之间的一种意识障碍，用以描述那些具有肯定但不能持续遵从指令的患者的意识状态。

（九）阵发性昏迷

有些昏迷是阵发性发生，时而清醒，而后又处于昏迷状态，常见于肝性脑病、胰岛细胞癌、脑部中线肿瘤和间脑病。若遇到阵发性昏迷，伴有阵发性精神障碍者，应想到有间脑病变，特别是间脑肿瘤的可能性。

评估昏迷严重程度的常用方法为格拉斯哥昏迷量表（Glasgow coma scale，GCS）评分，最高 15 分，表示意识清楚；8 分以下为昏迷，最低为 3 分（表 2-4）。GCS 的分值越低，提示脑损害程度越重，预后越差。

表 2-4　格拉斯哥昏迷评分量表（GCS）

睁眼	语言	运动
1-不能睁眼	1-不能发声	1-对痛刺激无反应
2-刺痛后睁眼	2-仅能发声，无语言	2-痛刺激时四肢过度伸展
3-闻声睁眼	3-仅能发出不恰当的字或词	3-痛刺激时上肢过度屈曲
4-自动睁眼	4-能对答，不切题	4-痛刺激时肢体能回缩
	5-能对答，切题	5-痛刺激时能定位，肢体指向疼痛部位
		6-能完成指令动作

五、诊断和鉴别诊断

（一）诊断

对昏迷患者必须详细询问患者，特别要了解首发症状及昏迷的发生和发展规律，进行全面体格检查及有关实验室检查，对所了解的病史及检查结果进行综合分析，才能对引起昏迷的原因作出正确的判断。

1. 仔细收集病史

（1）起病形式。

1）急性起病者要考虑脑血管病、颅脑外伤、心肌梗死和药物中毒等。

2）亚急性起病者则应考虑病毒性脑炎、脑膜炎、肝性脑病和尿毒症等。

3）逐渐发生者应考虑颅内占位性病变和慢性硬脑膜下血肿等。

4）阵发性昏迷应考虑肝性脑病和间脑部位肿瘤等。

5）一过性昏迷则可能为一过性脑供血不足和阿—斯（Adams-Stokes）综合征等。

（2）首发症状。

1）以剧烈头痛起病者，要考虑蛛网膜下腔出血、脑出血、颅内感染和颅内压增高等。

2）以高热、抽搐起病者，结合季节要考虑流行性乙型脑炎、急性化脓性脑膜炎和癫痫持续状态等。

3）早期表现为精神症状者，有脑炎和额叶肿瘤的可能。

4）以眩晕或头晕为首发症状者，应考虑急性椎—基底动脉系统血液循环障碍、第四脑室部位的脑囊虫病等。

（3）昏迷患者当时所处的环境。

1）附近有高压线者要考虑电击伤。

2）炎夏季节应考虑中暑。

3）室内有煤气味则可能为一氧化碳中毒。

（4）既往史。

1）有高血压史：可能为高血压脑病、脑出血和大面积脑梗死等。

2）头部外伤史：外伤后立即出现昏迷者为脑震荡或脑挫裂伤，外伤后昏迷有中间清醒期为硬脑膜外血肿，数日或数月后出现昏迷为硬脑膜下血肿。

3）糖尿病史：可能为糖尿病昏迷，如注射胰岛素或服抗糖尿病药过多则为低血糖昏迷。

4）肾脏病史：可有尿毒症昏迷，如使用利尿药物过多可引起失盐综合征，血液透析的患者可能为失衡综合征。

5）心脏病史：可能有心脑综合征和心肌梗死等。

6）肝脏病史：可能为肝性脑病，门脉侧支循环性脑病。

7）慢性肺部疾病史：可为肺性脑病。

8）癌症病史：首先考虑脑转移癌。

9）中耳炎病史：可为耳源性颅内并发症，如脑膜炎和脑脓肿。

10）内分泌病史：如肾上腺危象（艾迪生病危象），甲状腺危象，垂体昏迷等。

11）精神障碍史：是否为精神药物所致的恶性综合征、药物中毒或低钠血症。

12）吸毒史：是否为精神活性物质使用过量。

2. 一般体格检查

（1）呼吸。

1）呼吸时的气味有一定的诊断意义，糖尿病酮症酸中毒可有酮味（烂苹果味），尿毒症者可有尿臭，肝性脑病者可有肝臭，酒精中毒者可有酒味。

2）呼吸的频率、深浅及节律是否规则，如潮式呼吸，其表现为呼吸逐渐加深加快，等达到最高峰后，呼吸又变浅变慢，继而呼吸停止数秒，有时可停止 30～40 秒，这种过度换气与无呼吸期的交替出现，形成潮式呼吸。昏迷患者出现潮式呼吸提示间脑受损，在天幕上占位性病变的患者，潮式呼吸常发生在天幕疝的早期。当延髓有病变时，可出现深浅及节律完全不规则的呼吸，称为共济失调性呼吸，也提示病情危重。

（2）脉搏和心率：有感染时，脉搏和心率可增快；中毒性休克时脉搏缓慢、微弱或不规则；急性颅压增高时脉缓而强。

（3）血压：血压显著升高常见于脑出血和高血压脑病，血压过低（收缩压低于 13.33 kPa 以下）可能有心肌梗死、胃肠道出血等。

（4）体温：昏迷前即有高热，提示有严重的感染性疾病，如脑膜炎、脑炎等。急性昏迷，初不发热，但数小时后有高热，常提示有脑干出血或脑室出血。昏迷后 2 ~ 5 日逐渐有高热，提示伴有肺部感染。

（5）皮肤、黏膜的改变：一氧化碳中毒皮肤呈樱桃色；皮肤有瘀点、瘀斑见于脑膜炎双球菌感染。皮肤潮红见于感染性疾病及乙醇中毒，皮肤苍白见于休克，皮肤黄染见于肝胆疾病。头面部有外伤、熊猫眼征，可能为脑外伤；有唇、舌咬伤见于癫痫发作。

另外，要对心、肺、腹各脏器进行仔细检查。

3. 昏迷患者的神经系统检查

（1）眼部体征。

1）眼睑：昏迷患者眼睑肌肉松弛，常呈半睁半闭状，与癔症性假性昏迷患者的双眼睑紧闭有本质上的区别，后者是一种有意识的随意肌活动。

2）眼球位置和运动：①两眼球向上或向下凝视，常提示中脑四叠体附近的病变，如丘脑出血；②分离性眼球运动，一侧眼球向上而另一侧眼球向下，常见于小脑病变引起的昏迷；③双眼球固定偏向一侧，常提示该侧第二额回后端或另一侧脑桥有破坏性病灶；④双眼球呈钟摆样活动，常由脑干病变所致，如脑桥肿瘤或出血；⑤两眼球浮动，当浅昏迷时可见眼球水平或垂直性自发性浮动，以水平性浮动多见，说明昏迷尚未达到中脑功能受抑制的深度，少数情况下见于脑桥病变；⑥一侧眼球固定、瞳孔扩大，又伴球结膜水肿、高热者，则为海绵窦血栓性静脉炎。

反射性眼球运动，昏迷患者由于眼球自发性侧向运动消失或受限时，可利用反射性眼球运动的检查来测定侧视及垂直运动的范围，包括转头试验和头仰俯试验。

转头试验是将昏迷患者的头水平地分别向两侧转动，注意观察两眼球运动，可见两眼球很快地协同转向对侧。此反射由迷路、前庭、侧视中枢、内侧纵束、眼球运动神经与眼肌参与。正常人此反射受大脑皮质的适应性抑制而无反应或反应不明显；当皮质功能低下（昏迷），两侧额叶或弥漫性大脑半球病变时可出现，随着昏迷的加深此反射又消失。

头仰俯试验是将正常人在头屈向前时眼球向上仰视，头向后仰时眼球向下。这一反射由颈肌本体感觉、前庭系统及脑干的垂直凝视中枢（丘脑底部的后连合）来完成。此反应障碍主要病损见于丘脑及丘脑底部如出血、肿瘤。

3）眼球震颤：水平性眼球震颤可见于前庭器官、前庭神经及核、脑干和小脑等处的病损。垂直性眼球震颤常见于脑干病变，如脑干肿瘤、出血和炎症。旋转性眼球震颤常见于小脑和脑干病变，如小脑肿瘤和出血。

4）瞳孔：观察昏迷患者的瞳孔大小、形状和位置的两侧对称性及对光反射都是很重要的，这些对确定神经系统损害的部位、程度及性质很有帮助。①两侧瞳孔缩小，特别是呈针尖样缩小，常为催眠药物中毒和脑桥病变，如出血或肿瘤；②两侧瞳孔散大，见于阿托品类药物中毒、脑室出血和脑水肿的晚期；③一侧瞳孔散大，对光反射消失，见于小脑幕裂孔疝，为中脑不完全性损害；④瞳孔时大时小常见于严重脑水肿或早期的脑疝；⑤一侧瞳孔散大，对光反射消失，伴眼球固定和球结膜水肿，为海绵窦血栓性静脉炎；⑥一侧瞳孔缩小，伴眼裂变窄和眼球内陷，为霍纳（Horner）综合征，常见于颈内动脉血栓形成或小脑后下动脉血栓形成；⑦瞳孔中度缩小（2~3 mm），对光反射存在，见于丘脑下部病变；瞳孔中等度散大（4~6 mm），为中脑广泛性损害，眼交感神经下行纤维也同时受损。

5）眼底：①双侧眼底视盘水肿，见于内压增高；②视网膜水肿伴黄斑部有星芒状渗出物，常提示为尿毒症；③黄斑部有硬性渗出物，深层有小而圆形的出血灶，为糖尿病性视网膜病变改变；④一侧视盘萎缩，而另一侧视盘水肿，提示萎缩侧额叶底部有占位性病变，如额叶肿瘤。

6）角膜反射：角膜反射是判断昏迷深浅的重要标志之一，如果角膜反射消失，说明昏迷较深。

（2）脑膜刺激征。

1）脑膜刺激征阳性，包括颈项强直克尼格征和布鲁津斯基征阳性，见于脑膜炎、蛛网膜下腔出血和脑出血。

2）颈项强直明显，而克尼格征和布鲁津斯基征不明显或为阴性，提示有枕骨大孔疝的可能性。

3）急性脑血管病的患者，偏瘫侧克尼格征可不明显。

4）婴幼儿患者的脑膜刺激征判断困难，前囟膨出可资参考。

5）任何原因引起的深度昏迷，脑膜刺激征往往可以消失。

（3）强迫头位：头位固定在某一特定位置，可因头位急剧改变，突然引起脑脊液回流障碍，出现急性颅内压增高症状，如眩晕、呕吐和呼吸功能障碍。见于脑室系统和颅后窝病变以及枕骨大孔疝。

（4）有无面瘫：一侧面瘫时，可见面瘫侧鼻唇沟变浅，口角低垂，睑裂增宽，在呼气时面颊鼓起，吸气时面颊陷塌，如果压迫眼眶，正常侧出现面肌收缩，则体征更为明确。检查者欲翻开患者的眼睑时，麻痹侧无阻力，正常侧可有阻力。根据上述检查，属周围性面神经麻痹，则要考虑小脑脑桥角或脑桥病变，中枢性面神经麻痹则为脑桥水平以上的锥体束损害，可见于脑血管病变和颅内占位性病变。

（5）昏迷患者的肢体瘫痪：昏迷患者运动功能的检查方法如下。①压迫患者的眶上切迹若发现有面神经麻痹，则可能有偏瘫，并观察患者能否以手来反抗，瘫痪上肢则无此反应；②用针或棉签刺激患者的足心或手心，瘫痪肢体不能躲避；③瘫痪的肢体在病变的早期肌张力减低，随后肌张力增高；④瘫痪的下肢呈外旋腿；⑤抬高肢体后瘫痪的肢体呈软鞭样下落；⑥将肢体放于不自然位置时，正常肢体可逐渐移至自然位置瘫痪肢体则无此反应；⑦将两下肢被动屈膝成90°竖立位，放手后，瘫侧下肢很快落下，且倒向外侧；⑧偏瘫侧肢体早期腱反射减低，随后腱反射增高，而深昏迷时腱反射消失；⑨偏瘫侧肢体可能引出病理反射，随着昏迷程度加深健侧也可引出，而深昏迷时双侧均不能引出病理反射。

昏迷患者的肢体瘫痪，如果为偏瘫，多系急性脑血管病，如内囊出血。交叉性瘫痪，即一侧脑神经麻痹和对侧肢体偏瘫，为脑干病变如脑干肿瘤等。四肢性瘫痪，见于高颈段脊髓病和颅脊部病变。双下肢截瘫见于急性播散性脑脊髓炎、上矢状窦血栓形成和恶性肿瘤向脑与脊髓转移。

（6）去大脑强直：表现为头颈伸展、四肢强直和角弓反张现象，见于急性双侧天幕上累及运动系统的病变；天幕上病变向尾端发展累及间脑和中脑时，颅后窝病变波及脑桥上部，如小脑肿瘤或出血；严重的代谢性疾病影响了脑干的功能。如果有去大脑强直说明昏迷较深。

4. 辅助检查

对昏迷患者结合病史及体格检查所见，进行必要的辅助检查，对明确昏迷的病因有时可以起到决定性的作用，如脑脊液检查为血性脑脊液，为蛛网膜下腔出血或脑出血；脑脊液浑浊或清亮，白细胞增多，以多核细胞为主，压力增高，蛋白质增高，葡萄糖降低或正常，为化脓性脑膜炎；脑脊液白细胞增多，以淋巴细胞为主，蛋白质含量增高，葡萄糖和氯化物含量减低，则应考虑为结核性脑膜炎，如真菌涂片和培养为阳性则为真菌性脑膜炎。尿常规发现有红细胞、白细胞，蛋白质和管型，血浆非蛋白氮含量明显增高，则提示有尿毒症昏迷。血糖增高加之尿酮阳性，说明是糖尿病昏迷；血糖明显降低，为低血糖昏迷。血氨明显增高，肝功能不正常，为肝性脑病等。

有指征者，可进行 CT、MRI、MRA 和 DSA 等检查，确定有无颅内占位性、感染性、出血性或缺血性病变引起的昏迷；行功能性磁共振成像（fMRI）、正电子发射计算机体层扫描（PET）、TCD、听觉诱发电位、躯体感觉诱发电位、脑干听觉诱发电位等，对评价大脑代谢率等大脑功能状态、预测昏迷预后等有决定性诊断价值。

（二）鉴别诊断

需与下列疾病鉴别。

1. 闭锁综合征

闭锁综合征是由于基底动脉闭塞或脑桥中央脱髓鞘等病变所致的脑桥基底部损伤，病变主要位于脑桥腹侧的皮质脊髓束和支配第Ⅴ对脑神经以下的皮质延髓束。因脑桥腹侧所有的输出功能全部丧失，而脑桥背侧的上行网状激活系统的输入功能保存，患者意识清楚，有睡眠—觉醒周期。但因脑桥及以下脑神经瘫痪，故患者四肢瘫痪，不能讲话或吞咽，仅能用眼球垂直运动和睁闭眼来交流。

2. 心因性无反应状态

心因性无反应状态又称假性昏迷。患者意识清晰，但不能活动和表达，貌似昏迷，可见于癔症。表现为双目紧闭、四肢僵硬，对外界刺激（如声、光、痛）可无反应，有时呼吸较快，看起来貌似昏迷，但眼球可灵活地向各方转动，瞳孔大小和对光反射正常，无神经系统阳性体征，经暗示治疗能缓解。冷热试验可鉴别患者是否昏迷；方法：将冷或热水灌入外耳道，正常人灌冷水于一耳，先引起双眼向同侧偏斜，随即向对侧发生眼球震颤；如灌以热水则恰相反；而昏迷患者不能引起眼球震颤。脑电图正常。

3. 木僵

木僵常见于精神分裂症，患者不食、不动，对强烈刺激也可无反应，可伴蜡样弯曲、流涎、低体温、尿潴留等。

六、治疗

昏迷患者起病急骤，病情危重，应尽快找出引起昏迷的原因，针对病因采取及时果断的措施是治疗昏迷患者的关键，由于昏迷所引起的一些严重的并发症也应及时处理，不可忽视。脑细胞代谢活化剂的应用，以及病情稳定后应用适当的中枢苏醒剂，对改善大脑功能和减少由于昏迷所引起的后遗症都有很重要的意义。

（一）病因治疗

对脑膜炎要针对不同性质给予足量的抗生素；脑出血或颅内肿瘤要尽快进行手术清除或摘除，大量出血者要及时输血和应用止血剂；对化学药物中毒，要针对具体药物应用解毒剂；低血糖昏迷静脉注射 50% 葡萄糖注射液 80～100 mL，糖尿病昏迷则给胰岛素治疗。

（二）并发症的治疗

1. 循环功能障碍

伴有休克者静脉滴注多巴胺或间羟胺维持血压，心力衰竭注射西地兰，心脏骤停采取措施帮助心肺复苏。

2. 呼吸功能障碍

应保持呼吸道通畅，充分给氧，根据情况可给呼吸兴奋剂，必要时做气管切开人工辅助呼吸。

3. 纠正电解质紊乱和酸碱失衡

高血钾者给胰岛素 16 U 加入 50% 葡萄糖注射液 100 mL 或 10% 葡萄糖注射液 500 mL 中静脉滴注，低血钾者给 10% 氯化钾注射液 20～30 mL 加入 5% 葡萄糖注射液 500 mL 中静脉滴注，有酸中毒或碱中毒者应采取相应措施纠酸或纠碱。

（三）抗癫痫药物治疗

频繁抽搐发作给地西泮 10～20 mg 静脉注射或苯巴比妥钠 0.2 g 肌内注射或 6% 水合氯醛 50 mL 保留灌肠，以及鼻饲丙戊酸钠成人每次 200 mg，每日 3 次。

（四）脑水肿和脑疝的处理

20% 甘露醇，每次 125～250 mL，静脉滴注，每日 4 次。

（五）保护大脑、降低脑代谢、减少脑耗氧量

昏迷的急性期，病势凶猛，有严重脑水肿和脑缺氧，此时应该采取措施，以帮助大脑度过危急阶段，维持生命和减少后遗症。由于下丘脑体温调节功能紊乱或感染引起的高热对脑神经的损害严重，对患者意识的恢复不利，应采用物理降温、药物降温或联合使用，如采用人工冬眠头部降温疗法，以预防和控制高热。

（六）促进脑细胞代谢药物的应用

由于各种原因引起的昏迷，均伴有脑细胞代谢功能障碍，应用脑细胞代谢促进剂，可帮助疾病向好的方面转化，促进苏醒，减少由昏迷引起的后遗症。

（七）中枢神经系统苏醒剂的应用

引起昏迷的直接原因虽已控制，病变仍继续发展，两侧大脑皮质和网状结构上行激活系统的超限抑制没有解除，患者仍不能苏醒。这种情况可应用中枢神经系统苏醒剂，可给胞磷胆碱钠，每次 750 mg 加入 5% 葡萄糖注射液或生理盐水 250 mL，静脉滴注，每日 1 次。

（八）高压氧的应用

临床实践证实，高压氧可以纠正脑缺氧、维持神经细胞的能量供应、降低颅内压、减轻脑水肿、改善脑微循环、改善脑干网状激活系统功能。在严格把握适应证和禁忌证的前提

下，要尽早高压氧治疗。

（九）神经电刺激治疗

神经电刺激包括脊髓电刺激、深部脑刺激、周围神经刺激、迷走神经刺激等，临床实践证实，均可对昏迷尤其是长期昏迷患者起到促醒作用。病情允许下，应尽早应用。

（廖小香）

第三章

脑血管疾病

第一节　概述

脑血管疾病是指脑血管病变引起的脑功能障碍。广义上，脑血管病变包括由于栓塞形成导致的血管闭塞、血管破裂、血管壁损伤或通透性发生改变，以及血黏度增加或血液成分异常变化引起的疾病。

一、脑血管的分类

脑血管疾病的分类方案是进行疾病诊断、治疗和预防的标准，现在有很多分类法，中华医学会神经病学分会将我国脑血管病进行如下分类，见表3-1。

表3-1　脑血管病分类

一、缺血性脑血管病

（一）短暂性脑缺血发作

1. 颈动脉系统

2. 椎—基底动脉系统

（二）脑梗死（急性缺血性脑卒中）

1. 大动脉粥样硬化性脑梗死：（1）颈内动脉闭塞综合征；（2）大脑前动脉闭塞综合征；（3）大脑中动脉闭塞综合征；（4）大脑后动脉闭塞综合征；（5）基底动脉闭塞综合征；（6）小脑后下动脉闭塞综合征；（7）其他

2. 脑栓塞：（1）心源性栓塞；（2）动脉源性栓塞；（3）其他（反常栓塞、脂肪栓塞、空气栓塞等）

3. 小动脉闭塞性脑梗死

4. 脑分水岭梗死

5. 出血性脑梗死

6. 其他原因（真性红细胞增多症、高凝状态、烟雾病、动脉夹层等）所致脑梗死

7. 原因未明脑梗死

（三）脑动脉盗血综合征

1. 锁骨下动脉盗血综合征

2. 颈动脉盗血综合征

3. 椎—基底动脉盗血综合征

（四）慢性脑缺血

二、出血性脑血管病

不包括：外伤性颅内出血

（一）蛛网膜下腔出血

1. 动脉瘤破裂：（1）先天性动脉瘤；（2）动脉硬化性动脉瘤；（3）感染性动脉瘤；（4）其他

2. 脑血管畸形

3. 中脑周围非动脉瘤性蛛网膜下腔出血

4. 其他原因（烟雾病、夹层动脉瘤、颅内静脉系统血栓形成、血液病、抗栓治疗并发症等）

5. 原因未明

（二）脑出血

1. 高血压脑出血：（1）壳核出血；（2）丘脑出血；（3）尾状核出血；（4）脑叶出血；（5）脑干出血；（6）小脑出血；（7）脑室出血；（8）多发性脑出血；（9）其他

2. 脑血管畸形或动脉瘤脑出血

3. 淀粉样脑血管病脑出血

4. 药物性脑出血（溶栓、抗栓治疗及应用可卡因等）

5. 瘤卒中

6. 脑动脉炎脑出血

7. 其他原因脑出血（烟雾病、夹层动脉瘤、颅内静脉系统血栓形成、血液病等）

8. 原因未明脑出血

（三）其他颅内出血

1. 硬膜下出血

2. 硬膜外出血

三、头颈部动脉粥样硬化、狭窄或闭塞（未导致脑梗死）

（一）头颈部动脉粥样硬化

（二）颈总动脉狭窄或闭塞

（三）颈内动脉狭窄或闭塞

（四）大脑前动脉狭窄或闭塞

（五）大脑中动脉狭窄或闭塞

（六）大脑后动脉狭窄或闭塞

（七）椎动脉狭窄或闭塞

（八）基底动脉狭窄或闭塞

（九）多发性脑动脉狭窄或闭塞

（十）其他头颈部动脉狭窄或闭塞

四、高血压脑病

五、颅内动脉瘤

（一）先天性动脉瘤

（二）动脉粥样硬化性动脉瘤

（三）感染性动脉瘤

（四）假性动脉瘤

（五）其他（夹层动脉瘤等）

六、颅内血管畸形

（一）脑动静脉畸形

（二）海绵状血管瘤

（三）静脉性血管畸形

（四）颈内动脉海绵窦瘘

（五）毛细血管扩张症

（六）脑—面血管瘤病

（七）颅内—颅外血管交通性动静脉畸形

（八）硬脑膜动静脉瘘

（九）其他

七、脑血管炎

（一）原发性中枢神经系统血管炎

（二）继发性中枢神经系统血管炎

1. 感染性疾病导致的脑血管炎（梅毒、结核、钩端螺旋体病、获得性免疫缺陷综合征、莱姆病等）

2. 免疫相关性脑血管炎：（1）大动脉炎；（2）巨细胞动脉炎（颞动脉炎）；（3）结节性多动脉炎；（4）系统性红斑狼疮性脑血管炎；（5）其他（抗磷脂抗体综合征、干燥综合征、白塞病、Sneddon综合征等）

3. 其他（药物、肿瘤、放射性损伤等）

八、其他脑血管疾病

（一）脑底异常血管网症（烟雾病）

（二）肌纤维发育不良

（三）脑淀粉样血管病

（四）伴有皮质下梗死及白质脑病的常染色体显性遗传性脑动脉病和伴有皮质下梗死及白质脑病的常染色体隐性遗传性脑动脉病

（五）头颈部动脉夹层

（六）可逆性脑血管收缩综合征

（七）其他

九、颅内静脉系统血栓形成

（一）脑静脉窦血栓形成

1. 上矢状窦血栓形成

2. 横窦、乙状窦血栓形成

3. 直窦血栓形成

4. 海绵窦血栓形成

（二）脑静脉血栓形成

1. 脑浅静脉血栓形成

2. 脑深静脉血栓形成

（三）其他

十、无急性局灶性神经功能缺损症状的脑血管病

（一）无症状性脑梗死

（二）脑微出血

十一、脑卒中后遗症

（一）脑梗死后遗症

（二）蛛网膜下腔出血后遗症

（三）脑出血后遗症

十二、血管性认知障碍

（一）非痴呆性血管性认知障碍

（二）血管性痴呆

1. 多发梗死性痴呆

2. 关键部位的单个梗死痴呆（如丘脑梗死）

3. 脑小血管病性痴呆

4. 低灌注性痴呆

5. 出血性痴呆

6. 其他

十三、脑卒中后情感障碍

关于急性缺血性脑血管病，根据其病因及发病机制，国内王拥军教授提出了卒中分型诊断标准：中国缺血性卒中亚型（CISS）。目前，在临床试验和临床实践中应用最为广泛的卒中分型系统是比较类肝素药物治疗急性缺血性脑卒中试验（TOAST）分型，该分型中沿用的概念主要来源于哈佛卒中登记分型和美国国家神经疾病与卒中研究所卒中数据库的分型标准。但是，目前所有分型均忽视了穿支动脉粥样硬化疾病，也没有哪个分型再将大动脉粥样硬化（LAA）所致缺血性卒中的病理生理机制进一步分类。影像学技术的不断进步使得越来越多以前无法看到的病理结构和模棱两可的病灶可以很清晰地显示出来。CISS 分型中，大动脉粥样硬化包括主动脉弓粥样硬化和颅内或颅外大动脉粥样硬化。

1. 主动脉弓粥样硬化

（1）急性多发梗死病灶，特别是累及双侧前循环和（或）前后循环同时受累。

（2）没有与之相对应的颅内或颅外大动脉粥样硬化性病变（易损斑块或狭窄≥50%）的证据。

（3）没有心源性卒中（CS）潜在病因的证据。

（4）没有可以引起急性多发梗死灶的其他病因如血管炎、凝血异常以及肿瘤性栓塞的证据。

（5）存在潜在病因的主动脉弓动脉粥样硬化证据［经高分辨 MRI/MRA 和（或）经食管超声心动图检查证实主动脉弓斑块≥4 mm 和（或）表面有血栓］。

2. 颅内外大动脉粥样硬化

（1）无论何种类型梗死灶（除外穿支动脉区孤立梗死灶），有相应颅内或颅外大动脉粥样硬化证据（易损斑块或狭窄≥50%）。

（2）对于穿支动脉区孤立梗死灶类型，以下情形也归到此类：其载体动脉有粥样硬化斑块（HR-MRI）或任何程度的粥样硬化性狭窄（TCD、MRA、CTA 或 DSA）。

（3）需排除心源性卒中。

（4）排除其他可能的病因：根据以上标准，将颅内外大动脉粥样硬化分为，心源性卒中；穿支动脉疾病（PAD）；其他病因（OE）；病因不确定（UE）。

颅内外大动脉粥样硬化性缺血性卒中潜在病理生理机制分型的定义——第 2 步在 CISS 分型体系中，进一步对颅内外大动脉粥样硬化所致缺血性卒中的潜在发病机制分为 4 类：载体动脉（斑块或血栓）阻塞穿支动脉、动脉—动脉栓塞、低灌注/栓子清除下降及混合机制。

二、脑血管的解剖特点

脑动脉壁较薄，中膜和外膜均较相同管径外周动脉壁薄，没有弹力膜；脑动脉无静脉同行；脑静脉与颈静脉之间有静脉窦形成，是颅内所特有的结构，这就构成了脑血管病症状表现比较复杂多样；脑动脉细、长、弯曲度大，缺乏弹性搏动，所以不易推动和排出随血液而来的栓子，故易发生脑栓塞。

颈内动脉和椎动脉经颅底入颅，在脑底首先形成 Willis 环，再由动脉环发出分支入脑，由颅底向脑室方向辐射分布。供应大脑皮质的动脉先在皮质表面反复分支形成软膜小动脉丛，再由该丛发出皮质和髓质动脉深入脑实质。供应脑深部的穿动脉从脑底的前穿支和脚间窝自下而上穿入脑内，穿动脉之间形成丰富的吻合支，但吻合支细小，对脑血流的调节和代偿能力较弱。

脑部动脉通过几组吻合支建立丰富的侧支循环，其中 Willis 环最为重要。Willis 环由下列动脉组成：大脑前动脉（左，右）、前交通动脉、颈内动脉（左，右）、大脑后动脉（左，右）、后交通动脉（左，右）。此外，供应脑组织的基底动脉和大脑中动脉有时也被认为是 Willis 环的一部分。

Willis 环可以对供应脑组织的动脉进行血液调配，防治脑血液循环的过剩或不足。当组成 Willis 环的某一动脉或某一部分出现阻塞或者狭窄，可以通过调节其他血管的血流量弥补缺少的部分，保证脑的血流灌注，避免出现缺血的症状，维持脑的营养和功能活动。Willis 环存在大量的解剖变异情况，在一项对 1 413 个大脑的解剖研究中，只有 34.5% 的大脑拥有经典的 Willis 环解剖结构。大部分解剖变异有一个共同的特征：大脑后动脉近端部分狭窄，而其同侧后交通动脉增大，使得颈内动脉供应后脑组织。另外一个常见的解剖变异是前交通动脉变成 1 条大血管，而单一的 1 条颈内动脉供应 2 条大脑前动脉。另外，颈内动脉与颈外动脉之间的侧支循环（如颈内动脉的眼动脉和颈外动脉的面动脉和颞浅动脉、颈内动脉或大脑中动脉与脑膜中动脉之间吻合），大脑前、中、后动脉之间相互吻合，以及椎动脉与颈外动脉之间的吻合，在脑血供发生障碍时也起到一定的调节作用。

因此，对于大脑这个人体极为重要的器官，需要充沛的血流来为其提供氧和养分。与其他器官的血流相比较，脑血管系统有一个显著特点，通过长期进化，脑部形成了十分有效的血液供应和代偿保障机制，这使得人脑应对疾病有一定程度的防御能力。

三、脑的血液循环

脑的血液供应来自颈内动脉系统和椎—基底动脉系统，脑动脉在脑实质中反复分支直至毛细血管，然后逐渐汇集成静脉。脑的深浅静脉先回流至硬脑膜窦，再经颈静脉回心。

1. 颈内动脉系统

颈内动脉（ICA）经颈总动脉发出后垂直上升至颅底，经过颈动脉管入颅腔。主要供应视器和大脑半球前 3/5 部分（额叶、颞叶、顶叶和基底核）的血液。颈内动脉依其行程分为颈段、岩段、海绵窦段和前床突上段。其中，海绵窦段和前床突上段合称虹吸部，是动脉硬化的好发部位。颈内动脉的主要分支为大脑前动脉（ACA）、大脑中动脉（MCA）、脉络丛前动脉、后交通动脉和眼动脉，营养脑和视器，供应颅前窝和颅中窝结构。其主要分支如下。

（1）大脑前动脉：是颈内动脉较小的终末支，在视交叉上方折入大脑纵裂，在大脑半球内侧面延伸，主要分支有眶动脉、额极动脉、额叶内侧动脉、胼周动脉和胼缘动脉等。左右大脑前动脉转入正中裂之前，在中线处借前交通动脉相连。大脑前动脉皮质支主要供应大脑半球内侧面前 3/4 和额顶叶背侧面上 1/4 部皮质及皮质下白质，深穿支主要供应内囊前肢、尾状核、豆状核前部和下丘脑。

（2）大脑中动脉：是颈内动脉的延续，呈水平向前外横越前穿质，进入外侧裂。主要分支有豆纹动脉、眶额动脉、中央沟前动脉、中央沟动脉、中央沟后动脉、顶后动脉、角回动脉和颞后动脉等。大脑中动脉皮质支主要供应大脑半球背外侧面的前 2/3，包括额叶、顶叶、颞叶和岛叶，深穿支供应内囊膝部和后肢前 2/3，壳核、苍白球及尾状核的血液。大脑中动脉通过皮质吻合支与大脑前动脉和大脑后动脉吻合。

（3）后交通动脉：为颈内动脉分支，后交通动脉在基底动脉尖外侧约 10 mm 处连接大脑后动脉近段。后交通动脉为 Willis 动脉环的一个组成部分，是前后部颅内血供区的重要连接。由后交通动脉发出细小穿动脉供应灰结节、乳头体、丘脑前核、底丘脑部分内囊。颈内动脉的后交通动脉起始部是动脉瘤好发部位。

2. 椎—基底动脉系统

椎—基底动脉系统主要供应大脑半球后 2/5、丘脑、脑干和小脑血液。椎动脉由锁骨下动脉第 1 段发出，左右各一，沿前斜角肌内侧上行，向上穿过 6 位颈椎横突孔，经枕骨大孔上升到颅内后，2 条椎动脉在脑桥下缘汇合在一起，形成 1 条粗大的基底动脉。

动脉和基底动脉主要分支如下。

（1）小脑下后动脉：发自椎动脉或基底动脉下 1/3 段，其徉曲变异很大。主要分支有蚓支、扁桃半球支、脉络膜丛支和延髓支，供应小脑蚓部、小脑半球下部及延髓背外侧部。

（2）基底动脉：主要分支为 3 组。旁正中动脉，供应脑桥基底部中线两旁的楔形区域；短旋动脉，供应脑桥基底部外侧区和小脑中、上脚；长旋动脉（如小脑前下动脉、小脑上动脉），供应脑干及小脑半球。

（3）小脑下前动脉：大约起自基底动脉的下 1/3 处，先行于展神经根的腹侧，再于面神经和前庭蜗神经的腹侧与之伴行直抵内耳门附近，折向后下方形成一动脉徉，而后走向小脑，分布于小脑半球下面前外侧部。主要供应小脑、内耳、脑桥下部和延髓上部等处。

（4）小脑上动脉：在近脑桥上缘处由基底动脉发出，横越脑桥腹侧面，绕大脑脚侧面至小脑上面，供应小脑上蚓部、前髓帆等及小脑半球上面。

（5）大脑后动脉：多起自基底动脉，其皮质支供应大脑半球后部，包括颞叶底部和枕叶内侧面，以及两叶上外侧面的边缘部。深穿支供应脑干、丘脑、海马和膝状体等，脉络膜丛动脉供应第三脑室和侧脑室的脉络丛。

3. 大脑的静脉

大脑静脉包括大脑浅静脉和大脑深静脉。大脑浅静脉可分为 3 组：大脑上静脉、大脑中静脉和大脑下静脉，分别收集大脑半球的静脉血液后流入上矢状窦、海绵窦及横窦。重要的大脑深静脉有大脑内静脉、基底静脉和大脑大静脉，主要引流大脑半球深部结构、脑室脉络丛和间脑的静脉血。深、浅 2 组静脉的血液最后经乙状窦由颈内静脉出颅，回流至右心房。

4. 脑的血流调节

脑是人体最重要的器官，虽然重量仅占体重的 2% ~ 3%，但是正常成人全脑血流量为 800 ~ 1 000 mL/min，占心排血量的 20%。脑中葡萄糖和氧耗量占全身供给量的 20% ~ 25%，但脑组织中几乎无葡萄糖和氧的储备。因此当脑供血中断导致脑缺氧时，2 分钟内脑电活动消失，5 分钟后脑组织出现不可逆性损伤。脑血流量分布不均匀，大脑皮质可达每分钟 77 ~ 138 mL/100 g，而脑白质血流量仅为每分钟 14 ~ 25 mL/100 g。大脑自身对脑血流量有一定的调节功能，其中有关的因素包括脑灌注压、脑血管阻力、化学因素和神经因素等。脑血管上分布的神经也能调节血流量。当平均动脉压介于8~21.3 kPa 时，脑血管平滑肌可以随着血压的变化相应地收缩或舒张，从而维持脑血流量的稳定，这就是脑血流量的自动调节。当平均动脉压低于 8 kPa 时，脑小动脉舒张达到最大限度，血管压力不能继续降低，导致血流减少；相反当平均动脉压高于 21.3 kPa 时，脑小动脉收缩达到最大限度，血管阻力不能继续增加，引起血流量增多。高血压患者脑血流量自动调节范围的上下限均上移，对低血压耐受能力减弱，因此急剧降压会诱发脑缺血发作。

四、脑血管疾病的流行病学及预防

脑血管疾病的发病率、死亡率及致残率均高，与心脏病、恶性肿瘤构成人类的三大致死病因。在对脑血管病进行有效治疗时，积极开展对脑血管病危险因素的预防更加重要。近年来我国流行病学研究资料表明，脑血管疾病在人口死因顺序中居第 1 或第 2 位。与西方国家相比，我国脑血管病的发病率和死亡率明显高于心血管病。我国城市脑卒中年发病率、年死亡率和时间点患病率分别为 219/10 万、116/10 万和 719/10 万；农村地区分别为 185/10 万、142/10 万和 394/10 万。据此估算，全国每年新发脑卒中患者约为 200 万人，每年死于脑卒中患者约 150 万人，存活的患者人数 600 万~700 万人。

我国的脑血管病的地理分布呈现出北高南低、东高西低的发病趋势。脑卒中的发病具有明显的季节性，寒冷季节发病率高，尤其是出血性脑卒中的季节性更为明显。脑卒中的发病率和死亡率男性显著高于女性，并且在 35 岁以后呈急剧上升趋势。

脑血管病的流行病学调查分析表明，脑卒中的危险因素可分为可干预性和不可干预性；脑血管病的危险因素分为可干预危险因素和不可干预危险因素两大类，如能对一些确定的可改变的危险因素进行有效的干预，则可降低脑卒中的发病率和死亡率。因此可干预危险因素是急性脑血管病预防的主要针对目标。

不可干预危险因素包括种族、年龄、性别以及遗传因素。

可干预的危险因素包括高血压、心房颤动、其他心脏病、糖尿病、颈动脉狭窄、吸烟、高脂血症、饮酒、肥胖等因素。

潜在可干预的危险因素包括：高同型半胱氨酸血症、代谢综合征、缺乏体育锻炼、饮食营养素摄入不合理、睡眠呼吸暂停、口服避孕药、促凝危险因素等。

循证医学证据表明，对脑血管疾病的危险因素进行早期干预，可以有效地降低其发病率。

1. 脑血管病的一级预防

一级预防是指发病期的预防，即通过早期改变不健康的生活方式，积极控制各种危险因素，达到使脑血管病不发生或推迟发生的目的。开展综合性预防措施（如健康教育以及控制危险因素），根据危险因素的数量、危险因素是否已造成相应的并发症、危险因素的严重程度等，进行分级干预，主要包括以下几个方面。

（1）防治高血压：高血压的治疗目标是提高控制率，减少脑卒中等并发症的发生。防治措施包括膳食限盐、减少膳食脂肪含量、减轻体重、适当体育运动、戒烟、减少饮酒量、保持乐观心态、提高应激能力及长期坚持降压药物治疗等。血压应控制在 18.7 kPa/12 kPa 以下；对高血压合并糖尿病或肾病者，血压应控制在 17.3 kPa/10.7 kPa 以下。

（2）戒烟：吸烟者劝其戒烟，动员全社会参与；提倡公共场合禁烟，以减少被动吸烟。

（3）防治血脂异常：高脂血症应积极降脂治疗；血脂正常，但已发生心血管事件或高危的高血压患者、糖尿病患者，改变不健康的生活方式和应用他汀类药物。

（4）防治糖尿病：有心脑血管疾病危险因素的人群应定期检测血糖。对糖尿病患者要进行疾病的宣教，促使其合理饮食，进行适当的体育锻炼及服用降糖药或使用胰岛素控制血糖。理想水平为空腹血糖应小于 7 mmol/L（0.126 g/L），同时积极控制血压、控制体重和降脂。

（5）防治心脏病：成年人应定期体检，早期发现心脏病。确诊为心脏病，应积极专科治疗。对非瓣膜病性心房颤动的患者，应该使用华法林抗凝治疗，同时监测国际标准化比值（INR），将范围控制在 2.0～3.0，对年龄 >75 岁者，INR 应为 1.6～2.5；对于无其他卒中危险因素、年龄不足 65 岁者，建议使用阿司匹林口服治疗；或口服阿司匹林，每日 0.05～0.3 g。对于冠心病、心力衰竭等还要积极治疗原发病；对瓣膜病、先天性心脏病等，可酌情进行外科手术治疗。

（6）限酒：加强科学宣传教育，积极劝阻有饮酒习惯的人适度饮酒，可以减少卒中的发生。对于不饮酒者不提倡用少量饮酒来预防心脑血管病。饮酒一定要适度，不要酗酒；每日饮酒的乙醇含量男性不超过 30 g，女性不超过 20 g。

（7）控制体重：劝说超重者和肥胖者采用健康的生活方式、增加体力活动等措施减轻体重，成年人体重指数应控制在 28 以内或腰/臀围比小于 1，体重波动范围小于 10%。

（8）颈动脉狭窄：对无症状性颈动脉狭窄的患者，不推荐手术治疗或血管内介入治疗，首选阿司匹林等抗血小板聚集药或他汀类药物治疗。对于反复 TIA 发生或首次卒中的轻症患者，如果颈动脉狭窄程度超过 70%，可行颈动脉内膜切除术或血管内介入治疗。

（9）防治高同型半胱氨酸血症：一般人群应以饮食调节为主；对高同型半胱氨酸血症患者，应该采用叶酸、维生素 B_6 和维生素 B_{12} 联合治疗。

（10）降低纤维蛋白原水平：血纤蛋白原（fibrinogen，Fg）浓度升高是动脉粥样硬化和血栓及栓塞性疾病的独立危险因素，与 TIA 和脑卒中也密切相关。血压升高与血浆纤维蛋白原水平增加同时存在时，脑卒中的危险性增加更加明显，目前主要进行降纤维蛋白原治疗。

（11）适度的体育活动和合理膳食：建议成年人每周至少进行 3 次适度的体育锻炼活动，如慢跑、快走等，或其他有氧代谢活动等，每次活动时间不少于 30 分钟。提倡饮食多样化，每日总脂肪摄入量应少于总能量的 30%，减少饱和脂肪酸和胆固醇的摄入，每日钠盐摄入少于 8 g。有研究表明，每日增加 1 份水果或蔬菜可使卒中的危险性降低 6%。

2. 脑血管病的二级预防

二级预防是指针对已发生过一次或多次脑卒中患者，寻找卒中事件病因，纠正所有可干预的危险因素，从而达到降低卒中复发的目的，对中青年患者尤为重要。

（1）病因预防：对已发生卒中的患者必须选择必要的影像学检查或其他实验室检查，尽可能明确患者的卒中类型及相关危险因素，针对病因采用合理治疗。对于可干预的危险因素进行病因学预防，包括一级预防的所有措施。

（2）卒中后血压管理：在改变生活方式的基础上，合理选择有效的降压药物治疗，过度降压会导致脑灌注不足或脑白质疏松，降压需平缓。

（3）抗血小板聚集治疗：对于大多数缺血性卒中后的患者，建议使用抗血小板聚集药物干预血小板聚集，主要包括阿司匹林、双嘧达莫、盐酸噻氯匹定和氯吡格雷等。缺血性卒中初次发生后应早期服用小剂量阿司匹林（每日 0.05 ~ 0.15 g）；对于胃溃疡病史、应用阿司匹林抵抗或不能耐受患者可改用氯吡格雷每日 75 g。阿司匹林与双嘧达莫的联合使用较单独使用其中任何一种制剂更为有效且不增加如出血之类的不良反应。

（4）抗凝治疗：对已诊断为非瓣膜病变性心房颤动诱发的心源性栓塞患者应使用华法林治疗，INR 应控制在 2.0 ~ 3.0；不能使用华法林，可选择阿司匹林治疗。

（5）干预短暂性脑缺血发作：反复 TIA 患者发生完全性卒中风险极大，所以应积极寻找并治疗 TIA 的病因。

（6）卒中后认知障碍的干预：卒中后认知功能障碍和痴呆的发生率较高，血管性痴呆是仅次于阿尔茨海默病（Alzheimer disease，AD）的最常见的痴呆类型。卒中后早期应用阿司匹林进行干预，有助于防止痴呆的发生。已经发生持续性认知功能障碍甚至痴呆的患者可以应用改善脑功能的药物如乙酰胆碱酯酶抑制剂等积极治疗，增进智能水平。

（7）卒中后抑郁的干预：卒中后抑郁的发生率为 30% ~ 50%，是影响患者预后的一项重要因素。对已经发生抑郁的患者应选择药物治疗，可选用 5-羟色胺再摄取抑制剂如氟西汀、西酞普兰等，单一用药效果不佳时可辅以心理治疗。

对于脑血管病预防应该加强对公众的健康教育，针对不同的危险因素制订个体化的健康教育方案，使患者充分认识脑卒中发病的危险因素及危害，从而加强自我保健意识，同时帮助个人建立合理的生活方式。对高危患者需定期体检，增加患者对药物治疗的依从性，让患者认识到脑卒中的一些常见危险因素，如高血压、糖尿病及心房颤动等慢性疾病，必须长期治疗才能有效控制，才能更好地预防脑血管病。

五、脑血管病的治疗进展

随着近些年来对于脑血管病的研究不断深入，新药的研制和临床推广运用、新型材料的发明、新的脑血管病的管理模式的创立为脑血管病患者带来了福音。

1. 脑保护剂

脑保护剂已逐渐成为临床使用中的热门药物，其中的脑循环代谢保护剂已成为研发的新热点。此类药物具有清除自由基，保护、修复与激活神经元的优势。同时，也针对性改善红细胞变性能力，降低血液黏滞度和抑制血小板聚集，具有延长细胞生存能力、注重改善脑循环系统的功能。

目前，用于脑血管及神经系统的药物按作用机制分为高度选择性钙通道阻滞剂、脑血管和周围血管扩张剂、植物提取物和其他脑保护剂。临床使用的脑保护剂主要有依达拉奉、神经节苷脂、胞磷胆碱钠、小牛血（清）去蛋白、鼠神经生长因子等。

2. 溶栓治疗

脑梗死的溶栓治疗近些年来逐渐受到国内外医学专家的重视，全球多中心大样本的研究表明，对脑梗死患者在超早期溶栓可获得理想的效果。动脉溶栓法是在发病 6 小时内采用的动脉导管接触溶栓，该方法用药量较小，继发出血少，与静脉溶栓比较效果更好。由于动脉溶栓实施起来有一定的难度，技术条件要求高，因此，国内使用较多的还是静脉溶栓。具体的溶栓药有尿激酶（UK）和重组组织型纤溶酶原激活剂（rt-PA），UK 常用剂量为每日 100 万 ~ 500 万 U，rt-PA 用量为 0.000 9 g/kg，要求在 4.5 小时内开始治疗最好。

3. 脑血管病的介入治疗

随着神经影像学、导管技术和材料、计算机等科学的迅速发展，血管内介入技术在治疗脑血管病方面日臻成熟，其以微创、安全、有效等特点受到医生与患者的肯定，目前已成为脑血管病的重要治疗方法之一。

缺血性脑血管病（包括颅外动脉、颅内动脉狭窄）的介入治疗日益得到重视，并在国内外得到广泛开展。如对于颈动脉内膜切除术和血管内支架成形术两种方法的优劣存在较大争论。经国内外多个临床试验研究表明，这两种方法的总体疗效和安全性无明显差异。

颅内动脉粥样硬化性狭窄引起缺血性脑卒中事件的病理生理机制远较颅外动脉粥样硬化性狭窄复杂，包括灌注失代偿、不稳定斑块的血栓形成或斑块内出血、动脉栓塞、穿支栓塞等机制。颅内支架成形术是与抗栓治疗、搭桥手术并驾齐驱的重要治疗方法，但术前进行效益和风险评估是必要的。

介入治疗安全性、有效性的提高无疑有赖于新技术和新材料的发展。近年来，在电解可脱弹簧圈（GDC）的基础上，又出现了多种用于颅内动脉瘤栓塞的新型材料，如三维弹簧圈、生物涂层弹簧圈、水膨胀弹簧圈、液体栓塞剂，以及与弹簧圈固位技术（CRT）配合使用的颅内专用支架、封堵球囊等辅助材料。多种栓塞技术、材料的联合应用，拓宽了颅内动脉瘤介入治疗的适应证，并进一步提高了治疗效果。新型材料研制成功，如氰丙烯酸正丁酯（NBCA）、乙烯醇异分子聚合物（EVOH）、二甲基亚砜（DMSO）溶剂，通过介入治疗方法在治疗脑动静脉畸形以及硬脑膜动静脉瘘也取得了良好的治疗效果，在国内外得到一致认可。

现在，介入治疗技术已经成为神经外科、神经内科治疗脑血管病的重要力量，并逐渐发展成为一门独立的学科。随着治疗观念的改进、新型材料的研制和核心技术的普及，神经介入治疗必将得到更加广阔的发展。

4. 脑卒中单元的设立

脑卒中单元是指在医院的一定区域，如卒中病房内，由神经专科医生和专职的物理治疗师、作业治疗师、语言治疗师、心理治疗师、专业的护理人员组成的一个有机整体，对卒中患者进行药物治疗、肢体康复、语言训练、吞咽治疗、心理康复和健康教育等，以改善预后，提高疗效的卒中管理模式。脑卒中单元形成一个新的治疗系统，其强调康复方案的个体化和早期系统性康复治疗。根据《英国医学杂志》2000 年公布的应用循证医学，对脑血管病治疗手段的综合评价结果依次为脑卒中单元、溶栓治疗、阿司匹林及抗凝治疗。从而让我们清醒地认识到，急性脑血管病最有效的治疗不是一种具体的药物而是一个系统，即脑卒中单元，它使脑卒中的急救、诊疗和康复等结合为一体，使患者发病后能够得到及时、规范的诊断、治疗、护理及康复。

（董　齐）

第二节　血栓形成性脑梗死

一、概述

血栓形成性脑梗死主要是因脑动脉主干或皮质支动脉粥样硬化导致血管增厚、管腔狭窄闭塞和血栓形成；动脉血管内膜炎症、先天性血管畸形、真性红细胞增多症及血液高凝状态、血流动力学异常等，均可致血栓形成，引起脑局部血流减少或供血中断，脑组织缺血、缺氧导致软化坏死，出现局灶性神经系统症状和体征，如偏瘫、偏身感觉障碍和偏盲等。大面积脑梗死还有颅内高压症状，严重时可发生昏迷和脑疝。约90%的血栓形成性脑梗死是在动脉粥样硬化的基础上发生的，因此称动脉粥样硬化性血栓形成性脑梗死。

二、病因和发病机制

（一）病因

1. 动脉壁病变

血栓形成性脑梗死最常见的病因为动脉粥样硬化，常伴高血压，与动脉粥样硬化互为因果。其次为各种原因引起的动脉炎，血管异常如夹层动脉瘤、先天性动脉瘤等。

2. 血液成分异常

高黏滞综合征，真性红细胞增多症，血小板增多症，高脂血症等，都可使血黏度增高，血液淤滞，引起血栓形成。

3. 血流动力学异常

在动脉粥样硬化的基础上血压下降、血流缓慢、脱水、严重心律失常及心功能不全，可导致灌注压下降，有利于血栓形成。

（二）发病机制

主要是动脉内膜深层的脂肪变性和胆固醇沉积，形成粥样硬化斑块及各种继发病变，使管腔狭窄甚至阻塞。病变逐渐发展，则内膜分裂，内膜下出血和形成内膜溃疡。内膜溃疡易发生血栓形成，使管腔进一步狭窄或闭塞。由于动脉粥样硬化好发于大动脉的分叉处及拐弯处，故脑血栓的好发部位为大脑中动脉、颈内动脉的虹吸部及起始部、椎动脉及基底动脉的中下段等。由于脑动脉有丰富的侧支循环，管腔狭窄需达到80%以上才会影响脑血流量。逐渐发生的动脉硬化斑块一般不会出现症状。内膜损伤破裂形成溃疡后，血小板及纤维素等血中有形成分黏附、聚集、沉着形成血栓。在血压下降、血流缓慢、脱水等血液黏度增加，致供血减少或促进血栓形成的情况下，即出现急性缺血症状。

三、病理

动脉闭塞6小时以内脑组织改变尚不明显，属于可逆性，8~48小时缺血最重的中心部位发生软化，并出现脑组织肿胀、变软，灰白质界限不清。如病变范围扩大，脑组织高度肿胀时，可向对侧移位，甚至形成脑疝。镜下见组织结构不清，神经细胞及胶质细胞坏死，毛细血管轻度扩张，周围可见液体和红细胞渗出，此期为坏死期。动脉阻塞2~3日后，特别是7~14日，脑组织开始液化，脑组织水肿明显，病变区明显变软，神经细胞消失，吞噬细胞大量出现，星形胶质细胞增生，此期为软化期。3~4周后液化的坏死组织被吞噬和移走，胶质增生，小病灶形成胶质瘢痕，大病灶形成中风囊，此期称为恢复期，可持续数月至1~2年。上述病理改变称为贫血性或白色梗死。少数梗死区，由于血管丰富，于再灌流时可继发出血，呈现出血性梗死或称红色梗死。

四、临床表现

（一）一般特点

多在 50 岁以后发病，常伴有高血压，多在睡眠中发病，醒来才发现肢体瘫痪。部分患者先有头昏、头痛、眩晕、肢体麻木、无力等短暂性脑缺血发作的前驱症状，多数经数小时甚至 1~2 日症状达高峰，通常意识清楚，但大面积脑梗死或基底动脉闭塞可有意识障碍，甚至发生脑疝等危重症状。神经系统定位体征视脑血管闭塞的部位及梗死的范围而定。

（二）临床分型

1. 按病程和病情分型

（1）进展型：局限性脑缺血症状逐渐加重，呈阶梯式加重，可持续 6 小时至数日。

（2）缓慢进展型：在起病后 1~2 周症状仍逐渐加重，血栓逐渐发展，脑缺血和脑水肿的范围继续扩大，症状由轻变重，直到出现对侧偏瘫、意识障碍，甚至发生脑疝，类似颅内肿瘤，又称类脑瘤型。

（3）大块梗死型：又称爆发型，如颈内动脉或大脑中动脉主干等较大动脉的急性脑血栓形成，往往症状出现快，伴有明显脑水肿、颅内压增高，患者头痛、呕吐、病灶对侧偏瘫，常伴意识障碍，很快进入昏迷，有时发生脑疝，类似脑出血，又称类脑出血型。

（4）可逆性缺血性脑疾病（reversible ischemic neurologic deficit，RIND）：此型患者症状、体征持续超过 24 小时，但在 2~3 周完全恢复，不留后遗症。病灶多数发生于大脑半球半卵圆中心，可能由于该区尤其是非优势半球侧侧支循环迅速而充分地代偿，缺血尚未导致不可逆的神经细胞损害，是一种较轻的梗死。

2. 按 OCSP 分型

即牛津群社区卒中研究规划（Oxfordshire Community Stroke Project，OCSP）的分型。将缺血性卒中分为完全前循环梗死、部分前循环梗死、后循环梗死和腔隙性梗死等 4 种亚型。OCSP 临床分型标准如下。

（1）完全前循环梗死（total anterior circulation infarction，TACI）：表现为三联症，即完全大脑中动脉（middle cerebral artery，MCA）综合征的表现包括大脑较高级神经活动障碍（意识障碍、失语、失算、空间定向力障碍等）；同向偏盲；对侧 3 个部位（面部、上肢和下肢）较严重的运动和（或）感觉障碍。多为 MCA 近段主干，少数为颈内动脉虹吸段闭塞引起的大片脑梗死。

（2）部分前循环梗死（partial anterior circulation infarct，PACI）：有以上三联症中的 2 个，或只有高级神经活动障碍，或感觉运动缺损较 TACI 局限。提示是 ICA 远段主干、各级分支或 ACA 及分支闭塞引起的中、小梗死。

（3）后循环梗死（posterior circulation infarct，POCI）：表现为各种不同程度的椎—基底动脉综合征，可表现为同侧脑神经瘫痪及对侧感觉运动障碍；双侧感觉运动障碍；双眼协同活动及小脑功能障碍，无长束征或视野缺损等。多为椎—基底动脉及分支闭塞引起的大小不等的脑干、小脑梗死。

（4）腔隙性梗死（lacunar infarcts，LACI）：表现为腔隙综合征，如纯运动性偏瘫、纯感觉性脑卒中、共济失调性轻偏瘫、构音障碍手笨拙综合征等。大多是基底核或脑桥小穿通支病变引起的小腔隙灶。

OCSP 分型方法简便，更加符合临床实际的需要，临床医师不必依赖影像或病理结果即可对急性脑缺血性卒中迅速分出亚型，并做出有针对性的处理。

（三）临床综合征

1. 颈内动脉闭塞综合征

颈内动脉闭塞综合征表现为颈内动脉血栓形成，主干闭塞。临床表现可有头痛、头晕、晕厥、半身感觉异常或轻偏瘫；病变对侧有偏瘫、偏身感觉障碍和偏盲；可有精神症状，严重时有意识障碍；病变侧有视力减退，有的还有视盘萎缩；病灶侧有霍纳综合征；病灶侧颈动脉搏动减弱或消失；优势半球受累可有失语，非优势半球受累可出现体象障碍。

2. 大脑中动脉闭塞综合征

大脑中动脉闭塞综合征表现为大脑中动脉血栓形成，大脑中动脉主干闭塞，引起病灶对侧偏瘫、偏身感觉障碍和偏盲，优势半球受累还有失语；累及非优势半球可有失用、失认和体象障碍等顶叶症状；病灶广泛，可引起脑肿胀，甚至死亡。

（1）皮质支闭塞：引起病灶对侧偏瘫、偏身感觉障碍，面部及上肢重于下肢，优势半球病变有运动性失语，非优势半球病变有体象障碍。

（2）深穿支闭塞：出现对侧偏瘫和偏身感觉障碍，优势半球病变可出现运动性失语。

3. 大脑前动脉闭塞综合征

大脑前动脉闭塞综合征表现为大脑前动脉血栓形成，大脑前动脉主干闭塞。在前交通动脉以前发生阻塞时，因为病损脑组织可通过对侧前交通动脉得到血供，故不出现临床症状。在前交通动脉分出之后阻塞时，可出现对侧中枢性偏瘫，以面瘫和下肢瘫为重，可伴轻微偏身感觉障碍；并可有排尿障碍（旁中央小叶受损），精神障碍（额极与胼胝体受损），强握及吸吮反射（额叶受损）等。

（1）皮质支闭塞：引起对侧下肢运动及感觉障碍，轻微共济运动障碍，排尿障碍和精神障碍。

（2）深穿支闭塞：引起对侧中枢性面、舌及上肢瘫。

4. 大脑后动脉闭塞综合征

大脑后动脉闭塞综合征表现为大脑后动脉血栓形成。约有 70% 的患者 2 根大脑后动脉来自基底动脉，并有后交通动脉与颈内动脉联系交通。有 20% ～ 25% 的患者 1 根大脑后动脉来自基底动脉，另 1 根来自颈内动脉；其余的患者中，2 根大脑后动脉均来自颈内动脉。

大脑后动脉供应颞叶的后部和基底面、枕叶的内侧及基底面，并发出丘脑膝状体及丘脑穿通动脉供应丘脑血液。

（1）主干闭塞：引起对侧同向性偏盲，上部视野受损较重，黄斑回避（黄斑视觉皮质代表区为大脑中、后动脉双重血液供应，故黄斑视力不受累）。

（2）中脑水平大脑后动脉起始处闭塞：可见垂直性凝视麻痹、动眼神经麻痹、眼球垂直性歪扭斜视。

（3）双侧大脑后动脉闭塞：有皮质盲、记忆障碍（累及颞叶）、不能识别熟悉面孔（面容失认症）、幻视和行为综合征。

（4）深穿支闭塞：丘脑穿通动脉闭塞则引起红核丘脑综合征，患侧有小脑性共济失调，意向性震颤；舞蹈样不自主运动和对侧感觉障碍。丘脑膝状体动脉闭塞则引起丘脑综合征，病变对侧偏身感觉障碍（深感觉障碍较浅感觉障碍为重），病变对侧偏身自发性疼痛；轻偏瘫，共济失调和舞蹈—手足徐动症。

5. 椎—基底动脉闭塞综合征

椎—基底动脉闭塞综合征表现为椎—基底动脉血栓形成。椎—基底动脉实为连续的脑血管干并有着共同的神经支配，无论是结构、功能还是临床病症的表现，两侧互为影响，实难予以完全分开，故常总称为"椎—基底动脉系疾病"。

（1）基底动脉主干闭塞综合征：基底动脉主干血栓形成，发病虽然不如脑桥出血急迫，但病情常迅速恶化，出现眩晕、呕吐、四肢瘫痪、共济失调、昏迷和高热等。大多数患者在短期内死亡。

（2）双侧脑桥正中动脉闭塞综合征：双侧脑桥正中动脉血栓形成，为典型的闭锁综合征（locked-in syndrome），表现为四肢瘫痪、假性延髓性麻痹、双侧周围性面瘫、双眼球外展麻痹、两侧的侧视中枢麻痹。但患者意识清楚，视力、听力和眼球垂直运动正常，所以，患者通过听觉、视觉和眼球上下运动表示意识和交流。

（3）基底动脉尖综合征：基底动脉尖分出 2 对动脉，小脑上动脉和大脑后动脉，分支供应中脑、丘脑、小脑上部、颞叶内侧及枕叶。血栓性闭塞多发生于基底动脉中部，栓塞性病变通常发生在基底动脉尖。导致眼球运动及瞳孔异常，表现为单侧或双侧动眼神经部分或完全麻痹、眼球上视不能（上丘受累）、光反射迟钝而调节反射存在（顶盖前区病损）、一过性或持续性意识障碍（中脑或丘脑网状激活系统受累）、对侧偏盲或皮质盲（枕叶受累）、严重记忆障碍（颞叶内侧受累）。如果是中老年人突发意识障碍又较快恢复，有瞳孔改变、动眼神经麻痹、垂直注视障碍、无明显肢体瘫痪和感觉障碍应考虑该综合征。如果还有皮质盲或偏盲、严重记忆障碍更支持本综合征的诊断，头部 CT 或 MRI 检查发现有双侧丘脑、枕叶、颞叶和中脑病灶则可确诊。

（4）中脑穿通动脉综合征：中脑穿通动脉血栓形成，也称韦伯（Weber）综合征，病变位于大脑脚底，损害锥体束及动眼神经，引起病灶侧动眼神经麻痹和对侧中枢性偏瘫。中脑穿通动脉闭塞还可引起贝内迪克特综合征（Benedikt 综合征），累及动眼神经髓内纤维及黑质，引起病灶侧动眼神经麻痹及对侧锥体外系症状。

（5）脑桥腹外侧部综合征：脑桥支血栓形成引起米亚尔—居布勒（Millard-Gubler）综合征，病变位于脑桥的腹外侧部，累及展神经核和面神经核以及锥体束，引起病灶侧眼球外直肌麻痹、周围性面神经麻痹和对侧中枢性偏瘫。

（6）内听动脉闭塞综合征：内听动脉血栓形成（内耳卒中）。内耳的内听动脉有 2 个分支，较大的耳蜗动脉供应耳蜗及前庭迷路下部，较小的耳蜗动脉供应前庭迷路上部，包括水平半规管及椭圆囊斑。由于口径较小的前庭动脉缺乏侧支循环，以致前庭迷路上部对缺血选择性敏感，故迷路缺血常出现严重眩晕、恶心呕吐。若耳蜗支同时受累则有耳鸣、耳聋。耳蜗支单独梗死则会突发耳聋。

（7）延髓背外侧综合征：小脑后下动脉血栓形成，也称瓦伦贝格（Wallenberg）综合征。急性起病的头晕、眩晕、呕吐（前庭神经核受损）；交叉性感觉障碍，即病侧面部感觉减退、对侧肢体痛温觉障碍（病侧三叉神经脊束核及对侧交叉的脊髓丘脑束受损）；同侧霍纳综合征（下行交感神经纤维受损），同侧小脑性共济失调（绳状体或小脑受损）；声音嘶哑、吞咽困难（疑核受损）。小脑后下动脉常有解剖变异，常见不典型临床表现。

五、辅助检查

（一）影像学检查

1. 胸部 X 线检查

了解心脏情况及肺部有无感染和癌肿等。

2. CT 检查

CT 检查不仅可确定梗死的部位及范围，而且可明确是单发还是多发。在缺血性脑梗死发病 12～24 小时，CT 常没有明显的阳性表现。梗死灶最初表现为不规则的稍低密度区，病变与血管分布区一致；常累及基底核区，如为多发灶，也可连成一片；病灶大、水肿明显时可有占位效应。在发病后 2～5 日，病灶边界清晰，呈楔形或扇形等。1～2 周，水肿消失，边界更清，密度更低。发病第 2 周，可出现梗死灶边界不清楚，边缘出现等密度或稍低密度，即模糊效应，在增强扫描后往往呈脑回样增强，有助于诊断。发病后 4～5 周，部分小病灶可消失，而大片状梗死灶密度进一步降低和囊变，后者 CT 值接近脑脊液。

在基底核和内囊等处的小梗死灶（一般在 15 mm 以内）称为腔隙性脑梗死，病灶也可发生在脑室旁深部白质、丘脑及脑干。

在 CT 排除脑出血并证实为脑梗死后，CT 血管成像（CTA）对探测颈动脉及其各主干分支的狭窄准确性较高。

3. MRI 检查

MRI 检查是对病灶较 CT 敏感性、准确性更高的一种检测方法，无辐射、无骨伪迹，更易早期发现小脑、脑干等部位的梗死灶，并于脑梗死后 6 小时左右便可检测到由于细胞毒性水肿造成 T_1 和 T_2 加权延长引起的 MRI 信号变化。近年除常规应用 SE 法的 T_1 和 T_2 加权以影像对比度原理诊断外，更需采用功能性磁共振成像，如弥散加权成像（DWI）和表现弥散系数定量测定（ADC）、液体体液抑制恢复序列（FLAIR）等进行水平位和冠状位检查，往往在脑缺血发生后 1～1.5 小时便可发现脑组织水含量增加引起的 MRI 信号变化，并随即可进一步行 MRA、CTA 或 DSA 以了解梗死血管部位，为超早期施行动脉内介入溶栓治疗创造条件，有时还可发现血管畸形等非动脉硬化性血管病变。

超早期：脑梗死临床发病后 1 小时内，DWI 便可描出高信号梗死灶，ADC 序列显示暗区，实际上 DWI 显示的高信号灶仅是血流低下引起的缺血灶。随着缺血的进一步进展，DWI 从高信号渐转为等信号或低信号，病灶范围渐增大；灌注加权成像（PWI）、FLAIR 序列以及 T_2WI 均显示高信号病灶区。值得注意的是 DWI 对超早期脑干缺血性病灶，在水平位不易发现，而往往在冠状位可清楚显示。

急性期：血脑屏障尚未明显破坏，缺血区有大量水分子聚集，T_1WI 和 T_2WI 明显延长，T_1WI 呈低信号，T_2WI 呈高信号。

亚急性期及慢性期：由于正血红铁蛋白游离，T_1WI 呈边界清楚的低信号，T_2WI 和FLAIR 均呈高信号；迨至病灶区水肿消除，坏死组织渐产生囊性区形成，乃至脑组织萎缩，FLAIR 呈低信号或低信号与高信号混杂区，中线结构移向病侧。

（二）脑脊液检查

脑梗死患者脑脊液检查一般正常，大块梗死型患者可有压力增高和蛋白质增高；出血性梗死时可见红细胞。

（三）经颅多普勒超声检查

经颅多普勒超声检查是诊断颅内动脉狭窄和闭塞的手段之一，对脑底动脉严重狭窄（>65%）的检测有肯定的价值。局部脑血流速度改变与频谱图形异常是脑血管狭窄最基本的 TCD 改变。三维 B 超检查可协助发现颈内动脉粥样硬化斑块的大小和厚度，是否有管腔狭窄及严重程度。

（四）心电图检查

进一步了解心脏情况。

（五）血液学检查

1. 血常规、红细胞沉降率、抗"O"和凝血功能检查

了解有无感染征象，活动风湿和凝血功能情况。

2. 血糖

了解有无糖尿病。

3. 血清脂质

包括总胆固醇和甘油三酯等有无增高。

4. 脂蛋白

低密度脂蛋白胆固醇（LDL-C）由极低密度脂蛋白胆固醇（VLDL-C）转化而来，通常情况下 LDL-C 从血浆中清除，LDL-C 所含胆固醇脂由脂肪酸水解，当体内 LDL-C 显著升高时，LDL-C 附着到动脉的内皮细胞与低密度脂蛋白（LDL）受体结合，而易被巨噬细胞摄取，沉积在动脉内膜上形成动脉硬化。文献报道显示，正常人组 LDL-C 含量为（2.051 ± 0.853）mmol/L，脑梗死患者组 LDL-C 含量为（3.432 ± 1.042）mmol/L。

载脂蛋白 B（ApoB）：是血浆低密度脂蛋白和极低密度脂蛋白（VLDL）的主要载脂蛋白，其含量能精确反映出 LDL 的水平，与 AS 的发生关系密切。在 AS 的硬化斑块中，胆固醇（Ch）并不是孤立地沉积于动脉壁上，而是以 LDL 和 LDL 整个颗粒形成沉积物，ApoB 能促进沉积物与氨基多糖结合成复合物，沉积于动脉内膜上，从而加速 AS 形成。对总胆固醇（TC）、LDL-C 均正常的脑血栓形成患者，ApoB 仍然表现出较好的差异性。

载脂蛋白 A-I（ApoA-Ⅰ）主要生物学作用是激活卵磷脂—胆固醇酰基转移酶，此酶在血浆 Ch 酯化和高密度脂蛋白（HDL）成熟（即 HDL→HDL2→HDL3）过程中起极为重要的作用，ApoA-Ⅰ与 HDL2 可逆结合以完成 Ch 从外周组织转移到肝脏。因此，ApoA-Ⅰ显著下降时，可形成 AS。

5. 血小板聚集功能

血小板聚集功能亢进参与体内多种病理反应过程，尤其是对缺血性脑血管病的发生、发展和转归起重要作用。

6. 血栓烷 A_2（thromboxane A_2，TXA_2）和前列环素（prostacyclin，PGI_2）

许多文献强调花生四烯酸（arachidonic acid，AA）代谢产物在影响脑血液循环中起着重要作用，其中 TXA_2 和 PGI_2 的平衡更引人注目。脑组织细胞和血小板等细胞质膜有丰富的不饱和脂肪酸，脑缺氧时，磷脂酶 A_2 被激活，分解膜磷脂使 AA 释放增加。AA 在环氧化酶的作用下，使得血小板和血管内皮细胞分别生成 TXA_2 和 PGI_2。TXA_2 和 PGI_2 水平改变在缺

血性脑血管病的发生上是原发还是继发的问题，目前还不清楚。TXA_2 大量产生，PGI_2 的生成受到抑制，使正常情况下 TXA_2 与 PGI_2 之间的动态平衡受到破坏。TXA_2 强烈的缩血管和促进血小板聚集作用因失去对抗而占优势，对于缺血性低灌流的发生起着重要作用。

7. 血流动力学

缺血性脑血管病全血黏度、血浆比黏度、血细胞比容升高，血小板电泳和红细胞电泳时间延长。有学者通过对 133 例脑血管疾病患者进行脑血流量（cerebral blood flow，CBF）测定，并将黏度相关的几个变量因素与 CBF 做了统计学处理，发现全部患者的 CBF 均低于正常，证实了血液黏度因素与 CBF 的关系。有学者把血液流变学异常作为缺血性脑卒中的危险因素之一。

红细胞表面带有负电荷，它所带电荷越少，电泳速度就越慢。文献报道，脑梗死组红细胞电泳速度明显慢于正常对照组，说明急性脑梗死患者红细胞表面电荷减少，聚集性强，可能与动脉硬化性脑梗死的发病有关。

六、诊断和鉴别诊断

（一）诊断

血栓形成性脑梗死为中年以后发病；常伴有高血压；部分患者发病前有 TIA 史；常在安静休息时发病，睡醒后发现症状；症状体征可归纳为某一动脉供血区的脑功能受损，如病灶对侧偏瘫、偏身感觉障碍和偏盲，优势半球病变还有语言功能障碍；多无明显头痛、呕吐和意识障碍；大面积脑梗死有颅内高压症状，头痛、呕吐或昏迷，严重时发生脑疝。脑脊液检查多属正常；发病 12～48 小时后 CT 检查出现低密度灶，MRI 检查可更早发现梗死灶。

（二）鉴别诊断

1. 脑出血

脑血栓和脑出血均为中老年患者急性起病的偏瘫，必须做 CT/MRI 检查予以鉴别。

2. 脑栓塞

脑血栓和脑栓塞同属脑梗死范畴，且均为急性起病的偏瘫，后者多有心脏病病史，或有其他肢体栓塞史，做心电图检查可发现房颤，以供鉴别诊断参考。

3. 颅内占位性病变

少数颅内肿瘤、慢性硬脑膜下血肿和脑脓肿患者可以突然发病，表现局灶性神经功能缺失症状，而易与脑梗死相混淆。但颅内占位性病变常有颅内高压症状和逐渐加重的临床经过，颅脑 CT 对鉴别诊断有确切的价值。

4. 脑寄生虫病

如脑囊虫病、脑型血吸虫病，也可在癫痫发作后，急性起病的偏瘫，寄生虫的有关免疫学检查和神经影像学检查可帮助鉴别。

七、治疗

参阅美国卒中学会（ASA）以及欧洲卒中组织（ESO）缺血性卒中和短暂性脑缺血发作处理指南（2008 年）推荐建立急性卒中患者的院前和院内路径和体系，可以缩短从入院抵达诊室的时间、从入院到影像学检查时间、从入院到用药时间，也可缩短从入院到动脉造影时间。欧洲卒中组织（ESO）缺血性卒中和短暂性脑缺血发作处理指南推荐所有急性缺血性卒中患者都应在脑卒中单元内接受以下治疗。

（一）溶栓治疗

理想的治疗方法是在缺血组织出现坏死之前，尽早清除栓子，早期使闭塞脑血管再开通和缺血区的供血重建，以减轻神经组织的损害。因此，溶栓治疗脑梗死一直引起人们的广泛关注。国外早在1958年即有溶栓治疗脑梗死的报道，由于有脑出血等并发症，益处不大，溶栓疗法曾停止使用。近几十年来，由于溶栓治疗急性心肌梗死患者取得了很大的成功，大大减少了心肌梗死的范围，死亡率下降20%~50%，溶栓治疗脑梗死又受到了很大的关注。再者，CT检查能及时排除颅内出血，可在早期或超早期进行溶栓治疗，因而提高了疗效和减少脑出血等并发症。

1. 病例选择

（1）临床诊断符合急性脑梗死。

（2）颅脑CT检查排除颅内出血和大面积脑梗死。

（3）治疗前收缩压不宜 >24 kPa，舒张压不宜 >14.7 kPa。

（4）无出血素质或出血性疾病。

（5）年龄 >14 岁及低于 70~80 岁。

（6）溶栓最佳时机为发病后6小时内，特别在3小时内。

（7）获得患者家属的书面知情同意。

2. 禁忌证

（1）病史和体格查检符合蛛网膜下腔出血。

（2）CT检查有颅内出血、肿瘤、动静脉畸形或动脉瘤。

（3）2次降压治疗后血压仍 >24/14.7 kPa。

（4）过去30日内有手术史或外伤史，3个月内有脑外伤史。

（5）有血液疾病、出血素质、凝血功能障碍或使用抗凝药物史，凝血酶原时间（PT） >15 秒、活化部分凝血活酶时间（APTT） >40 秒、国际标准化比值（INR） >1.4、血小板计数 <100 ×10^9/L。

（6）卒中发病时有癫痫发作的患者。

3. 治疗的时间窗

前循环卒中治疗时间窗一般认为在发病后6小时内，使用重组组织型纤溶酶原激活剂（rt-PA）为3小时内；后循环闭塞时间窗适当放宽到12小时。一方面是因为脑干对缺血耐受性更强，另一方面是因为后循环闭塞后预后较差，更积极的治疗有可能挽救患者的生命。许多研究者尝试放宽治疗时限，有学者认为脑梗死12~24小时内早期溶栓治疗有可能对少部分患者有效。但ASA和欧洲卒中促进会（EUSI）都赞同选择在缺血性卒中发作后3小时内早期恢复缺血脑的血流灌注，才可获得良好的转归。两个指南也讨论了超过时间窗溶栓的效果，EUSI的结论是目前仅能作为临床试验的组成部分。对于不能可靠地确定卒中发病时间的患者，包括睡眠觉醒时发现卒中发病的患者，两个指南均不推荐进行静脉溶栓。

4. 溶栓药物

（1）尿激酶：是从健康人新鲜尿液中提出分离，然后进行高度精制而得出的蛋白质，没有抗原性，不引起过敏反应。其溶栓特点为不仅溶解血栓表面，而且深入栓子内部，但对陈旧性的血栓则难起作用。尿激酶是非特异性溶栓药，与纤维蛋白的亲和力差，常易引起出血并发症。尿激酶的剂量和疗程目前尚无统一标准，剂量波动范围较大。静脉滴注法：尿激酶每次 100 万 ~ 150 万 U 溶于生理盐水 500 ~ 1 000 mL，静脉滴注，仅用 1 次；另外还可每次尿激酶 20 万 ~ 50 万 U 溶于生理盐水 500 mL 中静脉滴注，每日 1 次，可连用 7 ~ 10 日。动脉滴注法：选择性动脉给药有两种途径，一是超选择性脑动脉注射法，即经股动脉或肘动脉穿刺后，先进行脑血管造影，明确血栓所在的部位，再将导管插至颈动脉或椎—基底动脉的分支，直接将药物注入血栓所在的动脉或直接注入血栓处，达到较准确的选择性溶栓作用；在注入溶栓药后，还可立即再进行血管造影了解溶栓的效果；另一种是采用颈动脉注射法，常规颈动脉穿刺后，将溶栓药注入发生血栓的颈动脉，起到溶栓的效果。动脉溶栓尿激酶的剂量一般是 10 万 ~ 30 万 U，有文献报道药物剂量还可适当加大。但急性脑梗死取得疗效的关键是掌握最佳的治疗时间窗，治疗时间窗比给药途径更重要。

（2）rt-PA：rt-PA 是第 1 种获得美国食品药品监督管理局（FDA）批准的溶栓药，特异性作用于纤溶酶原，激活血块上的纤溶酶原，而对血液循环中的纤溶酶原亲和力小；又因纤溶酶赖氨酸结合部位已被纤维蛋白占据，血栓表面的 α_2-抗纤溶酶抑制物作用很弱，但血中的纤溶酶赖氨酸结合部位未被占据，故可被 α_2-抗纤溶酶抑制物很快灭活。因此，rt-PA 优点为局部溶栓，很少产生全身抗凝、纤溶状态，而且无抗原性。但 rt-PA 半衰期短（3 ~ 5 分钟），而且血液循环中纤维蛋白原激活抑制物的活性高于 rt-PA，会有一定的血管再闭塞，故临床溶栓必须用大剂量连续静脉滴注。rt-PA 治疗剂量是 0.008 5 ~ 0.000 9 g/kg，总剂量少于 0.09 g，10% 的剂量先予静脉推注，其余 90% 的剂量在 24 小时内静脉滴注。

2007 年美国卒中学会发布的《急性缺血性卒中早期治疗指南》指出，早期治疗的策略性选择，发病接诊的当时医生第一阶段能做的 3 件事：①评价患者；②判断、诊断缺血的亚型；③分诊、介入、外科或内科，0 ~ 3 小时的治疗就是静脉溶栓，而且推荐使用 rt-PA。

《中国脑血管病防治指南》建议：①对经过严格选择的发病 3 小时内的急性缺血性脑卒中患者，应积极采用静脉溶栓治疗，首选 rt-PA；无条件采用 rt-PA 时，可用尿激酶替代；②发病 3 ~ 6 小时的急性缺血性脑卒中患者，可应用静脉尿激酶溶栓治疗，但选择患者应更严格；③对发病 6 小时以内的急性缺血性脑卒中患者，在有经验和有条件的单位，可以考虑进行动脉内溶栓治疗研究；④基底动脉血栓形成的溶栓治疗时间窗和适应证，可以适当放宽；⑤超过时间窗溶栓，不会增加治疗效果，且会增加再灌注损伤和出血并发症，不宜溶栓，恢复期患者应禁用溶栓治疗。

美国《急性缺血性卒中早期处理指南》Ⅰ级建议：MCA 梗死小于 6 小时的严重卒中患者，动脉溶栓治疗是可以选择的，或可选择静脉内滴注 rt-PA；治疗要求患者处于一个有经验能够立刻进行脑血管造影，且能提供合格介入的卒中中心；鼓励相关机构界定遴选能进行动脉溶栓的标准。Ⅱ级建议：对于具有使用静脉溶栓禁忌证，如近期手术的患者动脉溶栓是合理的。Ⅲ级建议：动脉溶栓的可获得性不应该一般地排除静脉内给 rt-PA。

（二）降纤治疗

降纤治疗可以降解血栓蛋白质，增加纤溶系统的活性，抑制血栓形成或促进血栓溶解。此类药物也应早期应用，最好是在发病后 6 小时内，但没有溶栓药物严格，特别适应于合并高纤维蛋白原血症者。目前国内纤溶药物种类很多，现介绍下面几种。

1. 巴曲酶

巴曲酶又名东菱克栓酶，能分解纤维蛋白原，抑制血栓形成，能促进纤溶酶的生成，而纤溶酶是溶解血栓的重要物质。巴曲酶的剂量和用法：第 1 日 10 BU，第 3 日和第 5 日各为 5 ~ 10 BU 稀释于 100 ~ 250 mL 生理盐水中，静脉滴注 1 小时以上。对治疗前纤维蛋白原在 4 g/L 以上和突发性耳聋（内耳卒中）的患者，首次剂量为 15 ~ 20 BU，以后隔日 5 BU，疗程 1 周，必要时可增至 3 周。

2. 精纯溶栓酶

精纯溶栓酶又名注射用降纤酶，为缬氨酸蛋白水解酶，能直接作用于血中的纤维蛋白 α-链释放出肽 A。此时生成的肽 A 血纤维蛋白体的纤维系统，诱发组织型纤溶酶原激活物（t-PA）的释放，增加 t-PA 的活性，促进纤溶酶的生成，使已形成的血栓得以迅速溶解。本品不含出血毒素，因此很少引起出血并发症。剂量和用法：首次 10 U 稀释于 100 mL 生理盐水中缓慢静脉滴注，第 2 日 10 U，第 3 日 5 ~ 10 U。必要时可适当延长疗程，每次 5 ~ 10 U，隔日静脉滴注 1 次。

3. 注射用纤溶酶

其原理是利用抗体最重要生物学特性，抗体与抗原能特异性结合，即抗体分子只与其相应的抗原发生结合剂量和用法：对急性缺血性脑梗死（发病后 72 小时内）第 1 ~ 3 日每次 300 U 加入 5% 葡萄糖注射液或生理盐水 250 mL 中静脉滴注，第 4 ~ 14 日每次 100 ~ 300 U。

4. 安克洛酶

安克洛酶是是一种蛋白水解酶，能迅速有效地降低血纤维蛋白原，并可裂解纤维蛋白肽 A，导致低纤维蛋白血症。剂量和用法：2 ~ 5 AU/kg 溶于 250 ~ 500 mL 生理盐水中，6 ~ 8 小时静脉滴注完，每日 1 次，连用 7 日。

《中国脑血管病防治指南》建议：①脑梗死早期（特别是 12 小时以内）可选用降纤治疗，高纤维蛋白血症更应积极降纤治疗；②应严格掌握适应证和禁忌证。

（三）抗血小板聚集药

抗血小板聚集药物，又称血小板功能抑制剂。随着对血栓性疾病发生机制认识的加深，血小板在血栓形成中起着重要的作用，近来抗血小板聚集药在预防和治疗缺血性脑卒中方面愈来愈引起人们的重视。

抗血小板聚集药物主要包括 TXA_2 抑制剂（阿司匹林），腺苷二磷酸（ADP）受体拮抗剂（噻氯吡啶、氯吡格雷），磷酸二酯酶抑制剂（双嘧达莫），糖蛋白（GP）Ⅱb/Ⅲa 受体抑制剂和其他抗血小板药物（西洛他唑、三氟柳、盐酸沙格雷脂片、曲克芦丁）。

1. 阿司匹林

阿司匹林是一种强效的血小板聚集抑制剂。阿司匹林抗栓作用的机制，主要是基于对环氧合酶-COX 的不可逆性抑制，使血小板内花生四烯酸转化 TXA_2 受阻；因为 TXA_2 可使血小板聚集和血管平滑肌收缩，在脑梗死发生后，TXA_2 可增加脑血管阻力、促进脑水肿形成。小剂量阿司匹林，可以抑制 TXA_2 和影响 PGI_2，而达到比较理想的抗血小板聚集效果。2 项非盲法随机干预研究表明，卒中发病后 48 小时内应用阿司匹林是安全有效的。

《中国脑血管病防治指南》建议：①多数无禁忌证的未溶栓患者，应在卒中后尽早（最好 48 小时内）开始使用阿司匹林；②溶栓患者应在溶栓 24 小时后，使用阿司匹林，或阿司匹林与双嘧达莫缓释剂的复合制剂；③阿司匹林的推荐剂量为每日 0.15 ~ 0.3 g，分 2 次服用；2~4 周后改为预防剂量（每日 0.05~0.15 g），或服阿司匹林每次 0.1 g，每日 1 次，口服。

不良反应：大剂量阿司匹林可导致上腹痛、恶心、呕吐，甚至上消化道出血。随着阿司匹林肠溶片的应用，这些不良反应明显减少。

2. 氯吡格雷

由于噻氯吡啶有明显的不良反应，已基本被淘汰，被第 2 代 ADP 受体拮抗剂氯吡格雷取代。氯吡格雷和噻氯吡啶一样对 ADP 诱导的血小板聚集有较强的抑制作用，对花生四烯酸、胶原、凝血酶、肾上腺素和血小板活化因子诱导的血小板聚集也有一定的抑制作用。与阿司匹林不同的是，其对 ADP 诱导的血小板第 1 相和第 2 相的聚集均有抑制作用，且有一定的解聚作用。它还可以与红细胞膜结合，降低红细胞在低渗溶液中的溶解倾向，改变红细胞的变形能力。

氯吡格雷的使用剂量为每次 0.05~0.075 g，每日 1 次。不良反应与阿司匹林比较，发生胃肠道出血的风险明显降低，发生腹泻和皮疹的风险略有增加，但明显低于噻氯吡啶。主要不良反应有头昏、头胀、恶心、腹泻，偶有出血倾向。氯吡格雷禁用于对本品过敏者及近期有活动性出血者。

3. 双嘧达莫

双嘧达莫又名潘生丁，通过抑制磷酸二酯酶活性，阻止环磷酸腺苷（cAMP）的降解，提高血小板 cAMP 的水平，具有抗血小板黏附聚集的能力。已作为预防和治疗冠心病、心绞痛的药物，但用于防治缺血性卒中的效果仍有争议。双嘧达莫的使用剂量为每次 0.05 g，每日 3 次，饭前 1 小时口服。

双嘧达莫的不良反应轻而短暂，长期服用可有头痛、头晕、呕吐、腹泻、面红、皮疹和皮肤瘙痒等。

4. GPⅡb/Ⅲa 受体拮抗剂

GPⅡb/Ⅲa 受体拮抗剂是一种新型抗血小板药，它通过阻断 GPⅡb/Ⅲa 受体与纤维蛋白原配体的特异性结合，有效抑制各种血小板激活剂诱导的血小板聚集，进而防止血栓形成。该类药还能抑制动脉粥样硬化斑块的其他成分，对预防动脉粥样硬化和修复受损血管壁起重要作用。GPⅡb/Ⅲa 受体拮抗剂分 3 类，即抗体类如阿昔单抗、肽类如埃替非巴肽和非肽类如替罗非班。GPⅡb/Ⅲa 受体拮抗剂在缺血性卒中二级预防中的剂量、给药途径、时间、监护措施以及安全性等目前仍在探讨中。

5. 西洛他唑

西洛他唑可抑制磷酸二酯酶（PDE），特别是 PDEⅢ，提高 cAMP 水平，从而起到扩张血管和抗血小板聚集的作用，常用剂量为每次 0.05~0.1 g，每日 2 次。

西洛他唑的不良反应可有皮疹、头晕、头痛、心悸、恶心、呕吐，偶有消化道出血、尿路出血等。

6. 三氟柳

三氟柳的抗血栓形成作用是通过干扰血小板聚集的多种途径实现的，如不可逆性抑制（COX）和 TXA_2 的形成。三氟柳抑制内皮细胞 COX 的作用极弱，不影响前列腺素合成。另外，三氟柳及其代谢产物 2-羟基-4-三氟甲基苯甲酸可抑制磷酸二酯酶，增加血小板和内皮细胞内 cAMP 浓度，增强血小板的抗聚集效应，该药应用于人体时不会延长出血时间。

有研究将 2 113 例 TIA 或卒中患者随机分组，进行三氟柳（每日 0.6 g）或阿司匹林（每日 0.325 g）治疗，平均随访 30.1 个月，主要转归指标为非致死性缺血性卒中、非致死性心肌梗死和血管性疾病死亡的联合终点，结果两组联合终点发生率、各个终点事件发生率和存活率均无明显差异，三氟柳组出血性事件发生率明显低于阿司匹林组。

7. 盐酸沙格雷酯片

盐酸沙格雷酯片是 5-HT$_2$ 受体阻滞剂，具有抑制由 5-羟色胺（5-HT）增强的血小板聚集作用和由 5-HT 引起的血管收缩的作用，增加被减少的侧支循环血流量，改善周围循环障碍等。口服盐酸沙格雷酯片后 1 ~ 5 小时即有抑制血小板的聚集作用，可持续 4 ~ 6 小时。口服每次 0.1 g，每日 3 次。不良反应较少，可有皮疹、恶心、呕吐和胃部灼热感等。

8. 曲克芦丁

曲克芦丁又名维脑路通，能抑制血小板聚集，防止血栓形成，同时能对抗 5-HT、缓激肽引起的血管损伤，增加毛细血管抵抗力，降低毛细血管通透性等。口服每次 0.2 g，每日 3 次；或每次 0.4 ~ 0.6 g 加入 5% 葡萄糖注射液或生理盐水 250 ~ 500 mL 中静脉滴注，每日 1 次，可连用 15 ~ 30 日。不良反应较少，偶有恶心和便秘。

（四）扩血管治疗

目前扩张血管药仍然是广泛应用的药物，但脑梗死急性期不宜使用，因为脑梗死病灶后的血管处于血管麻痹状态，此时应用血管扩张药，能扩张正常血管，对病灶区的血管不但不能扩张，还要从病灶区盗血，称为"偷漏现象"。因此，血管扩张药应在脑梗死发病 2 周后才可应用。常用的扩张血管药有以下几种。

1. 丁苯酞

每次 0.2 g，每日 3 次，口服。偶见恶心、腹部不适，有严重出血倾向者忌用。

2. 盐酸倍他司汀

每次 0.02 g 加 5% 葡萄糖注射液 500 mL 静脉滴注，每日 1 次，连用 10 ~ 15 日；或每次 0.008 g，每日 3 次，口服。

3. 盐酸法舒地尔注射液

每次 0.06 g 加入 5% 葡萄糖注射液或生理盐水 250 mL 中静脉滴注，每日 1 次，连用 10 ~ 14 日。可有一过性颜面潮红、低血压和皮疹等不良反应。

4. 丁咯地尔

每次 0.2 g 加入 5% 葡萄糖注射液或生理盐水 250 ~ 500 mL 中，缓慢静脉滴注，每日 1 次，连用 10 ~ 14 日。可有头痛、头晕、肠胃道不适等不良反应。

5. 银杏达莫注射液

每次 20 mL 加入 5% 葡萄糖注射液或生理盐水 500 mL 中静脉滴注，每日 1 次，可连用 14 日。偶有头痛、头晕、恶心等不良反应。

6. 葛根素注射液

每次 0.5 g 加入 5% 葡萄糖注射液或生理盐水 500 mL 中静脉滴注，每日 1 次，连用 14 日。

7. 灯盏花素注射液

每次 20 mL（含灯盏花乙素 50 g）加入 5% 葡萄糖注射液或生理盐水 250 mL 中静脉滴

注，每日 1 次，连用 14 日。偶有头痛、头昏等不良反应。

（五）钙通道阻滞剂

钙通道阻滞剂是继 β 受体阻滞剂之后，脑血管疾病治疗中最重要的进展之一。正常时细胞内钙离子浓度为 10^{-9} mol/L，细胞外钙离子浓度比细胞内大 1 万倍。在病理情况下，钙离子迅速内流到细胞内，使原有的细胞内外钙离子平衡破坏，结果造成：①由于血管平滑肌细胞内钙离子增多，导致血管痉挛，加重缺血、缺氧；②由于大量钙离子激活腺苷三磷酸（ATP）酶，使 ATP 酶加速消耗，结果细胞内能量不足，多种代谢无法维持；③由于大量钙离子破坏了细胞膜的稳定性，使许多有害物质释放出来；④神经细胞内钙离子徒增，可加速已经衰竭的细胞死亡。使用钙通道阻滞剂的目的在于阻止钙离子内流到细胞内，阻断上述病理过程。

钙通道阻滞剂改善脑缺血和解除脑血管痉挛的机制可能是：①解除缺血灶中血管痉挛；②抑制肾上腺素受体介导的血管收缩，增加脑组织葡萄糖利用率，继而增加脑血流量。③有梗死的半球内血液重新分布，缺血区脑血流量增加，高血流区血流量减少，对临界区脑组织有保护作用。几种常用的钙通道阻滞剂如下。

1. 尼莫地平

尼莫地平为选择性扩张脑血管作用很强的钙通道阻滞剂。口服每次 0.4 g，每日 3 ~ 4 次。注射液每次 0.24 g 溶于 5% 葡萄糖注射液 1 500 mL 中静脉滴注，开始注射时，速度为每小时 0.001 g，若患者能耐受，1 小时后速度增至每小时 0.002 g，每日 1 次，连续用药 10 日，以后改用口服。不良反应比较轻微，口服时可有一过性消化道不适、头晕、嗜睡和皮肤瘙痒等。静脉给药可有血压下降（尤其是治疗前有高血压者）、头痛、头晕、皮肤潮红、多汗、心率减慢或心率加快等。

2. 尼卡地平

尼卡地平对脑血管的扩张作用强于外周血管的作用。每次口服 0.02 g，每日 3 ~ 4 次，连用 1 ~ 2 个月。

3. 氟桂利嗪

每次 0.005 ~ 0.01 g，睡前服。

4. 桂利嗪片

每次口服 0.025 g，每日 3 次。

（六）防治脑水肿

大面积脑梗死、出血性梗死的患者多有脑水肿，应给予降低颅压处理，如床头抬高 30°、避免有害刺激、解除疼痛、适当吸氧和恢复正常体温等基本处理，有条件行颅内压测定者，脑灌注压应保持在 9.3 kPa 以上，避免使用低渗和含糖溶液，如脑水肿明显者应快速给予降颅压处理。

1. 甘露醇

甘露醇对缩小脑梗死面积与减轻病残有一定的作用。有报道应用 20% 甘露醇治疗脑血栓形成取得了很好的效果。甘露醇除降低颅内压外，还可降低血液黏度、增加红细胞变形性、减少红细胞聚集、减少脑血管阻力、增加灌注压、提高灌注量、改善脑的微循环。同时，还提高心排血量。每次 125 ~ 250 mL 静脉滴注，每 6 小时 1 次，连用 7 ~ 10 日。甘露醇治疗脑水肿疗效快、效果好。不良反应为降颅压有反跳现象，可能引起心力衰竭、肾功能损害、电解质紊乱等。

2. 复方甘油注射液

复方甘油注射液能选择性地脱出脑组织中水分，可减轻脑水肿；在体内参加三羧酸循环代谢后转换成能量，供给脑组织，增加脑血流量，改善脑循环，因而有利于脑缺血病灶的恢复。每日 500 mL 静脉滴注，每日 2 次，可连用 15～30 日。复方甘油注射液静脉滴注速度应控制为 2 mL/min，以免发生溶血反应。由于要控制静脉滴速，故不能用于急救。有大面积脑梗死的患者，有明显脑水肿甚至发生脑疝，一定要应用足量的甘露醇；或甘露醇与复方甘油注射液同时或交替用药，这样可以维持恒定的降颅压作用和减少甘露醇的用量，从而减少甘露醇的不良反应。

3. 七叶皂苷钠

七叶皂苷钠有抗渗出、消水肿、增加静脉张力、改善微循环和促进脑功能恢复的作用。每次 0.25 g 加入 5% 葡萄糖注射液或生理盐水 250～500 mL 静脉滴注，每日 1 次，连用10～14 日。

4. 手术减压治疗

手术主要适应于恶性大脑中动脉梗死和小脑梗死。

（七）提高血氧和辅助循环

高压氧是有价值的辅助疗法，在脑梗死的急性期和恢复期都有治疗作用。有研究表明，脑广泛缺血后，纠正脑的乳酸中毒或脑代谢产物积聚，可恢复神经功能。高压氧向脑缺血区域弥散，可使这些区域的细胞在恢复正常灌注前得以生存，从而减轻缺血缺氧后引起的病理改变，保护受损的脑组织。

（八）神经细胞活化剂

神经细胞活化剂有一定的营养神经细胞和促进神经细胞活化的作用，但确切的效果，尚待进一步大量临床验证和评价。

1. 胞苷二磷酸（cytidine diphosphate choline，CDP）

CDP 参与体内卵磷脂的合成，有改善脑细胞代谢的作用和促进意识障碍的恢复。每次 0.75 g 加入 5% 葡萄糖注射液 250 mL 中静脉滴注，每日 1 次，连用 15～30 日。

2. 胞苷三磷酸（cytidine triphosphate，CTP）

CTP 主要药效成分是三磷酸胞苷，该物质不仅能直接参与磷脂与核酸的合成，还间接参与磷脂与核酸合成过程中的能量代谢，有神经营养、调节物质代谢和抗血管硬化的作用。每次 0.06～0.12 g 加入 5% 葡萄糖注射液 250 mL 中静滴，每日 1 次，可连用10～14 日。

3. 小牛血去蛋白提取物注射液

小牛血去蛋白提取物注射液是一种小分子肽、核苷酸和寡糖类物质，不含蛋白质和致热原。能促进细胞对氧和葡萄糖的摄取和利用，使葡萄糖的无氧代谢转向为有氧代谢；使能量物质生成增多，延长细胞生存时间，促进组织细胞代谢、功能恢复和组织修复。每次 1.2～1.6 g 加入 5% 葡萄糖注射液 500 mL 中静脉滴注，每日 1 次，可连用 15～30 日。

4. 依达拉奉注射液

依达拉奉注射液是一种自由基清除剂，能抑制脂自由基的生成，抑制细胞膜脂质过氧化连锁反应，抑制自由基介导的蛋白质、核酸不可逆的破坏作用，是一种脑保护药物。每次 0.03 g 加入 5% 葡萄糖注射液 250 mL 中静脉滴注，每日 2 次，连用 14 日。

（九）其他内科治疗

1. 调节和稳定血压

急性脑梗死患者的血压检测和治疗存在争议。因为血压偏低会减少脑血流灌注，加重脑梗死。在急性期，患者会出现不同程度的血压升高，原因是多方面的，如脑卒中后的应激反应、膀胱充盈、疼痛及机体对脑缺氧和颅内压升高的代偿反应等，且其升高的程度与脑梗死病灶大小、部位、疾病前是否患高血压病有关。脑梗死早期的高血压处理取决于血压升高的程度及患者的整体情况。ASA 和 EUSI 都赞同：收缩压超过 29.3 kPa 或舒张压超过 16 kPa，则应谨慎给予缓慢降血压治疗，并严密观察血压变化，防止血压降得过低。然而有一些脑血管治疗中心，主张只有在出现下列情况才考虑降压治疗，如合并夹层动脉瘤、肾衰竭、心脏衰竭及高血压脑病时。但在溶栓治疗时，需及时降压治疗，应避免收缩压大于 24.7 kPa，以防止继发性出血。降压推荐使用微输液泵静脉注射硝普钠，可迅速、平稳地降低血压至所需水平；也可用乌拉地尔、卡维地洛等。

2. 控制血糖

糖尿病是脑卒中的危险因素之一，并可加重急性脑梗死和局灶性缺血再灌注损伤。研究证实，急性卒中后高血糖与大面积脑梗死、皮质受累及其功能转归不良有关；但积极降低血糖能否改善患者的临床转归，尚缺乏足够证据。如果患者没有糖尿病史，只是急性脑卒中后血糖应激性升高，则不必应用降糖药物，只需在输液中尽量不用葡萄糖溶液就可降低血糖水平；有糖尿病史的患者必须同时应用降糖药适当控制高血糖；血糖超过 0.18 g/dL（10 mmol/L）时需降糖处理。

3. 心脏疾病的防治

对并发心脏疾病的患者要采取相应防治措施，如果要应用甘露醇脱水治疗，则必须加用呋塞米以减少心脏负荷。

4. 防治感染

对有吞咽困难或意识障碍的脑梗死患者，容易合并肺部感染，应给予相应的抗生素和止咳化痰药物，必要时做气管切开，有利吸痰。

5. 保证营养和水、电解质的平衡

特别是对有吞咽困难和意识障碍的患者，应采用鼻饲，保证营养、水与电解质的补充。

6. 体温管理

在实验室卒中模型中，发热与脑梗死体积增大和归转不良有关。体温升高可能是中枢性高热或继发感染的结果，均与临床归转不良有关。应积极迅速找出感染灶并予适当治疗，并可使用乙酰氨基酚进行退热治疗。

（十）康复治疗

脑梗死患者只要生命体征稳定，应尽早开始康复治疗，主要目的是促进神经功能的恢复。早期进行瘫痪肢体的功能锻炼和语言训练，防止关节挛缩和足下垂，可采用针灸、按摩、理疗和被动运动等治疗方法。

（十一）中成药

可酌情选用中成药，包括华佗再造丸、血塞通软胶囊、脑心通胶囊、松龄血脉康胶囊及养血清脑颗粒等。

八、预后与预防

（一）预后

（1）如果得到及时的治疗，特别是能及时在脑卒中单元获得早期溶栓疗法等系统规范的中西医结合治疗，可提高疗效，减少致残率，30%以上的患者能自理生活，甚至恢复工作能力。

（2）脑梗死国外病死率为6.9%~20%，其中颈内动脉系梗死为17%，椎—基底动脉系梗死为18%。秦震等观察随访经CT证实的脑梗死1~7年的预后，发现：①累计生存率，6个月为96.8%，12个月为91%，2年为81.7%，3年为81.7%，4年为76.5%，5年为76.5%，6年为71%，7年为71%；急性期病死率为22.3%，其中颈内动脉系22%，椎—基底动脉系25%，意识障碍、肢体瘫痪和继发肺部感染是影响预后的主要因素；②累计病死率，在开始半年内迅速上升，1年半达高峰，说明发病后1年半不能恢复自理者，继续恢复的可能性较小。

（二）预防

1. 一级预防

一级预防是指发病前的预防，即通过早期改变不健康的生活方式，积极主动的控制危险因素，从而达到使脑血管病不发生或发病年龄推迟的目的。从流行病学角度看，只有一级预防才能降低人群发病率。对于病死率及致残率很高的脑血管病来说，重视并加强开展一级预防的意义远远大于二级预防。

对血栓形成性脑梗死的危险因素及其干预管理有下述几方面，服用降血压药物，有效控制高血压，防治心脏病；冠心病患者应服用小剂量阿司匹林，定期监测血糖和血脂，合理饮食和应用降糖药物和降脂药物，不吸烟不酗酒；对动脉狭窄患者、无症状颈内动脉狭窄患者一般不推荐手术治疗或血管内介入治疗；对于重度颈动脉狭窄（大于70%）的患者，在有条件的医院可以考虑行颈动脉内膜切除术或血管内介入治疗。

2. 二级预防

卒中首次发病后应尽早开展二级预防工作，可预防或降低再次发生率。首先要对第1次发病机制正确评估，管理和控制血压、血糖、血脂和心脏病，应用抗血小板聚集药物，颈内动脉狭窄的干预同一级预防，有效降低同型半胱氨酸水平。

（董　齐）

第三节　脑栓塞

一、概述

脑栓塞是指来自身体各部位的栓子，经颈动脉或椎动脉进入颅内，阻塞脑部血管，中断血流，该动脉供血区域的脑组织缺血缺氧而软化坏死及相应的脑功能障碍。临床表现出相应的神经系统功能缺损症状和体征，如急骤起病的偏瘫、偏身感觉障碍和偏盲等。大面积脑梗死还有颅内高压症状，严重时可发生昏迷和脑疝。栓塞性脑梗死约占脑梗死的15%。

二、病因和发病机制

（一）病因

脑栓塞按其栓子来源不同，可分为心源性脑栓塞、非心源性脑栓塞及来源不明的脑栓塞。心源性栓子占脑栓塞的60%~75%。

1. 心源性脑栓塞

风湿性心脏病引起的脑栓塞，占整个脑栓塞的50%以上。二尖瓣狭窄或二尖瓣狭窄合并闭锁不全者最易发生脑栓塞。二尖瓣狭窄时，左心房扩张，血流缓慢淤滞，又有涡流，易于形成附壁血栓，血流的不规则更易使之脱落成栓子，故心房颤动时更易发生脑栓塞。慢性心房颤动是脑栓塞形成最常见的原因，还有心肌梗死、心肌病的附壁血栓，细菌性心内膜炎时瓣膜上的炎性赘生物脱落、心脏黏液瘤和心脏手术等。

2. 非心源性脑栓塞

主动脉以及发出的大血管粥样硬化斑块和附着物脱落，引起的血栓栓塞也是脑栓塞的常见原因。另外还有炎症的脓栓，骨折的脂肪栓，人工气胸、气腹的空气栓、癌栓、虫栓和异物栓，还有来源不明栓子等。

（二）发病机制

各个部位的栓子通过颈动脉系统或椎动脉系统时，栓子阻塞血管的某一分支，造成缺血、梗死和坏死，产生相应的临床表现；还有栓子造成远端的急性供血中断，该区脑组织发生缺血性变性、坏死及水肿，另外因栓子的刺激，该段动脉和周围小动脉反射性痉挛，结果不仅造成该栓塞的动脉供血区的缺血，同时因其周围的动脉痉挛，进一步加重脑缺血损害的范围。

三、病理

脑栓塞的病理改变与脑血栓形成基本相同，但是，有以下几点不同：①脑栓塞的栓子与动脉壁不粘连，而脑血栓形成是在动脉壁上形成的，所以栓子与动脉壁粘连不易分开；②脑栓塞的栓子可以向远端移行，而脑血栓形成的栓子不能；③脑栓塞所致的梗死灶，有60%以上合并出血性梗死，脑血栓形成所致的梗死灶合并出血性梗死较少；④脑栓塞往往为多发病灶，脑血栓形成常为一个病灶。另外，炎性栓子可见局灶性脑炎或脑脓肿，寄生虫栓子在栓塞处可发现虫体或虫卵。

四、临床表现

（一）发病年龄

风湿性心脏病引起者以中青年为多，冠心病及大动脉病变引起者以中老年人为多。

（二）发病情况

发病急骤，在数秒钟或数分钟之内达高峰，是所有脑卒中发病最快者，有少数患者因反复栓塞可在数日内呈阶梯式加重。一般发病无明显诱因，安静和活动时均可发病。

（三）症状与体征

约有 4/5 的脑栓塞发生于前循环，特别是大脑中动脉，病变对侧出现偏瘫、偏身感觉障碍和偏盲，优势半球病变还有失语。癫痫发作很常见，因大血管栓塞，常引起脑血管痉挛，有部分性发作或全面性发作。椎—基底动脉栓塞约占 1/5，起病有眩晕、呕吐、复视、交叉性瘫痪、共济失调、构音障碍和吞咽困难等。栓子进入一侧或两侧大脑后动脉有同向性偏盲或皮质盲。基底动脉主干栓塞会导致昏迷、四肢瘫痪，可引起闭锁综合征及基底动脉尖综合征。

心源性栓塞患者有心悸、胸闷、心律不齐和呼吸困难等症状。

五、辅助检查

1. 胸部 X 线检查

可发现心脏肥大。

2. 心电图检查

可发现陈旧或新鲜心肌梗死、心律失常等。

3. 超声心动图检查

超声心动图是评价心源性栓塞性脑梗死的重要依据之一，它能够显示心脏立体解剖结构，包括瓣膜反流和运动，心室壁的功能和心腔内的肿块。

4. 多普勒超声检查

多普勒超声有助于测量血流通过狭窄瓣膜的压力梯度及狭窄的严重程度；彩色多普勒血流图可检测瓣膜反流程度，并可研究与血管造影的相关性。

5. TCD

可检测颅内血流情况，评价血管狭窄的程度及闭塞血管的部位，也可检测动脉粥样硬化的斑块及微栓子的部位。

6. CT 和 MRI 检查

头颅 CT 和 MRI 检查可显示缺血性梗死和出血性梗死改变，合并出血性梗死高度支持脑栓塞的诊断，许多患者继发出血性梗死但临床症状并未加重，发病 3~5 日复查 CT 可早期发现继发性梗死后出血。早期脑梗死 CT 检查难于发现，常规 MRI 检查假阳性率较高，DWI 和 PWI 可以发现超急性期脑梗死。MRA 是一种无创伤性显示脑血管狭窄或阻塞的方法，造影特异性较高。DSA 可更好地显示脑血管狭窄的部位、范围和程度。

7. 腰椎穿刺脑脊液检查

脑栓塞引起的大面积脑梗死可有压力增高和蛋白质含量增高；出血性脑梗死时可见红细胞。

六、诊断和鉴别诊断

（一）诊断

（1）多为急骤发病。

（2）多数无前驱症状。

（3）一般意识清楚或有短暂意识障碍。

（4）有颈内动脉系统或椎—基底动脉系统症状和体征。

（5）腰椎穿刺脑脊液检查一般不应含血液，若有红细胞可考虑出血性脑栓塞。

（6）栓子的来源可为心源性或非心源性，也可同时伴有脏器栓塞症状。

（7）头颅 CT 和 MRI 检查有梗死灶或出血性梗死灶。

（二）鉴别诊断

1. 血栓形成性脑梗死

均为急性起病的偏瘫、偏身感觉障碍；但血栓形成性脑梗死发病较慢，短期内症状可逐渐进展，一般无心房颤动等心脏病症状，头颅 CT 很少有出血性梗死灶，以资鉴别。

2. 脑出血

均为急骤起病的偏瘫；但脑出血多数有高血压、头痛、呕吐和意识障碍，头颅 CT 为高密度灶可以鉴别。

七、治疗

（一）抗凝治疗

对于抗凝治疗预防心源性脑栓塞复发的利弊，仍存在争议。

对于抗凝治疗目前仍有不同的看法，有的学者认为脑栓塞容易发生出血性脑梗死和大面积脑梗死，可有明显的脑水肿，所以在急性期不主张应用较强的抗凝药物，以免引起出血性梗死，或并发脑出血及脑水肿加重。也有学者认为，抗凝治疗是预防随后再发栓塞性卒中的重要手段。心房颤动或有再栓塞风险的心源性病因，动脉夹层或动脉高度狭窄患者，可应用抗凝药物预防再栓塞。栓塞复发的高度风险，可完全抵消发生出血的风险。常用的抗凝药物有以下几种。

1. 肝素

肝素不仅能阻碍凝血活酶的形成，增强抗凝血酶，中和活性凝血因子及纤溶酶，还能消除血小板的凝集作用，通过抑制透明质酸酶的活性而发挥抗凝作用。肝素每次 12 500 ~ 25 000 U（0.1 ~ 0.2 g）加入 5% 葡萄糖注射液或生理盐水 1 000 mL 中缓慢静脉滴注或微泵注入，以每分钟 10 ~ 20 滴为宜，维持 48 小时，同时第 1 日开始口服抗凝药。

有颅内出血、严重高血压、肝肾功能障碍、消化道溃疡、急性细菌性心内膜炎和有出血倾向者禁用。根据 APTT 调整剂量，维持治疗前 APTT 值的 1.5 ~ 2.5 倍，及时检测凝血酶时间及活动度。用量过大，可导致严重自发性出血。

2. 低分子量肝素钙

低分子量肝素钙是一种由普通肝素通过硝酸分解纯化而得到的低分子肝素钙盐，它的平均分子量为 4 500 Da，目前认为低分子肝素钙是通过抑制凝血酶的生长而发挥作用。另外还可溶解血栓和改善血流动力学。对血小板的功能影响明显小于肝素，很少引起出血并发症。因此，是一种比较安全的抗凝药。每次 4 000 ~ 5 000 U，腹部脐下外侧皮下垂直注射，每日 1 ~ 2 次，连用 7 ~ 10 日。注意不能用于肌内注射，可能引起注射部位出血性瘀斑、皮下淤血、血尿和过敏性皮疹。

3. 华法林

华法林为香豆素衍生物钠盐，通过拮抗维生素 K 的作用，使凝血因子Ⅱ、Ⅶ、Ⅸ和Ⅹ的前体物质不能活化，在体内发挥竞争性的抑制作用，为一种间接性的中效抗凝剂，第 1 日给予 0.005 ~ 0.01 g 口服，第 2 日半量，第 3 日根据复查的凝血酶时间及活动度结果给予维持剂量；一般维持量为每日 0.002 ~ 0.005 g，用药期间凝血酶活动度维持在 25% ~ 40%，可用 3 ~ 6 个月，可有牙龈出血、血尿、发热、恶心、呕吐、腹泻等不良反应。

（二）脱水降颅压药物

脑栓塞患者常为大面积脑梗死、出血性脑梗死，常有明显脑水肿，甚至发生脑疝的危险，对此必须立即应用降颅压药物。心源性脑栓塞应用甘露醇可增加心脏负荷，有引起急性肺水肿的风险。20% 甘露醇每次只能给 125 mL 静脉滴注，每日 4 ~ 6 次；甘油果糖每次 250 ~ 500 mL 缓慢静脉滴注，每日 2 次，以增强甘露醇的脱水力度；同时必须加用呋塞米，每次 0.04 g 静脉注射，每日 2 次，可减轻心脏负荷，达到保护心脏的作用，保证甘露醇的脱水治疗。

（三）扩张血管药物

1. 丁苯酞

每次 0.2 g，每日 3 次，口服。

2. 葛根素注射液

每次 0.5 g 加入 5% 葡萄糖注射液或生理盐水 250 mL 中静脉滴注，每日 1 次，可连用 10 ~ 14 日。

3. 复方丹参注射液（每支 2 mL，每 1 mL 相当于丹参、降香生药各 1 g）

每次 4 mL 加入 5% 葡萄糖注射液或生理盐 250 mL 中静脉滴注，每日 1 次，可连用 10 ~ 14 日。

4. 川芎嗪注射液

每次 0.1 g 加入 5% 葡萄糖注射液或生理盐水 250 mL 中静脉滴注，每日 1 次，可连用 10 ~ 15 日，有脑水肿和出血倾向者忌用。

（四）抗血小板聚集药物

早期暂不应用，特别是已有出血性梗死者急性期不宜应用。急性期过后，为了预防血栓栓塞的复发，可较长期应用阿司匹林或氯吡格雷。

（五）原发病治疗

对感染性心内膜炎（亚急性细菌性心内膜炎），在病原菌未培养出来时，给青霉素每次 320 万 ~ 400 万 U 加入 5% 葡萄糖注射液或生理盐水 250 mL 中静脉滴注，每日 4 ~ 6 次；已知病原微生物，对青霉素敏感的首选青霉素，对青霉素不敏感者选用头孢曲松，每次 2 g 加入 5% 葡萄糖注射液 250 ~ 500 mL 中静脉滴注，12 小时滴完，每日 2 次。对青霉素过敏和过敏体质者慎用，对头孢菌素类药物过敏者禁用。对青霉素和头孢类抗生素不敏感者可应用去甲万古霉素，每日 0.03 g/kg，分 2 次静脉滴注，每 0.8 g 药物至少加 200 mL 液体，在 1 小时以上时间内缓慢滴入，可用 4 ~ 6 周，24 小时内最大剂量不超过 2 g；此药有明显的耳毒性和肾毒性。

八、预后与预防

（一）预后

脑栓塞急性期病死率为 5%～15%，多死于严重脑水肿、脑疝。心肌梗死引起的脑栓塞预后较差，多遗留严重的后遗症。如栓子来源不消除，半数以上患者可能复发，约 2/3 在 1 年内复发，复发的病死率更高。10%～20% 的脑栓塞患者可能在病后 10 日内发生第 2 次栓塞，病死率极高。对栓子较小、症状较轻，采用及时治疗的患者，神经功能障碍可以部分或完全缓解。

（二）预防

最重要的是预防脑栓塞的复发，目前认为对于心房颤动、心肌梗死、二尖瓣脱垂患者可首选华法林作为二级预防的药物，阿司匹林也有效，但效果低于华法林。华法林的剂量一般为每日 0.002～0.003 g，老年人每日 0.001 5～0.002 5 g，并可采用 INR 为标准进行治疗，既可获效，又可减少出血的危险性。

关于脑栓塞发生后何时开始应用抗凝剂仍有不同看法。有的学者认为过早应用可增加出血的危险性，因此建议发病后数周再开始应用抗凝剂比较安全。临床研究结果表明，高血压是引起出血的主要危险因素，如能严格控制高血压，华法林的剂量强度控制在 INR 2.0～3.0，患者出血发生率可以降低。目前认为华法林可以作为某些心源性脑栓塞的预防药物。

（董　齐）

第四节　腔隙性脑梗死

一、概述

腔隙性脑梗死是指大脑半球深部白质和脑干等中线部位，由血管直径 100～400 μm 的穿支动脉闭塞导致的脑梗死。所引起的病灶为 0.5～15.0 mm³ 的梗死灶，大多由大脑前动脉、大脑中动脉、前脉络膜动脉和基底动脉的穿支动脉闭塞引起。脑深部穿通动脉闭塞导致相应灌注区脑组织缺血、坏死、液化，由吞噬细胞将该处组织移走而形成小腔隙。好发于基底核、丘脑、内囊、脑桥的大脑皮质贯通动脉供血区。反复发生多个腔隙脑梗死，称为多发性腔隙性脑梗死。临床引起相应的综合征，常见的有纯运动型轻偏瘫，纯感觉性卒中、构音障碍手笨拙综合征，共济失调性轻偏瘫和感觉运动型卒中。高血压和糖尿病是主要原因，特别是高血压尤为重要。腔隙性脑梗死占脑梗死的 20%～30%。

二、病因和发病机制

（一）病因

腔隙性脑梗死的病因尚未完全清楚，可能与下列因素有关。

1. 高血压

长期高血压作用于小动脉及微小动脉壁，致脂质透明变性，管腔闭塞，产生腔隙性病变。舒张压增高是多发性腔隙性脑梗死的常见原因。

2. 糖尿病

糖尿病时血浆低密度脂蛋白及极低密度脂蛋白的浓度增高，引起脂质代谢障碍，促进胆固醇合成，从而加速加重动脉硬化的形成。

3. 微栓子（无动脉病变）

各种类型小栓子阻塞小动脉导致腔隙性梗死，如胆固醇、红细胞增多症、纤维蛋白等。

4. 血液成分异常

如红细胞增多症、血小板增多症和高凝状态，也可导致发病。

（二）发病机制

腔隙性脑梗死的发病机制还不完全清楚，微小动脉粥样硬化被认为是本病常见的发病机制。在慢性高血压患者中，粥样硬化斑在 $100 \sim 400 \ \mu m$ 的小动脉中也能发现动脉狭窄和闭塞。颈动脉粥样斑块，尤其是多发性斑块，可能会导致腔隙性脑梗死。脑深部穿通动脉闭塞，导致相应灌注区脑组织缺血、坏死，由吞噬细胞将该处脑组织移走，遗留小腔，导致该部位的神经功能缺损。

三、病理

腔隙梗死灶呈不规则圆形、卵圆形或狭长形，累及管径在 $100 \sim 400 \ \mu m$ 的穿通动脉，梗死部位主要在基底核（特别是壳核和丘脑）、内囊和脑桥的白质。大多数腔隙梗死灶位于豆纹动脉分支，大脑后动脉的丘脑深穿支，基底动脉的旁中央支供血区。阻塞常发生在深穿支的前半部分，因而梗死灶均较小，大多数直径为 $0.2 \sim 15 \ mm$。病变血管可见透明变性、玻璃样脂肪变、玻璃样小动脉坏死，血管壁坏死和小动脉硬化等。

四、临床表现

本病常见于 $40 \sim 60$ 岁以上的中老年人，腔隙性脑梗死患者中高血压的发病率约为 75%，糖尿病的发病率为 $25\% \sim 35\%$，有短暂性脑缺血发作（TIA）史者约有 20%。

（一）症状和体征

临床症状一般较轻，体征单一，一般无头痛、颅内高压症状和意识障碍。由于病灶小，又常位于脑的静区，故许多空隙性脑梗死在临床上无症状。

（二）临床综合征

Fisher 根据病因、病理和临床表现，归纳为 21 种综合征，常见的有以下几种。

1. 纯运动性轻偏瘫（pure motor hemiparesis，PMH）

最常见，约占 60%，有病灶对侧轻偏瘫，而不伴失语、感觉障碍和视野缺损。病灶多在内囊和脑干。

2. 纯感觉性卒中（pure sensory stroke，PSS）

约占 10%，表现为病灶对侧偏身感觉障碍，也可伴有感觉异常，如麻木、烧灼和刺痛感。病灶在丘脑腹后外侧核或内囊后肢。

3. 构音障碍手笨拙综合征（dysarthria-clumsy hand syndrome，DCHS）

约占 20%，表现为构音障碍、吞咽困难，病灶对侧轻度中枢性面瘫、舌瘫，手的精细运动欠灵活，指鼻试验欠稳。病灶在脑桥基底部或内囊前肢及膝部。

4. 共济失调性轻偏瘫综合征（ataxic hemiparesis syndrome，AHS）

病灶同侧共济失调和病灶对侧轻偏瘫，下肢重于上肢，伴有锥体束征，病灶多在放射冠汇集至内囊处，或脑桥基底部皮质脑桥束受损所致。

5. 感觉运动性卒中（sensorimotor stroke）

少见，以偏身感觉障碍起病，再出现轻偏瘫，病灶位于丘脑腹后核及邻近内囊后肢。

6. 腔隙状态（lacunar state）

由于多次腔隙梗死，有进行性加重的偏瘫、严重的精神障碍、痴呆、平衡障碍、二便失禁、假性延髓性麻痹、双侧锥体束征和类帕金森综合征等。近年由于有效控制血压及治疗的进步，现在已很少见。

五、辅助检查

（一）神经影像学检查

1. 颅脑 CT 检查

非增强 CT 扫描显示为基底核区或丘脑，呈卵圆形低密度灶，边界清楚，直径为 10~15 mm。由于病灶小，占位效应轻微，一般仅为相邻脑室局部受压，多无中线移位，梗死密度随时间逐渐减低，4 周后接近脑脊液密度，并出现萎缩性改变。增强扫描于梗死后 3 日至 1 个月可能发生均一或斑块性强化，以 2~3 周明显，待达到脑脊液密度时，则不再强化。

2. 颅脑 MRI 检查

MRI 检查比 CT 优越，尤其是对脑桥的腔隙梗死和新旧腔隙梗死的鉴别有意义，增强后能提高阳性率。颅脑 MRI 检查在 T_2W 像上显示高信号，是小动脉阻塞后新的或陈旧的病灶。T_1WI 和 T_2WI 分别表现为低信号和高信号斑点状或斑片状病灶，呈圆形、椭圆形或裂隙形，最大直径常为数毫米，一般不超过 1 cm。急性期 T_1WI 的低信号和 T_2WI 的高信号，常不及慢性期明显，由于水肿的存在，病灶看起来常大于实际梗死灶。注射造影剂后，T_1WI 急性期、亚急性期和慢性期病灶显示增强，呈椭圆形、圆形，也可呈环形。

3. CTA、MRA

了解颈内动脉有无狭窄及闭塞程度。

4. TCD

了解颈内动脉狭窄及闭塞程度。

（二）血液学检查

了解有无糖尿病和高脂血症等。

六、诊断和鉴别诊断

（一）诊断

（1）中老年人发病，多数患者有高血压病史，部分患者有糖尿病史或 TIA 史。

（2）急性或亚急性起病，症状比较轻、体征比较单一。

（3）临床表现符合 Fisher 描述的常见综合征之一。

（4）颅脑 CT 或 MRI 发现与临床神经功能缺损一致的病灶。

（5）预后较好，恢复较快，大多数患者不遗留后遗症状和体征。

（二）鉴别诊断

1. 小量脑出血

均为中老年发病，有高血压和急起的偏瘫和偏身感觉障碍；但小量脑出血颅脑 CT 显示高密度灶即可鉴别。

2. 脑囊虫病

在颅脑 CT 均表现为低信号病灶；但是脑囊虫病的颅脑 CT 呈多灶性、小灶性和混合灶性病灶，临床表现常有头痛和癫痫发作，血液和脑脊液囊虫抗体阳性，可供鉴别。

七、治疗

（一）抗血小板聚集药物

此类药物是预防和治疗腔隙脑梗死的有效方法。

1. 肠溶阿司匹林（或阿司匹林）

每次 0.1 g，每日 1 次口服，可连用 6 ~ 12 个月。

2. 氯吡格雷

每次 0.05 ~ 0.075 g，每日 1 次口服，可连用半年。

3. 西洛他唑

每次 0.05 ~ 0.1 g，每日 2 次口服。

4. 曲克雷丁

每次 0.2 g，每日 3 次口服；或每次 0.4 ~ 0.6 g 加入 5% 葡萄糖注射液或生理盐水 500 mL 静脉滴注，每日 1 次，可连用 20 日。

（二）钙通道阻滞剂

（1）氟桂利嗪：每次 0.005 ~ 0.01 g，睡前服用。

（2）尼莫地平：每次 0.02 ~ 0.03 g，每日 3 次。

（3）尼卡地平：每次 0.02 g，每日 3 次。

（三）血管扩张药

1. 丁苯酞

每次 0.2 g，每日 3 次，口服，偶见恶心、腹部不适，有严重出血倾向者忌用。

2. 丁咯地尔

每次 0.2 g 加入 5% 葡萄糖注射液或生理盐水 250 mL 静脉滴注，每日 1 次，连用 10 ~ 14 日；或每次 0.2 g，每日 3 次口服，可有头痛、头晕、恶心等不良反应。

3. 培他司汀

每次 0.006 ~ 0.012 g，每日 3 次口服，可有恶心、呕吐等不良反应。

（四）中成药

1. 天舒胶囊

适用于瘀血阻络，肝阳上亢证。每次 4 粒，每日 3 次，口服。

2. 脑安胶囊

适用于气虚血瘀证。每次 2 粒，每日 3 次，口服。

3. 华佗再造丸

适用于痰瘀阻络证。每次 8 g，每日 2 次，口服，孕妇忌服。

八、预后与预防

（一）预后

腔隙性脑梗死一般预后良好，下述情况影响本病的预后。

（1）梗死灶的部位和大小，如腔隙性梗死发生在重要部位，脑桥和丘脑、大的和多发性腔隙性脑梗死者预后不良。

（2）有反复 TIA 发作、有高血压、糖尿病和严重心脏病（缺血性心脏病、心房颤动、瓣膜病等）症状没有得到很好的控制者预后不良。据报道，1 年内腔隙脑梗梗死复发率为 10% ~ 18%，腔隙性脑梗死，特别是多发性腔隙性脑梗死半年后约有 23% 的患者发展为血管性痴呆。

（二）预防

控制高血压、防治糖尿病和 TIA 是预防腔隙性脑梗死发生和复发的关键。

1. 积极处理危险因素

（1）血压的调控：长期高血压是腔隙性脑梗死主要的危险因素之一。在降血压药物方面无统一规定应用的药物，选用降血压药物的原则是既要有效和持久地降低血压，又不至于影响重要器官的血流量。可选用钙通道阻滞剂如尼莫地平每次 0.03 g，每日 1 次口服；或硝苯地平缓释片每次 0.02 g，每日 2 次口服。也可选用血管紧张素转换酶抑制剂（ACEI）如卡托普利每次 0.012 ~ 0.025 g，每日 3 次口服；或贝拉普利每次 0.005 ~ 0.010 g，每日 1 次口服。

（2）调控血糖：糖尿病也是腔隙性脑梗死主要的危险因素之一。

（3）调控高血脂：可选用辛伐他汀，每次 0.01 ~ 0.02 g，每日 1 次口服；或洛伐他汀，每次 0.02 ~ 0.04 g，每日 1 ~ 2 次口服。

（4）积极防治心脏病：要减轻心脏负荷，避免或慎用增加心脏负荷的药物，注意补液速度及补液量：对有心肌缺血、心肌梗死者应在心血管内科医师的协助下进行药物治疗。

2. 预防血小板聚集可以较长时期地应用抗血小板聚集药物，如阿司匹林、氯吡格雷和活血化瘀类中药。

3. 其他

生活规律，心情舒畅，饮食清淡，有一定适宜的体育锻炼等。

（董　齐）

第五节　蛛网膜下腔出血

一、概述

蛛网膜下腔出血（SAH）是指脑表面血管破裂后大量血液直接流入蛛网膜下腔，又称原发性蛛网膜下腔出血；不同于脑实质出血流入蛛网膜下腔引起的继发性蛛网膜下腔出血。

蛛网膜下腔出血均有急性起病，剧烈头痛，呕吐、颈强直、克尼格征阳性等脑膜刺激征，血性脑脊液等共同的较典型的临床特点。部分患者可出现意识障碍、精神症状、偏瘫、失语、感觉障碍等。

（一）病因及临床特点

引起原发性蛛网膜下腔出血的原因很多，其中除动脉瘤、高血压动脉硬化、动静脉畸形3个主要原因外，还可由血液病、颅内肿瘤、动脉炎、静脉血栓等多种原因引起，此外，尚有15%～20%原因不明者。确定蛛网膜下腔出血的病因对治疗有重大意义。

1. 颅内动脉瘤

占SAH的50%～70%。虽可发生于任何年龄，但80%的患者发病年龄在30～60岁。可有动脉瘤的局灶症状，如动眼神经麻痹、眼球突出、视野缺损、三叉神经痛等，出血量一般较其他病因的为多，脑血管痉挛也较多见，脑血管造影即可明确诊断。但在少数情况下脑血管造影也可显示不出动脉瘤，这是由于瘤颈部有痉挛或瘤颈过于狭小或血块阻塞瘤腔，造影剂充盈困难所致。

2. 高血压脑动脉粥样硬化

占SAH的5%～24%。老年人多见，意识障碍多见，脑膜刺激征较轻，多有高血压病史，伴发糖尿病、冠心病者较多。

3. 脑血管畸形

占SAH的5%～10%。属于先天性畸形，包括动静脉畸形、海绵状血管瘤、毛细血管扩张症和静脉血管瘤，以动静脉畸形（或动静脉瘤）最常见，好发于青年，90%以上位于幕上，以大脑前动脉和大脑中动脉供血区多见。常并发偏瘫等局灶体征和癫痫发作。确诊需依靠血管造影。

4. 烟雾病（Moyamoya disease）

烟雾病是由多种原因引起的颅底动脉慢性进行性加重的狭窄闭塞，伴有脑底双侧异常血管网形成特点的脑血管病。SAH是其常见症状之一，可单独发生，也可与偏瘫（出血或梗死）、癫痫并发。需靠脑血管造影确诊。

5. 其他原因

占SAH的5%～10%。包括：①出血性疾病如血友病（凝血因子Ⅷ缺乏）、凝血因子Ⅵ缺乏、血小板减少症、抗凝治疗不当等；②白血病和再生障碍性贫血；③各种动脉炎；④静脉血栓形成等。均可通过病史、病前原发病表现与相应实验室检查确诊。

6. 原因不明

占SAH的15%～20%。系指通过临床和脑血管造影找不到原因的一组SAH，有学者将其称为"非动脉瘤性蛛网膜下腔出血"，并认为其在急性期几乎不发生再出血和脑血管痉挛，呈良性经过，预后较好；CT检查仅显示在中脑环池有少量积血，有时也可波及脚间池或四叠体池，而其他脑池无积血。

（二）老年人蛛网膜下腔出血的特点

（1）老年人蛛网膜下腔出血发病率高。

（2）意识障碍发生率高（40%～80%）。因为老年人脑细胞功能脆弱，对缺血缺氧较敏感，易发生障碍。

（3）头痛、呕吐发生率低，程度较轻。因为老年人痛觉阈值高；意识障碍多，易将头痛掩盖；有不同程度脑萎缩，颅腔缓冲余地较大；出血速度常较慢且量较少。

（4）脑膜刺激征出现率低、程度轻，出现时间晚。因为老年人生理功能衰退、反应迟钝、脑萎缩，出血慢且量较少。

（5）发病时血压高较明显。因为老年人基础血压较高，加上蛛网膜下腔出血后颅压增高，故血压更高。

（6）并发症多、死亡率高。老年人各脏器功能较差，合并肺部感染、心脏病、糖尿病、消化道出血、肾功能不全、水电解质紊乱者多，死亡率也较高。

（7）发病原因中高血压、动脉粥样硬化占多数（90%左右）。

（8）发病无明显诱因者多（55%~60%），症状不典型误诊率高（40%~50%）。并发脑血管痉挛较少。

二、并发症

蛛网膜下腔出血常见的并发症有再出血、脑血管痉挛、脑积水、脑室积血、颅内血肿、脑梗死、癫痫和丘脑下部损害等。

1. 再出血

再出血可发生于第1次出血后的任何时间，再出血的原因多为动脉瘤、动静脉畸形、烟雾病的患者。精神紧张、情绪波动、用力排便、剧烈咳嗽、坐起活动、血压过高为常见诱发因素。其临床表现特点为首次出血后病情稳定或好转情况下，突然再次出现剧烈头痛、呕吐、抽搐发作、昏迷，甚至脑脊液再次呈新鲜红色，出现大量新鲜红细胞伴中性粒细胞。

2. 脑血管痉挛

发生率为16%~66%。按发生时间分为早发性与晚发性，早发性发生于出血后数十分钟至数小时内，晚发性发生于病程4~16日，7~10日达高峰，平均持续2周。按累及血管范围分为局限性和弥散性多节段性，常涉及大脑前动脉、大脑中动脉、颈内动脉，也可发生于椎—基底动脉系统，病灶侧多于病灶对侧。早发性脑血管痉挛多发生于破裂动脉瘤所在动脉，多为单侧局限性脑血管痉挛，故有载瘤动脉定位意义；而晚发性脑血管痉挛多为弥散性多节段性，可为单侧或双侧，对破裂动脉瘤载瘤动脉无定位价值。

3. 脑积水

SAH引起的脑积水分近期与远期脑积水，以远期并发的正常颅压脑积水较多见，但近期并发的急性脑积水也是不可忽视的。SAH后急性脑积水是指发病后1周内发生的脑积水，发生率为9%~27%，无特异性临床症状和体征，通常表现为剧烈头痛、呕吐、脑膜刺激征，并可有意识障碍。而正常颅压脑积水则为SAH的远期并发症，系脑池蛛网膜粘连致脑脊液循环受阻及蛛网膜颗粒回收脑脊液减少所致，发生率为35%左右，临床表现为进行性智能衰退，步态不稳，锥体束征或锥体外系症状，尿急甚至尿失禁。

4. 丘脑下部损害

SAH后继发脑水肿、脑血管痉挛、再出血、脑室积血等均可引起丘脑下部不同程度的损害，导致自主神经、内脏功能及代谢紊乱。临床上出现呕吐、呕血、黑便、急性肺水肿、中枢性神经障碍（潮式呼吸）、心电图改变、心律失常、血压变化、高热或大汗、高血糖、尿崩症等，使临床症状更复杂化，病情更加重。

5. 脑梗死

SAH 并发脑梗死见于 SAH 后迟发性脑血管痉挛时，脑血管痉挛程度重引起局部血流量小于 18~20 mL/100 g 脑组织，且持续时间过长时可导致脑梗死，个别患者尚可并发出血性梗死。故对 SAH 患者伴有偏瘫等病灶体征或意识障碍者，应及早做 CT 检查。

6. 癫痫

SAH 并发癫痫发生率 10%~20%，大发作多见，少数不局限性或精神运动性发作。其发生原因与 SAH 后弥散性脑血管痉挛、脑血流降低、脑缺氧、脑血肿及病变血管的直接刺激等有关。癫痫发作可作为 SAH 首发症状，应引起注意。

三、辅助检查

蛛网膜下腔出血时，CT、DSA、MRI、MRA、TCD、局部脑血流测定（Regional cerebral blood r-CBF）、正电子发射断层成像（PET）、单光子发射计算机体层摄影（SPECT）及腰椎穿刺脑脊液检查等，从各自不同角度对 SAH 及其并发症的诊断有帮助。

1. CT 检查

CT 检查是诊断 SAH 快速、安全和阳性率较高的检测方法，目前已成为诊断 SAH 的首选辅助检查。SAH 时 CT 可显示脑池、脑裂、脑沟局部或广泛性高密度，出血量大则在脑池形成高密度铸型。对 SAH 合并脑内血肿、脑室积血、脑积水、硬脑膜下血肿等并发症均能清晰显示，此外，CT 增强扫描有可能显示大的动脉瘤和脑血管畸形。

2. MRI 检查

MRI 检查目前已成为诊断 SAH 的重要检测方法。与 CT 相比，其优点是：①MRI（MRA）可直接显示动脉瘤影像，尤其对于造影剂难以充盈的血栓性动脉瘤；②在显示血管结构方面也优于 CT；③在显示脑血管造影不能发现的隐匿性脑血管畸形方面，明显优于 CT。但在显示并发的脑内血肿方面，CT 优于 MRI。此外在价格方面 MRI 明显高于 CT。

3. 脑血管造影、DSA 与 MRA

脑血管造影特别是全脑血管造影是显示颅内动脉瘤、脑血管畸形很好的方法。它可将动脉瘤的大小、数量、形态、痉挛及出血等情况都显示出来；对血管畸形也能清晰显示，但由于脑血管畸形血循环快，常规的脑血管造影方法有时捕捉不到良好的摄片，不如 DSA 图像清楚。但 DSA 对颅内动脉瘤由于受颅骨的干扰及血管口径细小，其分辨力不如脑血管造影灵敏，然而对术后的动脉瘤和血管畸形检查血管分布情况、通畅情况及手术是否彻底等有独特的优点。MRA 是直接显示脑血管的一种无创性检测方法，对直径 0.3~1.5 cm 动脉瘤的检出率可达 84%~100%。但目前 MRA 尚不能取代脑血管造影，其主要原因是空间分辨力较差。

4. 腰椎穿刺

腰椎穿刺曾是诊断 SAH 的主要手段，但此法容易造成误伤的混淆和偶发脑疝的危险。如今已逐渐被 CT 取代，但尚不能完全取代，因为尚有小部分 SAH 患者，CT 及 MRI 在发病后可无阳性所见，对 CT 阴性的可疑患者，腰椎穿刺仍是重要的补充检查手段；约 50% 的 SAH 患者在发病 1 周后 CT 也可无阳性所见，MRI 价格昂贵，对发病 1 周后的 SAH 患者，腰椎穿刺仍是诊断的重要手段。

5. r-CBF 检查

可作为手术后预后判定指标；SAH 时 r-CBF 大多下降，如降低明显，则手术宜延期。

6. PET、SPECT、TCD 检查

可用于 SAH 并发血管痉挛的诊断和预后判断。

四、诊断和鉴别诊断

1. 诊断要点

不论何种年龄，突然出现剧烈头痛、呕吐和脑膜刺激征，应高度拟诊蛛网膜下腔出血。腰椎穿刺脑脊液呈均匀一致血性、CT 检查发现蛛网膜下腔有出血高密度影，则可确诊。对于老年人症状不典型时，应及时进行 CT 检查和腰椎穿刺检查，及早确诊。

2. 临床上需要鉴别的疾病

（1）脑出血：往往也可出现头痛、呕吐，但神经系统局灶征更为明显，脑膜刺激征则较轻。

（2）偏头痛：也可出现剧烈头痛、呕吐，甚至可有轻偏瘫，但一般情况较好，病情很快恢复。

（3）颅内感染：各种类型的脑炎和脑膜炎，可出现类似蛛网膜下腔出血的症状、体征，如头痛和脑膜刺激征等，但有引起感染的病史和体征。

五、治疗

急性期的治疗原则是积极防止继续出血，降低颅内压，防止继发性脑血管痉挛，减少并发症，寻找出血原因，治疗原发病，防止复发。

1. 一般处理

绝对卧床休息至少 4 周，避免搬动和过早离床。避免用力大小便，必要时可给予通便剂或留置导尿，防止剧烈咳嗽。头痛、兴奋或情绪激动时给予镇静止痛剂。维持血压稳定，有癫痫发作者应给予抗癫痫药物。长期卧床者，应预防压疮和深静脉血栓的发生。

2. 脱水治疗

常用甘露醇、呋塞米等。

3. 止血及防止再出血

常用药物：①氨甲苯酸，能直接抑制纤维蛋白溶酶；每次 100～200 mg 加入 5% 葡萄糖注射液或生理盐水中静脉滴注，每日 2～3 次，依病情决定用药时程；②6-氨基己酸（EACA），每次 4～6 g 溶于 100 mL 生理盐水或 5%～10% 葡萄糖注射液中静脉滴注，15～30 分钟滴完，维持量为每小时 1 g，每日不超过 20 g，可连续用 3～4 日；③酚磺乙胺，能增加血小板数量，促使其释放凝血活性物质；每次 250～500 mg 加入 5% 葡萄糖注射液或生理盐水中静脉滴注，也可肌内注射，每日 1～3 次，依病情决定用药时程；④巴曲酶，具有凝血酶及类凝血酶作用；急性出血时，可静脉注射，每次 2 克氏单位（KU），5～10 分钟生效，持续 24 小时；非急性出血或防止出血时，可肌内注射或皮下注射，每次 1～2 KU，20～30 分钟生效，持续 48 小时；用药次数视情况而定，每日不超过 8 KU；⑤卡巴克洛，能增加毛细血管对损伤的抵抗力，降低毛细血管的通透性；每次 5～10 mg，肌内注射或静脉注射，每日 2～4 次，依病情决定用药时程。

4. 防止脑动脉痉挛

早期应用钙通道阻滞剂尼莫地平 20~40 mg，每日 3 次，连用 3 周以上。

5. 治疗脑积水

发生急性阻塞性脑积水者，应积极进行脑室穿刺引流和冲洗，清除凝血块。同时应用脱水剂。

6. 病因治疗

病因治疗是防止再出血的有效措施。蛛网膜下腔出血病因明确后，应进行针对性处理。动脉瘤或脑血管畸形者，可视具体情况行介入或手术治疗。

（杨　帆）

第六节　颅内动脉瘤

颅内动脉瘤是引起自发性蛛网膜下腔出血最常见的原因。

一、临床表现

（一）发病年龄

多在 40~60 岁，女性多于男性，约为 3∶2。

（二）症状

1. 动脉瘤破裂出血

主要表现为蛛网膜下腔出血，但少数出血可发生于脑内或积存于硬脑膜下，分别形成脑内血肿或硬脑膜下血肿，引起颅内压增高和局灶性脑损害的症状。颅内动脉瘤一旦出血，以后将会反复出血，每出血一次，病情也加重一些，死亡率也相应增加。

2. 疼痛

常伴有不同程度的眶周疼痛，成为颅内动脉瘤最常见的首发症状。部分患者表现为三叉神经痛，偏头痛并不多见。

3. 抽搐

比较少见。

4. 下丘脑症状

如尿崩症、体温调节障碍及脂肪代谢紊乱。

（三）体征

1. 动眼神经麻痹

动眼神经麻痹是颅内动脉瘤所引起的最常见的症状。可以是不完全的，以眼睑下垂的表现最为突出。

2. 三叉神经的部分麻痹

较常见于海绵窦后部及颈内动脉管内的动脉瘤。

3. 眼球突出

常见于海绵窦部位的颈内动脉瘤。

4. 视野缺损

视野缺损是动脉瘤压迫视觉通路的结果。

5. 颅内血管杂音

不多见，一般都限于动脉瘤的同侧，声音很微弱，为收缩期吹风样杂音。

二、辅助检查

（一）腰椎穿刺

腰椎穿刺用于检查有潜在出血的患者，或临床怀疑出血而 CT 检查显示蛛网膜下腔未见高密度影的患者。

（二）影像学检查

1. 颅脑 CT 检查

在急性患者，CT 检查可诊断 90％ 以上的出血，并可发现颅内血肿、水肿，脑积水等。

2. 颅脑 MRI 和 MRA

可提供动脉瘤更多的资料，可作为脑血管造影前的无创伤筛选方法。

（三）脑血管造影

脑血管造影在诊断动脉瘤上占据绝对优势，可明确动脉瘤的部位和形状，评价对侧循环情况，发现先天性异常以及诊断和治疗血管痉挛有重要价值。

三、诊断

既往无明确高血压病史，突然出现自发性蛛网膜下腔出血症状时，均应首先怀疑有颅内动脉瘤的可能，如患者还有下列情况，则更应考虑颅内动脉瘤可能。

（1）有一侧动眼神经麻痹症状。

（2）有一侧海绵窦或眶上裂综合征（即有一侧Ⅲ、Ⅳ、Ⅵ等脑神经麻痹症状），并有反复大量鼻出血。

（3）有明显视野缺损，但又不属于垂体腺瘤中所见的典型的双颞侧偏盲，且蝶鞍改变不明显者，应考虑颅内动脉瘤的可能，应积极行血管造影检查，以明确诊断。

四、鉴别诊断

（一）颅内动脉瘤与脑动静脉畸形的鉴别（表3-2）

表3-2　颅内动脉瘤与脑动静脉畸形的鉴别

鉴别点	颅内动脉瘤	脑动静脉畸形
年龄	较大，20 岁以下，70 岁以上少见，发病高峰为 40～60 岁	较小，50 岁以上少见，发病高峰 20～30 岁
性别	女性多于男性，约 3∶2	男性多于女性，约 2∶1
出血症状	蛛网膜下腔出血为主，出血量多，症状较重，昏迷深、持续久，病死率高	蛛网膜下腔出血及脑内出血均较多，脑脊液含血量相对较少，症状稍轻，昏迷较浅而短，病死率稍低
癫痫发作	少见	多见

鉴别点	颅内动脉瘤	脑动静脉畸形
动眼神经麻痹	多见	少见或无
神经功能障碍	偏瘫、失语较少	偏瘫、失语较多
再出血	相对较多，间隔时间短	较少，间隔时间长
颅内杂音	少见	相对较多
CT扫描	增强前后阴性者较多，只有在适当层面可见动脉瘤影	未增强时多数可见不规则低密度区，增强后可见不规则高密度区，伴粗大的引流静脉及供血动脉

（二）有动眼神经麻痹的颅内动脉瘤

应与糖尿病、重症肌无力、鼻咽癌、蝶窦炎或蝶窦囊肿、眼肌麻痹性偏头痛、蝶骨嵴内侧或鞍结节脑膜瘤及托洛萨—亨特（Tolosa-Hunt）综合征鉴别。

（三）有视觉及视野缺损的颅内动脉瘤

应与垂体腺瘤、颅咽管瘤、鞍结节脑膜瘤和视神经胶质瘤鉴别。

（四）后循环上的颅内动脉瘤

应与脑桥、小脑角的肿瘤，小脑肿瘤及脑干肿瘤鉴别。

五、治疗

（一）手术治疗

首选手术治疗，由于外科手术技术的不断进步，特别是显微神经外科的发展及各种动脉瘤夹的不断完善，其手术效果大为提高，手术的病残率与死亡率都显著低于其自然病残率及死亡率。因此，只要能达到手术指征，一般可较安全地采用不同的手术治疗。

（二）非手术治疗

颅内动脉瘤的非手术治疗适用于急性蛛网膜下腔出血早期，病情的趋向尚未能明确时；病情严重不允许做开颅手术或手术需要延迟进行者；动脉瘤位于手术不能达到的部位；拒绝手术治疗或等待手术治疗的患者。

1. 一般治疗

卧床应持续4周。

2. 脱水治疗

主要选择甘露醇、呋塞米等。

3. 降压治疗

药物降压须谨慎使用。

4. 抗纤溶治疗

可选择6-氨基己酸，但对于卧床患者应注意深静脉栓塞的发生。

（杨　帆）

第七节 脑动静脉畸形

脑动静脉畸形是一种先天性脑血管发育异常。脑内血管呈集团状的迂回走行，动静脉之间直接沟通或吻合短路，两者之间正常的毛细血管联络结构缺如，又称脑动静脉瘘。

一、病因、发病机制与病理

病因为胚胎发育异常的先天性畸形，在胚胎期脑血管胚芽演化过程中的不同阶段发生病变。由于动脉压力高而静脉压力低，短路血流通畅，其通路日益扩大，畸形血管团的体积范围也日益增大，有几条灌注动脉和引流静脉可增粗如索。畸形区的静脉压增高，远端静脉因血液回流不畅而怒张，病变区血管壁菲薄，极易破裂出血。瘘口大小不一，大型者血管畸形成团，通常有核桃大小，甚至拳头大小，可涉及 1~2 个脑叶，呈楔形或三角形；小型者肉眼难见，通常不超过 30 mm，如米粒大小。绝大部分病变区位于幕上半球浅部，而位于中线及深部较少。供血动脉以大脑中动脉为多，而颈外动脉的脑膜支及头皮动脉供血较少。

二、临床表现

1. 头痛

约 60% 的患者表现为长期慢性头痛或突发性加重，常呈搏动性，可伴有颅内杂音，低头时更明显。周期性头痛者可能与血管痉挛有关。

2. 癫痫

约 30% 的患者表现为癫痫大发作或颞叶性精神运动性发作形成。

3. 定位征

天幕上病变可进行性出现精神异常、偏瘫、失语、失读、失计算等局灶症状；天幕下病变可见眩晕、复视、眼球震颤、步态不稳及构音障碍等症状。

4. 脑水肿

约 25% 的患者出现视盘水肿，多继发于出血后导致的脑水肿。

5. 颅内出血

40%~60% 的患者为蛛网膜下腔出血，以 10~40 岁多发，其中约 65% 的患者发病于 20 岁以前。颅后窝动静脉畸形以蛛网膜下腔出血为首发症状者占 80% 以上。

6. 血管杂音

当病灶伸展于大脑表面时，相应头颅骨或眼眶部、颈部听诊可闻及血管杂音，压迫颈总动脉可使杂音减低或消失。

7. 单侧眼球突出

单侧眼球突出常是由于眼静脉压力增高，回流不畅所致。

8. 并发症

常见的并发症有颅内动脉瘤、多囊肾、先天性心脏病、肝海绵状血管瘤等。

三、辅助检查

1. 颅脑 X 线检查

颅脑 X 线摄片显示颅骨板障血管影明显，或颅骨内板局限被侵蚀而显示模糊影或骨质菲薄，脑膜中动脉沟迂曲变宽，少数病灶伴有病理性环形钙化影。

2. 脑脊液检查

血管未破裂前脑脊液正常，出血时脑脊液呈均匀血性。

3. 脑血管造影

脑血管造影可发现畸形血管，扩张迂曲而成簇团。如有血肿则常见血管移位，有时显示来自颈外的供血动脉。

4. 脑电图

脑电图异常率占 61%。

5. 颅脑 CT 检查

颅脑 CT 检查可显示大脑局限性或半球部位低密度影，必要时增强扫描。凡脑血管造影阴性而被 CT 检查证实者，则称为隐匿性脑血管畸形。

四、诊断和鉴别诊断

（一）诊断

诊断主要依据：①青年人多发，有蛛网膜下腔出血和（或）脑出血史；②有癫痫发作史，特别是局限性癫痫，或偏头痛发作史；③有局限性神经定位征，头顶部血管杂音，单侧眼球突出等；④依靠脑血管造影或 CT 检查证实。

（二）鉴别诊断

本病主要应与偏头痛及其他病因所致的癫痫相鉴别。

五、治疗

（一）控制癫痫

选用镇静剂控制或减轻癫痫发作程度及次数，苯妥英钠 0.1 g，每日 3 次；或苯巴比妥 0.03 g，每日 3 次。

（二）出血期治疗

出血期按急性出血性脑血管病内科治疗。

（三）病因治疗

病因治疗主要是手术治疗或血管内栓塞治疗。凡出血形成血肿者，应及时行血肿清除术，并争取同时将畸形血管切除。若仅为蛛网膜下腔出血，经内科治疗待病情稳定后，选择适当时机再施行畸形血管切除术，目的在于防止出血，控制癫痫，改善脑功能。脑动静脉畸形是由动脉与静脉构成，有的包含动脉瘤与静脉瘤，脑动静脉畸形有供血动脉与引流静脉，其大小与形态多种多样。一般部位的脑动静脉畸形，可采用手术切除病灶或微导管血管内栓塞治疗。位于重要功能区、位置特别深的脑内或巨大病灶，可采取数字减影下动脉内栓塞的方法，以减少畸形血管病灶的血液供应，使病变减小或有利于进一步的手术切除或 γ 刀放射治疗。手术方法是先找到供应动脉，于靠近病变处夹闭切断，切勿远离病变以防阻断供应邻近脑组织的分支；然后分离畸形血管，完全分离后再夹闭引流静脉，将病变切除。对大的高血流病变应分期手术，先行人工栓塞或手术阻断供应动脉，使病变血流减低，改善周围脑血液循环，1~2 周后再做病变切除。

（杨　帆）

第四章

神经系统感染性疾病

第一节　疱疹病毒性脑炎

造成人类疱疹病毒性脑炎的病毒有单纯疱疹病毒、水痘—带状疱疹病毒、巨细胞病毒以及 EB（Epstein-Barr）病毒。前两种病毒主要是嗜神经性的；后两种病毒主要为嗜淋巴性的，但也可侵犯中枢神经系统（CNS）。此外，还有人类疱疹病毒 6 型、7 型和 8 型（HHV-6，7，8），均可引起疱疹病毒性脑炎。近年来，已有较多关于 HHV-6 脑炎的报道。人类疱疹病毒的排序如下：人类疱疹病毒 1 型（单纯疱疹病毒 1 型，HSV-1）、人类疱疹病毒 2 型（单纯疱疹病毒 2 型，HSV-2）、人类疱疹病毒 3 型（水痘—带状疱疹病毒，VZV）、人类疱疹病毒 4 型（EB 病毒，EBV）、人类疱疹病毒 5 型（巨细胞病毒，CMV）、人类疱疹病毒 6 型（HHV-6）人类疱疹病毒 7 型（HHV-7）、人类疱疹病毒 8 型（HHV-8）。疱疹病毒是中等大小的双链脱氧核糖核酸（DNA）病毒，病毒粒子直径 150 ~ 200 nm，根据其理化性质分为 α、β、γ 3 个亚科。α 疱疹病毒（如单纯疱疹病毒、水痘—带状疱疹病毒）增殖速度快，能引起细胞病变；β 疱疹病毒（如 CMV、HHV-6），生长周期长，感染细胞形成巨细胞；疱疹病毒（如 EBV）感染的靶细胞是淋巴样细胞，可引起淋巴增生。疱疹病毒几乎均在细胞核内发育，伴细胞核内包涵体的形成。疱疹病毒对乙醚和三氯甲烷敏感；在-70 ℃的条件下易于保存，但在-20 ℃时是不稳定的。不同属、型的疱疹病毒进行血清学检查，可存在交叉反应。疱疹病毒还具有引起宿主潜伏性感染的特性，有些疱疹病毒能在宿主体内持续终身。

一、单纯疱疹病毒性脑炎

（一）概述

单纯疱疹病毒性脑炎（HSVE）又称单纯疱疹脑炎（HSE）。在已知病因的脑炎中，HSVE 占 5% ~20%。HSVE 呈全球性分布，发病季节不限，任何年龄均可发病。它是由单纯疱疹病毒（HSV）引起的 CNS 病毒感染性疾病。主要累及大脑叶、额叶和边缘系统，引起脑组织出血性坏死，又称为急性坏死性脑炎、急性出血性脑炎或急性包涵体脑炎。

（二）病因、发病机制和病理

1. 病因

HSV 以 1、2 两型居多，HSV-2 是绝大多数新生儿 HSVE 的病原体；HSV-1 是成人

HSVE 的病原体，是散发性致命性脑炎最常见的病因。HSV-1 所致的脑炎多为成年患者，大龄儿童也可罹患。约 30% 的 HSVE 患者为原发性感染；其余多为潜伏病毒的再活化，或由新的病毒株再感染所致。并非所有患者同时存在唇部疱疹和脑炎，但脑炎症状伴皮肤黏膜疱疹或具有疱疹的反复发作史者有助于本病的诊断。

HSV-2 引起的新生儿脑炎常见于播散性疱疹感染的病程中，由于 CNS 严重受损，易留下后遗症。婴儿感染 HSV-2 后，约 32% 的患儿将发生脑炎。具有生殖器疱疹史或与具有与 HSV 病变者性接触史的母亲是新生儿发生 HSV-2 感染的危险因素。约 70% 的妇女在分娩时并无感染症状，造成诊断上的困难。新生儿 HSV-2 感染的总死亡率为 19%。成人感染 HSV-2 通常引起脑膜炎而非脑炎。

HSV-1 所致的脑炎较 HSV-2 脑炎多见（前者约占 90%），以下主要阐述 HSV-1 所致的脑炎。

2. 发病机制与病理改变

病变为双侧性的，受损程度多不对称，疾病早期可以仅累及一侧。以颞叶内侧、额叶下部（眶额）和"边缘"结构如海马、杏仁核、嗅皮质、脑叶以及扣带回损害最为严重，脑干偶可受累。肉眼观可见脑组织肿胀、坏死、软化和斑片状出血。显微镜检查在出血性坏死区有单核细胞、多形核细胞及巨噬细胞浸润，神经元与神经胶质细胞内常见考德里（Cowdry）A 型包涵体，内含病毒颗粒和抗原。

HSV 通常引起口腔和呼吸道原发性感染，持续 23 周，病毒沿三叉神经分支经轴索逆行至三叉神经节，潜伏存在，当机体抵抗力低下时可诱发病毒活化，累及眶额和颞叶；HSV 或经嗅觉通路侵入脑底。

（三）临床表现

HSVE 的临床表现并无特异性。患者可有上呼吸道感染等前驱症状（历时 1～数日或 1～2 周），也可突然发生局限性或弥漫性脑功能受损的征象。

发热、头痛、精神异常、意识障碍、部分性或全身性癫痫发作、失语或言语障碍以及偏瘫等颇为常见，还可有嗅觉丧失或视野缺损。有的患者精神异常重于神经症状，因额叶、颞叶和边缘系统易于受累所致。

体温明显增高（40～41℃），但也有不发热的患者。对出现急性精神障碍的患者，即使无体温增高，也应考虑到 HSVE 的诊断。

头痛通常十分剧烈，与脑水肿、颅内压增高有关，可伴有视盘水肿。精神意识障碍可呈定向不良、妄想、躁动不安、精神错乱、人格变化、嗜睡或昏迷。其他的神经系统体征尚有自主神经功能障碍和脑膜刺激征，后者并不常见。

本病来势凶猛，进展迅速，仅神经系统症状恶化，脑疝形成，即可导致死亡；至于某些并发症，如肺炎、电解质紊乱也可为致死因素。未经治疗患者的死亡率高达 60%～80%；经过抗病毒治疗的患者中，约半数可能死亡或留下严重后遗症；也有报道，抗病毒治疗可使死亡率降低到 19%～28%。

（四）辅助检查

1. 脑脊液检查

早期检查，10%～20% 的患者脑脊液压力及实验室检查正常，但许多患者颅内压增高，并且白细胞增多为（50~1 000）×10^6/L，起初以多形核为主，很快转变为淋巴细胞占多数。75%~85%的患者脑脊液中含红细胞，很可能表明 HSV 感染引起出血性坏死，对本病的诊断有一定帮助；蛋白质定量轻至中度增高，也可能正常；葡萄糖和氯化物正常，有时可以降低。

2. 病原学检查

从脑脊液中分离 HSV-1 常为阴性。大多数嗜神经病毒（包括疱疹病毒科）可进行血清学检测，这些也可同时用于测定血液和脑脊液的标本，但在疾病早期难以测出病毒特异性抗体，而且比较急性与康复期抗体滴度，对于尽早治疗无太大意义。

应用聚合酶链反应（polymerase chain reaction，PCR）扩增技术，检测病毒性脑炎患者脑脊液中的 DNA 已取得成效。PCR 检测脑脊液的 HSV DNA 已被认定为诊断的"金标准"，特别是 HSV 特异性 DNA 序列的敏感性和特异性分别达到 95% 和 98%。阳性结果出现在发病后第 1 日，可持续到开始抗病毒治疗后的 1 周。在疾病早期，PCR 偶可获得阴性反应，如果仍旧高度怀疑 HSV 感染，则需要随后的 3~7 日再复查以便明确诊断。近年来在普通 PCR 基础上开展巢式 PCR（nested PCR）、实时 PCR（real-time PCR），得以更加快速准确地定量检测 HSV DNA，有助于拟定治疗方案及判断预后。还开展了多重 PCR（mPCR），可以同时检测多种常见病毒抗原的 DNA，包括 HSV-1、HSV-2、VZV、EBV CMV、HHV-6A 和 HHV-6B 等人类疱疹病毒，有利于筛选致病的病毒。PCR 已取代常规的脑脊液培养方法。

3. 脑电图检查

80%~90%的患者在病程早期即显示脑电图异常，虽然特异性较低，但可先于 CT 的改变。常在一侧区出现周期性尖波、棘波或棘慢复合波。脑电图的异常也可见于双侧，为预后不良的征兆。

4. 影像学检查

（1）CT 检查：CT 改变为病变好发部位如颞叶的低密度灶和对比增强，还可见到脑水肿和占位效应。病程早期 CT 可以正常，CT 表现异常者病情已进展到某一阶段。

（2）MRI 检查：MRI 是最为敏感的影像学检查方法，有助于诊断本病和排除其他的疾病。病灶在 T$_1$WI 序列呈低信号，T$_2$WI 呈高信号，有出血灶则上述序列均为混合信号。此外，FLAIR 能早期察见内下颞叶的高信号病灶，DWI 也能早期察见异常变化。

（3）SPECT：可显示弥漫性异常或在颞叶的坏死部位显示低灌注区。异常的阳性率约占半数。

5. 脑组织活检

脑组织活检也是诊断 HSE 的"金标准"，必须在设备完善的医院开展，阳性率很高（96%），但不易被患者及家属接受，渐由脑脊液 PCR 技术所取代；但当病情加重又难以确诊时，活检仍然是重要的手段。检查项目包括以下几项。

（1）组织病理学检查观察 Cowdry A 型包涵体。

（2）电镜证实 HSV 颗粒。

（3）免疫荧光技术发现 HSV 抗原。

（4）病毒分离、培养及鉴定。

（5）PCR 或原位杂交检测病毒核酸。

（五）诊断和鉴别诊断

1. 诊断

鉴于本病病情严重，发展迅速，尽早诊断以便及时治疗非常必要。诊断要点如下。

（1）临床表现呈急性起病，高热、精神异常、意识障碍和癫痫发作，早期可查及神经系统定位体征。如有皮肤疱疹有助于临床诊断。

（2）上述辅助检查的有关改变。

2. 鉴别诊断

（1）流行性乙型脑炎：起病急骤，有明显季节性，病前有蚊虫叮咬史，患者以儿童及青少年居多，常有高热、抽搐和意识障碍，血和脑脊液乙型脑炎病毒抗体阳性。

（2）化脓性脑膜炎：婴幼儿多见，冬、春季好发，全身感染中毒症状明显；外周血象白细胞总数明显升高，以中性粒细胞为主；脑脊液外观浑浊，压力增高，白细胞总数明显增高，以中性粒细胞为主，葡萄糖含量显著降低；脑脊液沉渣涂片可查及致病菌。

（3）脑肿瘤：慢性病程，无感染症状，神经系统局灶性体征明显，脑脊液蛋白质含量增高，细胞数正常，CT 或 MRI 有助于诊断。

（六）治疗

1. 抗病毒治疗

抗疱疹病毒的药物较多，应用时需要注意有无耐药性，对一种药物发生耐药性时，宜更换其他的药物；并且要观察药物的不良反应，此类药物的常见不良反应除肾毒性外，还有皮疹、发热、恶心、骨髓抑制、心肌病和电解质紊乱等。

（1）阿昔洛韦（acyclovir）：又称无环鸟苷，是鸟嘌呤衍生物，能抑制多种疱疹病毒 DNA 的合成，抑制病毒的复制。此药被认为是治疗 HSVE 的主要药物。常用量每日 30 mg/kg，分 3 次静脉滴注（每 8 小时 1 次），每次 1~2 小时滴完，疗程为 14~21 日，药物主要经肾脏代谢，肾功能不全者慎用。已发现耐阿昔洛韦的病毒株，因而可换用其他敏感的抗疱疹病毒药物。

（2）更昔洛韦（ganciclovir）：也是鸟嘌呤衍生物，具有更强和更广谱的抗疱疹病毒作用，主要不良反应是肾功能损害与骨髓抑制，与剂量相关，停药后可恢复。用量每日 5 mg/kg，分 2 次静脉滴注，每次滴注时间 1 小时以上，连用 14~21 日。

（3）其他：膦甲酸钠（foscarnet sodium）、西多福韦（cidofovir）、泛昔洛韦（famciclovir）等药物都具有抗疱疹病毒作用。

2. 肾上腺皮质激素

HSVE 是否应用激素（如地塞米松）治疗意见不一。一种意见是，激素能破坏淋巴细胞，对抗 B 细胞和 T 细胞的功能，抑制干扰素和抗体的形成；另一种意见是，激素可减轻非特异性炎症反应，降低毛细血管通透性，保护血—脑脊液屏障，克服应用脱水剂所致的颅内压反跳现象，还能稳定溶酶体系统，防止 CNS 内病毒抗原与抗体反应时释放有害物质。因此，多数学者主张抗病毒药物与激素联合治疗。一旦诊断为 HSVE，激素宜早期、大量和短程使用。

3. 对症支持治疗

包括物理降温、降低颅内压、控制癫痫发作、心肺功能监护、补充营养物质等，以维持患者内环境的稳定。

二、水痘—带状疱疹脑炎

（一）概述

水痘和带状疱疹是水痘—带状疱疹病毒引起的 2 种临床表现不同的疾病。水痘多见于儿童；带状疱疹多见于中、老年人，且随年龄增加而有增多趋势。许多水痘患儿有与带状疱疹患者的接触史；有水痘病史者，病毒可潜伏于体内，某一时期再活化而发生带状疱疹。水痘—带状疱疹病毒是唯一仅感染人类的嗜神经疱疹病毒。

水痘的流行季节通常为冬、春季，具有传染性；带状疱疹则全年均可见到，一般没有传染性。除水痘和带状疱疹的皮肤损害外，VZV 还可引起神经系统不同部位的病损（包括三叉神经和面神经等脑神经、周围神经、脊髓、脑膜、脑血管以及脑实质等），产生相应症状。脑实质受侵犯时称为水痘—带状疱疹病毒性脑炎。

（二）病因、发病机制和病理

1. 病因

VZV 能侵犯 CNS 与周围神经系统（PNS）的每一部分，是水痘—带状疱疹性脑炎或称水痘—带状疱疹病毒性脑炎的病原体，VZV 的结构特征与其他疱疹病毒相似。电镜观察与 HSV 近似，血清学试验可鉴别。老年人或免疫功能受损者是易感人群，但儿童或具有免疫活性者也可受感染而发病。

2. 发病机制与病理改变

原发性 VZV 感染引起水痘（发病潜伏期 10 ~ 21 日），也可发生急性脑炎、脑膜炎、急性小脑炎和急性脑血管疾病（卒中），均以儿童多见。

经原发性感染后，VZV 沿神经轴潜伏到脑神经神经节（三叉神经节或面神经膝状神经节）、后根神经节和自主神经神经节的细胞内。若干年后，当细胞介导的免疫功能随年龄增长或免疫功能受损而下降时，如霍奇金病、恶性淋巴瘤、细胞毒性药物、皮质酮类、放射治疗、接受器官移植及人类免疫缺陷病毒（HIV）感染均可导致免疫功能受损，造成 VZV 再活化引起带状疱疹（95% 的成年人曾感染过 VZV，但一生出现带状疱疹的概率仅 3% ~ 5%）。VZV 被激活后，沿神经纤维传播，首先引起带状疱疹，继而发生疱疹后神经痛、视网膜坏死、脑膜炎、脊髓炎、大血管的脉管炎、多灶性白质脑炎或伴有弥漫脑血管病的脑炎。但 VZV 再活化也可能仅有疼痛而无皮疹（带状疱疹），造成诊断上的困难。

VZV 从神经节到皮肤出现带状疱疹是逆行性传播；VZV 也可从患有局限性或播散性带状疱疹免疫受损的患者血液中分离出来，表明还存在血源性播散途径。

目前，有的学者认为 VZV 脑炎是一种血管病而不是真性脑炎，现已证明，VZV 是唯一能在人类动脉内复制并引起血管病的病毒；而纯 VZV 脑炎也可能存在。对于有免疫活性的老年人，VZV 血管病是继三叉神经节（通常为眼支）带状疱疹后数周或数月，侵犯脑内的大动脉，产生急性局灶性病状，罕见慢性、缓解—复发的病程；对于免疫受损的个体，VZV 再活化累及脑内中、小动脉，引起多灶性血管病；也有学者认为大和小动脉均受累更为常见。

不论是 VZV 的原发性感染（水痘）还是 VZV 再活化（带状疱疹），产生的血管病变包括缺血性梗死、动脉瘤、颈动脉夹层、蛛网膜下腔出血以及脑出血。

基本的病理特点取决于受损害的范围，受损部位可能重叠。呈炎性改变和出血性坏死、局限性软脑膜炎、单侧节段性脊髓灰质炎、相关运动和感觉神经根变性。脑动脉和血管周围间隙单核细胞与多形核巨细胞浸润、小胶质细胞增生、神经元变性以及脱髓鞘改变。受感染的神经细胞内可查见核内包涵体、病毒抗原和病毒颗粒。

（三）临床表现

1. 水痘脑炎

（1）小脑炎：是良性自限性疾病，起病突然，通常在水痘出现后 1 周才发病，见于 15 岁以下的儿童和少年，属于感染后脑炎。主要症状为构音障碍、眼球震颤、共济失调、恶心、呕吐和头痛等。预后较好，能完全康复。

（2）水痘脑炎：水痘—带状疱疹病毒直接侵犯 CNS 所致，也发生于水痘出现后不久，呈暴发性病程，发热、头痛、意识障碍和癫痫发作，可有脑膜刺激征及神经系统受损的局限性体征。

（3）血管病变（参见水痘—带状疱疹脑炎的临床表现）。

2. 水痘—带状疱疹脑炎

VZV 脑炎与带状疱疹的发病年龄一样，好发于年长者。脑炎的发生时间与出疹关系不尽相同。多数患者出疹在前，随后发生脑受损征象，二者间隔时间平均为 9 日，可长达 3 ~ 5 周，此时皮疹已消退，仅遗留色素沉着斑；偶见脑部症状先于皮肤损害者，间隔时间也可长达 3 周；脑炎与皮肤损害同时发生者也属偶发现象。

几乎由 VZV 感染引起的 CNS 感染都包括卒中，大多数疾病不是原发性脑炎，而是继发于脑动脉受到大量病毒感染引起的单灶性或多灶性脑梗死。这种观念与以往报道不同，因为早年缺乏先进的影像学设备，即使确实存在轻度纯 VZV 脑炎，远不如 VZV 血管病常见。虽然有的迁延患者的脑实质内可见 VZV，多为原发血管病受损区播散的结果。

VZV 血管病虽以免疫受损患者多见，但也可见于具有免疫活性的患者；水痘或带状疱疹后均可发生；呈单一病灶或多个病灶，动脉受累通常不止 1 支，因此以多个病灶居多。

常见缺血性脑血管疾病的临床特点，除短暂脑缺血发作外，还有头痛、精神状态改变、失语、共济失调、偏身感觉障碍、偏盲和单眼视力丧失等。至于动脉瘤、颈动脉夹层、蛛网膜下腔出血以及脑出血，则是较为少见的并发症。

（四）辅助检查

鉴于 VZV 脑炎的临床表现多样化，VZV 再活化引起的神经系统并发症可无皮疹，辅助检查显然具有重要的诊断价值。

1. 脑脊液检查

脑脊液常清亮无色，白细胞轻至中度增多，少于 $100 \times 10^6/L$，以单核细胞为主，常可查见红细胞，蛋白质含量轻至中度增高，葡萄糖和氯化物正常。

2. 病原学检查

（1）对于儿童水痘患者，在病程的第 1 周应用 PCR 测定脑脊液的 VZV DNA 与测定血清免疫球蛋白 M（IgM）特异性抗体，有助于诊断 VZV 的 CNS 并发症；对于成年患者，可同时测定脑脊液 VZV DNA 和脑脊液（鞘内合成）IgM 特异性抗体。

（2）对于 VZV 脑血管病患者，可应用 PCR 测定脑脊液的 VZV DNA 和酶联免疫吸附试验（ELISA）测定脑脊液的抗 VZV IgG 抗体，以抗 VZV IgG 的诊断价值更高，阳性 VZV DNA 虽有助于诊断，但阴性却不能排除 VZV 血管病，只有二者均为阴性时才能排除。PCR 测定包括巢式 PCR 与实时 PCR。一般而言，不论有无带状疱疹和水痘皮肤损害病史，PCR 对 VZV 所致神经系统感染有诊断价值，VZV DNA 可存在于患者的脑脊液内。

（3）其他方法：直接免疫荧光染色或免疫过氧化酶染色检测病毒抗原，当日可获结果，有助于区分感染源是 VZV 还是 HSV。

（4）病毒培养：从皮疹基底取材，再用 Tzanck 法涂片进行细胞学检查；从病变组织培养分离病毒，也可见 Cowdry A 型包涵体、VZV 抗原和核酸。病毒培养是诊断的"金标准"。

3. 影像学检查

脑血管受损是 VZV 所致脑病的主要部位，纯脑炎较少见，MRI 或 CT 常显示缺血性脑梗死的改变，以 MRI 更有优势，有如下特点。

（1）单或多灶性。

（2）深部梗死较浅表梗死居多，多在基底核区。

（3）灰—白质联合处易受累。

（4）大或小动脉可单独受累，但以二者均受累多见。

（五）诊断和鉴别诊断

1. 诊断

（1）水痘或带状疱疹的典型皮肤损害有助于诊断，无皮疹的患者需通过其他环节进行判断。

（2）带状疱疹的好发部位除后根神经节外，还有三叉神经节受累，引起疱疹性角膜炎；面神经的膝状神经节受累，引起外耳道疱疹及周围性面瘫。

（3）上述辅助检查的有关变化。

2. 鉴别诊断

（1）病毒感染：详细了解病史及症状至关重要。出现皮疹者要与其他的疱疹病毒脑炎（如 HSVE）区分，如果是老年人或免疫功能受抑制者，即使未见带状疱疹，也应仔细查明病因；夏季发病者需与虫媒病毒或肠道病毒感染相鉴别；冬季发病提示流感病毒感染；所在地区如为亚洲，应考虑流行性乙型脑炎。结合临床表现和各种辅助检查一般不难鉴别。

（2）脑血管疾病：VZV 的神经系统并发症易累及脑血管，呈卒中样起病。但水痘或带状疱疹等皮肤损害是 VZV 感染的主要依据。

（3）脑炎或脑膜脑炎：许多病原体可引起脑炎或脑膜脑炎，包括化脓性细菌、结核分枝杆菌和真菌，施行腰椎穿刺检测脑脊液可获得重要的诊断依据。

（六）治疗

1. 抗病毒治疗

与 HSVE 相似。

（1）阿昔洛韦 10~15 mg/kg，静脉滴注，每日 3 次，至少 14 日为 1 疗程。口服阿昔洛韦每次 800 mg，每日 5 次，7 日为 1 个疗程。

（2）伐昔洛韦（valaciclovir，万乃洛韦）：静脉注射阿昔洛韦疗效欠佳时，可再口服伐昔洛韦，每次 1 g，每日 3 次，应用 1~2 个月。VZV 血管病可有上述选择。

（3）膦甲酸钠 60 mg/kg，静脉滴注，每 8 小时 1 次，14~21 日，可作为以上两种药物的替代治疗。

（4）泛昔洛韦：500~750 mg，口服，每日 3 次，7 日。

2. 肾上腺皮质激素

水痘患者应用皮质酮有造成皮疹发展的危险，应用激素治疗带状疱疹并发症也有争议。主张应用的学者提出，激素必须与抗病毒药物联合使用，可能缓解急性期症状，用于无主要禁忌证的患者。有学者建议泼尼松剂量为每日 60 mg 或 1 mg/kg，连用 5 日即可，以免加重感染；有学者赞同泼尼松龙用量为每日 40 mg，以后逐渐减量，共用 3 周。

3. 对症支持治疗

包括物理降温，降低颅内压，控制癫痫发作和补充营养等，加巴喷丁或普瑞巴林可用于治疗疱疹后神经痛。

（七）预防

接种疫苗：已获得美国 FDA 批准，用于 60 岁以上的人群，据统计预防注射可减少 51% 的带状疱疹发病率，减少 66% 的疱疹后神经痛，最常见的不良反应是注射部位的不适。我国尚无相关报道。

三、传染性单核细胞增多症脑炎

（一）概述

传染性单核细胞增多症脑炎（infectious mononucleosis encephalitis，IME）又称 EB 病毒脑炎（Epstein-Barr virus encephalitis，EBVE），由 EB 病毒感染引起的脑炎，国外以 EB 病毒脑炎命名更多。虽然冠名传染性，其实传染性不强，可呈散发或小范围传播。

原发性 EBV 感染可能无临床症状，可表现为非特异性发热，或呈典型的传染性单核细胞增多症，如颈淋巴结炎、咽炎、扁桃体炎以及肝脾大等，通常为良性疾病。明显的神经系统并发症仅占传染性单核细胞增多症患者总数的 1% 以下，包括脑炎、小脑炎、脑膜炎、脊髓炎、神经根炎和周围神经炎等，可以单独或合并存在，表明神经系统的各部位均可受累，以脑膜炎最为常见。EBV 脑炎是较为少见的疾病，通常见于儿童患者。

以下主要阐述 EBV 脑炎。

（二）病因、发病机制和病理

1. 病因

EBV 是 EB 病毒脑炎的病原体，基本生物学特性与其他的疱疹病毒相似，是全球分布的一种存在于人群中的病毒，童年时期即可感染，90%~95% 的成年人可查到 EBV，病毒的感染可以是终身的。EBV 存在于 B 淋巴细胞内，通过口咽部分泌物间歇性排出。

2. 发病机制

EBV 引起 CNS 疾病的发病机制尚不能确定，由于病毒、病毒抗原或病毒核酸很少直接从 EBV 脑炎与脊髓炎患者的 CNS 组织中分离出来，推测为感染后或副感染引起的免疫介导现象。但是也有研究表明，脑脊液中可查获 EBV DNA，且常与可扩增的病毒 RNA 并存，提示 CNS 受到病毒直接侵犯。EBV 也可以再活化。

3. 病理改变

除了淋巴结肿大、淋巴组织增生和脾大外，CNS 的病理检查可见脑实质水肿、小胶质细胞增生、神经细胞变性及血管周围单核细胞浸润。

（三）临床表现

大多数急性 EBV 感染无临床症状。EBV 脑炎常在传染性单核细胞增多症典型临床现象的同时出现，也可在病程之前或之后发生，甚至可能缺乏典型临床症状。典型临床现象多见于儿童和青年，急性或亚急性起病，发热、全身淋巴结肿大和咽喉炎是三大主要征象。半数患者有脾大，肝脏也可受损。EBV 脑炎的临床表现与其他类型的脑炎相似，除发热、头痛、恶心呕吐、抽搐发作、精神紊乱、意识障碍外，局灶性改变与脑受损部位有关，如复视、偏瘫、共济失调及手足徐动症等。

（四）辅助检查

1. 血液和脑脊液的常规实验室检查

（1）血常规：白细胞总数增高，早期以中性粒细胞为主，随后以淋巴细胞居多，可查见非典型淋巴细胞。

（2）脑脊液：细胞数和蛋白质含量可能正常，或可能出现蛋白质含量增高以及淋巴细胞增多，若存在异型淋巴细胞，则具有诊断意义。

2. 免疫学检查

（1）血清学检查。

1）EBV 特异性抗体：应用免疫荧光或 ELISA 方法检测。此类抗体的存在是诊断急性 EBV 感染的"金标准"，因此检测 EB 病毒衣壳抗原（EBV-VCA）的 IgM 抗体很有价值。IgG 抗体可持续存在，对急性 EBV 感染诊断意义不大。

2）EB 核抗原（EBNA）抗体：产生时间较 EBV-VCA 抗体略晚，有一定诊断价值。

3）早期抗原（EA）抗体：有助于诊断。

4）异染（heterophile）抗体：此抗体滴定度增高也有助于诊断。

5）EBV DNA：见第四章第二节 病毒性脑膜炎。

（2）脑脊液检查。

1）EBV-VCA 抗体。

2）异染抗体。

脑脊液查获上述两种抗体是中枢神经系统受累的证据。

3）EBV DNA：应用 PCR 检测血清和脑脊液的 EBV DNA，可以获得快速、精确以及特异性的病因学诊断，并可了解病毒是否在中枢神经系统内再活化。

3. 脑电图描记

EBV 脑炎患者的脑电图无特异性改变，可出现弥漫性或局限性慢波，提示脑实质受病变所累。

4. 影像学检查

（1）CT 检查：病变部位显示非特异性低密度区。

（2）MRI 检查：MRI 的敏感性优于 CT，阳性率超过 80%。T_2WI 与 FLAIR 在大脑半球皮质和皮质下白质、基底核区、双侧丘脑、胼胝体压部和脑干等部位呈高信号。丘脑和基底核区等深部核受累是 EBV 脑炎的特征。磁共振波谱（magnetic resonance spectroscopy，MRS）分析显示 N—乙酰天门冬氨酸（NAA）降低，肌醇和氨基酸部分升高。

5. 病理学检查

脑组织活检采用 PCR 可测得 EBV DNA。

（五）诊断和鉴别诊断

1. 诊断

疾病若发生在上述全身性典型症状的同时或以后，则较易诊断；如脑炎是最初或唯一的表现，患者又是儿童或青少年，应考虑本病，然后进行相关的实验室检查以便明确病因。诊断要点如下。

（1）有脑部受损征象。

（2）发热（>38 ℃）。

（3）局部或弥漫性神经系统受损体征。

（4）脑脊液白细胞增多，免疫学改变。

（5）影像学检查和脑电图异常。

2. 鉴别诊断

（1）巨细胞病毒感染：此病较少急性起病，较少发生咽炎。

（2）淋巴细胞脉络丛脑膜炎：本病由淋巴细胞脉络丛脑膜炎病毒引起，偶可侵犯脑实质，临床表现与 EBV 脑炎类似，应借助辅助检查予以区分。

（3）结核性脑膜炎：本病发病多呈亚急性，多有肺结核史，脑脊液虽有淋巴细胞增多，但葡萄糖及氯化物降低。

（4）鼠弓形虫感染：也可出现非特异性发热，更为少见。

（六）治疗

关于 EBV 脑炎的预后，有些学者认为是良性、自限性的疾病，可以完全康复；也有些学者认为可导致死亡或遗留神经系统后遗症。治疗方法与其他疱疹病毒脑炎相似。

1. 支持对症治疗

抗抽搐、降低颅内压等。

2. 抗病毒药物

更昔洛韦、阿昔洛韦、膦甲酸钠等。

3. 肾上腺皮质激素

有时与抗病毒药物联合应用，治疗 EBV 所致的急性播散性脑脊髓炎和其他免疫学介导的疾病，可取得较好效果。目前意见尚不一致，有的学者推荐激素共应用 10～14 日（含减量时间），剂量等同于泼尼松 0.5 mg/kg 即可；有的学者主张应用大剂量的甲泼尼龙，一名 15 岁患者曾接受抗病毒药与甲泼尼龙联合治疗，后者为脉冲式施治，第 1 次为每日 1 g，共 3 日；随后间断应用，每次仅用 1 日。

4. 丙种球蛋白

可应用丙种球蛋白，每日 400 mg/kg，5 日。

四、巨细胞病毒脑炎

（一）概述

巨细胞病毒（cytomegalovirus，CMV）也是一种遍布于全球的疱疹病毒，CMV的命名来源于病理变化可见特征性的巨细胞。孕妇在妊娠期原发性感染CMV后，40%～50%的婴儿可在子宫内感染CMV，其中10%～15%出现症状。此种病毒在子宫内对胎儿的破坏作用引起死胎或早产，或先天性（宫内）感染导致新生儿许多系统（包括中枢神经系统）的病变或畸形。围生期通过受感染的产道或新生儿通过母乳都可引起CMV感染。受CMV感染的婴儿，常有多个器官的损害，出现贫血、黄疸、瘀斑、肝脾大、视网膜炎等，头部可发现明显的异常，包括脑积水、小头畸形、小脑回畸形、脑内钙化和脑穿通畸形等。脑部病变组织内能查见具有核内包涵体的巨细胞。成人CMV感染所致中枢或周围神经系统的疾患多见于免疫功能受抑制的情况下，可引起脑炎、脑膜脑炎、脊髓炎和多发性神经根炎。

（二）病因、发病机制和病理

1. 病因

CMV脑炎的病原体是CMV。CMV具有典型的疱疹病毒形态，其DNA结构也与HSV相似，但对宿主或培养细胞有高度的种特异性。人类巨细胞病毒（HCMV）只能感染人，HCMV属于一种异构性的β-疱疹病毒，体外培养只能在人胚成纤维细胞中增殖。CMV可以是许多临床疾病的病原体，可从轻度隐性（亚临床）感染到重度致死性播散性感染。

2. 发病机制

CMV在人群中感染非常广泛，除先天性感染外，CMV感染随年龄增长而增多，我国成人感染率达90%或接近100%。感染CMV多数无临床症状，但在一定条件下侵袭多个器官和系统而产生严重疾病。病毒可侵入肺、肝、肾、唾液腺、乳腺和其他腺体、多形核白细胞和淋巴细胞，乃至神经系统。可长期或间断地自唾液、乳汁、汗液、血液、尿液、精液、子宫分泌物等多处排出病毒。通常经口腔、生殖道、胎盘、输血或器官移植等多途径传播。

CMV可通过原发性感染的病毒血症直接播散到脑部；还可在原发性感染后，在体内潜伏终身。免疫功能受抑制或体质虚弱的人群，包括受HIV感染的患者，应用免疫抑制剂、恶性肿瘤、器官移植受体产生排异或接受输血的患者，CMV感染和再活化能导致眼部感染、肝炎和脑炎等，可称作机会性感染。CMV脑炎也可见于存在于免疫活性的人群中。

3. 病理改变

病损细胞的普遍特点是细胞肿大、核变大，细胞核内出现大而居中的包涵体，状如猫头鹰眼，细胞质内的包涵体多位于一侧。CMV感染可累及全身许多器官，头部的变化如下。

婴儿：肉眼观可见小头畸形、脑积水、小脑回畸形、脑内钙化和脑穿通畸形；镜检显示脑膜增厚，脑组织和脑室壁有广泛的坏死灶和弥散的小胶质结节，胶质细胞增生，血管充血，血管周围间隙有淋巴细胞和浆细胞浸润。

成人：病变主要累及大脑、小脑和脑干。镜检的病理改变与婴儿变化相似，病变部位可见散在的小胶质结节、坏死性室管膜炎和血管周围浸润、坏死性白质脑病以及脑实质深部局限性坏死等。

（三）临床表现

1. 新生儿和儿童

先天性感染 CMV 后，可发生脑炎、室管膜炎和视网膜炎，可以出现小头畸形、脑内钙化、精神发育迟缓、癫痫发作、单侧或双侧听力丧失，这些患儿的母亲在妊娠期几乎均存在 CMV 的原发性感染。神经系统的后遗症包括精神运动抑制、智力障碍、癫痫发作、视网膜炎、视神经萎缩和听力下降等。

2. 有免疫活性个体的 CMV 感染

大多数感染 CMV 后无临床症状；少数患者可出现类似传染性单核细胞增多症的症状，但咽炎和淋巴结炎轻微，且异染抗体滴定度不高。可以有畏寒、发热、头痛、疲乏、肌痛、癫痫发作、轻瘫、感觉异常、视觉丧失、定向障碍、精神错乱乃至昏迷等症状和体征。

3. 免疫受抑制成人的 CMV 感染

表现为非特异性热性脑病，伴或不伴局灶性改变。CMV 脑炎发生在 $CD4^+T$ 细胞数低于 $50/mm^2$ 的 AIDS 患者时（正常成人的 $CD4^+T$ 细胞在 $500 \sim 1\,600/mm^2$，艾滋病病毒感染者的 $CD4^+T$ 细胞出现进行性或不规则性下降，标志着免疫系统受到严重损害），可表现为急性精神错乱和谵妄；也可呈较为缓慢进行性起病的脑室脑炎，其特点为精神错乱和脑神经麻痹。

（四）辅助检查

1. 病理学检查

上述细胞学和组织学异常表明存在 CMV 的感染。

2. 病毒培养

血、尿和脑脊液进行 CMV 培养，阳性者可确定诊断，假阴性者也可能发生，且需培养时间 4~6 周；或应用快速培养方法，将离心标本置于接种了双倍成纤维细胞的培养瓶（Shell vial）内 1~2 日后用间接免疫荧光观察。

3. CMV 抗原检查

应用免疫过氧化物酶技术，在外周血的白细胞内（抗原血症），以单克隆抗体染色，观察 CMV 的 pp65 抗原。

4. 病毒核酸检查

采用 PCR 或杂交捕获方法检测 CMV DNA，已能进行定量分析，较病毒培养更为敏感，可以观察治疗效果。此外，检测 RNA 还能了解病毒复制的状况。PCR 方法测出脑脊液 CMV DNA 提示鞘内合成病毒，是中枢神经系统受感染的证据。

5. 血清学检查

CMV-IgG 抗体滴定度增高提示 CMV 的原发性感染，是既往感染的敏感标志。CMV-IgM 抗体阳性见于原发性感染，也可见于潜伏病毒再活化时。

6. 影像学检查

先天性 CMV 感染的影像学特点包括脑室周围钙化、巨大脑室、髓鞘形成延缓、海马发育不良、脑室周围枕部囊肿、无脑回畸形以及皮质移行异常。CMV 脑膜脑炎的 MRI 变化无特异性，与其他病毒性脑炎类似，通常在额顶叶皮质和皮质下区 T_1WI 呈低信号，T_2WI 呈高信号；增强扫描显示脑膜强化、脑室周围强化；FLAIR 序列的图像更为清晰。艾滋病伴发

CMV 的患者，可见 CMV 引起脑实质包块的单独强化或环形强化。

（五）诊断和鉴别诊断

1. 诊断

新生儿体检如果发现黄疸、贫血和肝脾大，加上前述中枢神经系统的病变，应考虑 CMV 感染的可能性，需进行相关的实验室检查。成年人患 CMV 脑炎无特异性症状，对存在中枢神经系统病变，又发现免疫功能受损或 HIV 阳性的患者，也应进行实验室筛查，以便确定诊断。

2. 鉴别诊断

先天性 CMV 感染应与其他的先天性疾病相区别，如先天性风疹综合征、先天性弓形虫病和先天性梅毒均与先天性 CMV 感染有相似的临床表现，但也有各自的特点。先天性风疹综合征常有先天性心脏畸形和白内障；先天性弓形虫病的脑内钙化灶常较散在；先天性梅毒具有特征性的皮疹——水疱。以上的特征再结合实验室检查有利于确诊。成年人 CMV 脑炎的鉴别诊断可参见其他的疱疹病毒性脑炎。

（六）治疗

1. 抗病毒治疗

（1）更昔洛韦、膦甲酸钠、西多福韦和泛昔洛韦：均可用于治疗 CMV 的神经系统病变，有文献报道，更昔洛韦和膦甲酸钠可单独或联合应用治疗本病，但疗效有限；也有报道，膦甲酸钠和西多福韦联合治疗取得成功的案例。

（2）艾滋病伴 CMV 的患者：高效抗反转录病毒治疗（highly active antiretroviral therapy，HAART）后的免疫重组可能控制 CMV 复制。

（3）免疫受抑制（包括艾滋病）的患者：抗病毒药物的应用方法为更昔洛韦 5 mg/kg，静脉滴注，每 12 小时 1 次，用 2～3 周，随后更昔洛韦每日 5 mg/kg，静脉滴注，每周 5 日，或缬更昔洛韦每日 900 mg，口服。膦甲酸钠用于耐受更昔洛韦的 CMV，90 mg/kg，静脉滴注，每 12 小时 1 次，共 2～3 周；然后每日 90～120 mg/kg，静脉滴注维持。维持治疗的疗程需待 HIV 患者的 CD4$^+$T 细胞计数在（100～150）/mm^3 达 6 个月以上为止。

（4）新生儿的先天性 CMV 感染：应用更昔洛韦 4～6 mg/kg，每 12 小时 1 次，共 6 周。

2. 对症支持治疗

参见其他的疱疹病毒性脑炎。

五、人类疱疹病毒 6 型脑炎

（一）概述

人类疱疹病毒 6 型是 1986 年发现的病毒，是边缘性脑炎的主要原因。HHV-6 又分为 HHV-6A 与 HHV-6B 两种变异体，后者可感染儿童，呈全球分布，95% 的相关人群可查出此病毒的抗体，多数在 2 岁以前感染，有些患儿并无临床症状；成人也可罹患 HHV-6 脑炎。当前的文献资料多未精确区分上述两种变异体。

（二）病因、发病机制和病理

1. 病因

人类疱疹病毒 6 型脑炎的病原体是 HHV-6，它与 CMV 一样，属于嗜淋巴性的 β-疱疹病毒，能引起一系列从无明显症状到播散性的、致命的疾病。幼儿急疹（婴儿玫瑰疹）和淋巴结病综合征是最常见原发性感染的表现形式，常与热性惊厥（HHV-6B）有关。HHV-6 作为机会性感染能导致免疫受抑制儿童和成人的脑炎和脑膜炎；也可作为罕见病因引起有免疫活性儿童和成人的脑膜脑炎。HHV-6 脑炎和脑膜炎的患病率尚不明确，但根据回顾性脑脊液 PCR 分析，不是由 HSV 引起的局灶性脑炎患者中，约 6% 是由 HHV-6 感染所致。

2. 发病机制

HHV-6 感染的发病机制有待确定。原发性感染、病毒再活化或外源性再感染都可引起急性 HHV-6 感染。原发性 HHV-6 感染是急性散发性脑炎的常见原因之一。与其他的疱疹病毒相似，HHV-6 于原发性感染后可长期潜伏在宿主的淋巴细胞、唾液腺和脑内。当宿主的免疫功能下降时，HHV-6（主要为 HHV-6B）再活化同样会致病。临床症状具有多变性，病情可能很严重，常见于免疫功能受抑制者（包括骨髓移植和造血干细胞移植受体、艾滋病患者等）。

3. 病理改变

肉眼观察可见双侧海马和内侧颞叶明显萎缩及呈褐色改变，侧脑室下角扩大。

镜检显示海马、杏仁核、乳头体、屏状核和丘脑等部位的神经元丧失伴星形细胞增生、斑片状坏死伴巨噬细胞浸润；血管周围和实质内轻度淋巴细胞浸润。大脑新皮质、中脑、脑桥基底与小脑白质也可见散在的相似病变。有些病灶内髓鞘脱失，轴索相对保持完好。

（三）临床表现

急性发病。出现头痛、发热、精神紊乱、记忆障碍、定向不良、症状性瘙痒、失眠、易激动、幻觉、癫痫发作等症状。其他系统的损害还有不典型间质性肺炎、心包炎或心肌炎、胃肠或肝胆疾病等。

（四）辅助检查

1. 脑脊液检查

白细胞轻度增多，以淋巴细胞为主；蛋白质定量轻度增高。

2. 脑电图检查

颞叶痫样放电。

3. 病毒培养

血和脑脊液进行病毒分离、培养。

4. 病毒核酸检查

PCR 方法检测血和脑脊液 HHV-6 DNA。RT-PCR 进行定量分析，敏感性达 95%，特异性为 98.8%。

5. 血清学检查

HHV-6 IgG 抗体和 HHV-6 IgM 抗体的检测。

6. 影像学检查

（1）CT 检查：疾病早期通常无明显异常。婴幼儿的原发性 HHV-6 感染累及基底核区，病变部位呈低密度异常。

（2）MRI 检查：内侧颞叶和边缘系统水肿，增强扫描呈无强化的异常信号。双侧或单侧海马、杏仁核和（或）海马旁回在 T_2WI/FLAIR/DWI 序列呈高信号。原发性 HHV-6 感染的婴幼儿，基底核区如有病变 T_2WI 呈高信号，常双侧对称，除纹状体和丘脑外，小脑和脑干也可受累。

（五）诊断和鉴别诊断

1. 诊断

（1）边缘脑炎的临床表现。

（2）曾接受造血干细胞或骨髓移植，免疫功能低下。

（3）上述辅助检查的佐证。

2. 鉴别诊断

常与单纯疱疹，病毒性脑炎（HSVE）相鉴别，因为二者均累及内侧颞叶，临床表现相似。主要的区别如下。

（1）阿昔洛韦治疗：HSVE 敏感，HHV-6 脑炎疗效不佳。

（2）MRI 检查：在疾病的早期和中期，HHV-6 脑炎一般仅损害内侧颞叶；而 HSVE 则颞叶外的区域也可受损。系列 MRI 检查，HHV-6 脑炎 T_2WI 与 FLAIR 的高信号可以消散；而 HSVE 则仍然存在。

（3）CT 检查：HHV-6 脑炎的早期多为正常，HSVE 的异常改变较为多见。

（六）治疗

1. 对症支持治疗

同其他疱疹病毒性脑炎。

2. 抗病毒药物

阿昔洛韦治疗无效时，推荐应用大剂量的更昔洛韦每日 18 mg/kg，静脉滴注。更昔洛韦耐药时，还可应用膦甲酸钠，起始剂量为每日 90 mg/kg，静脉滴注；或西多福韦 5 mg/kg，每周 1 次，静脉滴注；或西多福韦需与丙磺舒合用。

（马林林）

第二节 病毒性脑膜炎

一、概述

病毒性脑膜炎是由多种不同病毒感染引起的软脑膜弥漫性炎症。主要临床表现为急性或亚急性起病的发热、头痛、脑膜刺激征阳性，脑脊液检查有炎性改变。病程较短，一般预后良好。

二、病因和发病机制

（一）病因

常见的非疱疹病毒感染的病毒性脑膜炎的致病微生物，夏季以微小 RNA 病毒，如柯萨奇（Coxsackie）病毒和埃可（ECHO）病毒等肠道病毒为主；冬季和春季以流行性腮腺炎病毒为主。下列病毒感染过程中也可导致急性病毒性脑膜炎，如病毒（EBV）、巨细胞病毒（CMV）和人类免疫缺陷病毒（HIV）等。

（二）发病机制

约 90% 的病毒性脑膜炎是由各种肠道病毒感染所致，主要是粪—口传播。通常，病毒进入宿主体内，在肠道内发生次感染，扩散至淋巴系统，少量病毒进入血液循环系统，播散至宿主的单核吞噬细胞系统。在宿主免疫功能低下时，病毒大量复制，产生严重的病毒血症，突破血脑屏障，传播至蛛网膜下腔，感染脑和脊髓的软膜、蛛网膜等。

三、临床表现

（一）全身感染中毒症状

急性或亚急性起病的发热、周身酸痛、肌痛、食欲减退、恶心呕吐、全身乏力等。

（二）某些病毒感染的表现

如皮疹尤其是埃可病毒和水痘—带状疱疹病毒（VZV），阵发性肋间神经痛（B 组柯萨奇病毒），疱疹性咽峡炎（A 组柯萨奇病毒），腮腺炎（腮腺炎病毒），生殖器疱疹（单纯疱疹病毒-2 型）等。

（三）脑膜刺激症状

头痛，位于前额和颈枕部，呕吐。

（四）脑膜刺激征

克尼格征和布鲁津斯基征阳性。

四、辅助检查

（一）血常规检查

白细胞计数正常或稍低，少数也可轻度升高。淋巴细胞脉络丛脑膜炎时淋巴细胞相对增多，血小板计数可下降。如出现大量非典型单核细胞，且异嗜反应阳性时，提示为 EB 病毒感染。

（二）脑脊液检查

压力增高，外观清亮，白细胞计数轻至中度增加，一般为（20～100）×10^6/L，有时可高达 300×10^6/L 以上，早期以中性粒细胞为主，几小时后则以淋巴细胞占优势（淋巴细胞脉络丛脑膜炎时单核细胞可达 85%～100%），蛋白质正常或稍高，葡萄糖及氯化物正常（但腮腺炎病毒性脑膜炎及淋巴细胞脉络丛脑膜炎时，葡萄糖含量可稍降低）。可见寡克隆（oligoclonal）IgG 带。

（三）红细胞沉降率

正常或轻度增快。

（四）血清学检查

在腮腺炎病毒所致的病毒性脑膜炎，有 70%～90% 的患者血清淀粉酶轻至中度升高，C 反应蛋白阴性或弱阳性。

（五）免疫学检查

1. 补体结合试验

特异性较差。

2. 免疫荧光抗体检查

敏感，对黏液病毒、疱疹病毒、巨细胞病毒、狂犬病毒、腺病毒等可作出早期诊断，但特异性不强。

3. 抗体中和试验

特异性强，敏感，但因中和抗体出现较晚，故对早期诊断无帮助。

（六）病毒学检查

从血清、脑脊液，以及粪便、尿液和咽拭子中分离出病毒，常可作出特异性的病毒学诊断。PCR 技术能在短时间内将人工选定的基因片段迅速大量地扩增，经简单的凝胶电泳分析就可观察结果，对病毒性脑膜炎的病原学诊断具有高度的特异性和敏感性。

五、诊断和鉴别诊断

（一）诊断

（1）急性或亚急性起病的全身感染中毒症状，如发热、畏冷、食欲减退、全身酸痛和乏力等。

（2）有脑膜刺激症状，如头痛、呕吐等。

（3）脑膜刺激征阳性。

（4）脑脊液检查，颜色清亮透明。压力正常或轻度增高，白细胞计数轻度增高，一般为（20~100）×10⁶/L，以淋巴细胞为主。蛋白质正常或轻度增高，葡萄糖和氯化物含量正常。

（5）有皮肤疱疹和腮腺肿大等病毒感染证据。

（6）病毒学检查分离出某种病毒，特别脑脊液中分离出病毒可确诊。

（二）鉴别诊断

1. 结核性脑膜炎

缓慢起病、病程较长。脑脊液外观微浑浊，静置后有薄膜形成，白细胞计数更高，蛋白质定量增高，葡萄糖及氯化物含量降低，脑脊液涂片可检出结核分枝杆菌。不经特殊治疗病情将逐渐严重。

2. 化脓性脑膜炎

脑脊液外观浑浊，白细胞计数增加，以中性粒细胞为主，涂片检查或细菌培养可找到化脓性致病菌。脑脊液中纤维结合蛋白浓度及溶菌酶活性的测定有助于疾病的鉴别，化脓性脑膜炎时纤维结合蛋白浓度及溶菌酶活性均明显升高；而病毒性脑膜炎时纤维结合蛋白浓度明显降低，溶菌酶活性不升高。

3. 新型隐球菌性脑膜炎

起病缓慢，病程迁延。脑脊液葡萄糖含量降低，涂片墨汁染色可发现厚荚膜圆形发亮的就是隐球菌。在沙氏培养基上有真菌生长，即可确诊。

六、治疗

病毒性脑膜炎是一种良性、自限性疾病，一般不需要应用抗病毒药物。

1. 一般治疗

急性期要卧床休息，头痛较重者可口服镇痛药，如布洛芬每次 300 mg，每日 2 次。

2. 降颅内压、抗癫痫治疗

有颅内高压症状者，可给予 20% 甘露醇，每次 125 mL，静脉滴注，每日 4 次。有癫痫发作者可给予丙戊酸钠，每次 200 mg，每日 3 次。

3. 抗病毒治疗

对水痘—带状疱疹病毒感染可给予阿昔洛韦，剂量为每日 10 ~ 15 mg/kg，加 5% 葡萄糖注射液或生理盐水 250 mL，静脉滴注，连用 10 ~ 15 日。

4. 肾上腺皮质激素

有抗炎，抗水肿作用。可给予地塞米松，每次 10 mg 加入抗病毒药物中，静脉滴注。

（马林林）

第三节　急性化脓性脑膜炎

一、概述

急性化脓性脑膜炎（acute purulent meningitis，APM）是指由化脓性细菌引起的急性软脑膜、蛛网膜的感染性疾病，表现为急性或亚急性起病的发热、畏寒、头痛、呕吐、抽搐和（或）意识障碍，脑膜刺激征阳性，脑脊液呈化脓性改变。如不及时治疗，本病的致死率和致残率都很高。目前随着疾病早期确诊和抗生素的足量和合理应用，病死率已有显著性下降，但是仍有部分病患遗留癫痫发作、肢体瘫痪和智力障碍等神经系统后遗症。

二、病因和发病机制

（一）病因

脑膜炎球菌、肺炎球菌、流感嗜血杆菌、金黄色葡萄球菌等是化脓性脑膜炎的常见致病菌，在世界各地的发病没有地域性差异。其次为链球菌、铜绿假单胞菌和大肠埃希菌等。其中脑膜炎球菌感染所致的流行性脑脊髓膜炎最为常见，本节主要介绍脑膜炎球菌以外的化脓性细菌感染所致的急性化脓性脑膜炎。

引起急性或亚急性脑膜炎的径路有以下几种。

1. 血源性播散

常继发于菌血症，细菌可能是首先通过脉络丛，进入脑室系统，使脑脊液受到感染，然后通过第四脑室进入蛛网膜下腔，而形成脑膜炎。

2. 细菌从邻近部位进入软脑膜

如颅骨骨折或穿通伤时，以及化脓性中耳炎、乳突炎、鼻窦炎、颅骨骨髓炎等。

3. 颅内病灶的直接蔓延

脑脓肿破溃时，脓液进入脑蛛网膜下腔或脑室系统，脑脊液循环系统受到感染，形成脑膜炎。

（二）发病机制

细菌侵入蛛网膜下腔即开始繁殖，但是患者是否发病，取决于病原体与宿主之间的相互作用。大多数情况下宿主为健康带菌者，当宿主的抵抗力低下或病原体的毒力较强时，宿主会出现急性脑膜炎的症状。通过血—脑屏障的病原体，部分细菌自身细胞溶解，崩解的细胞壁成分（如脂多糖等）和炎症细胞（如白细胞、小胶质细胞等）、炎性因子（如白介素-1、肿瘤坏死因子）等相互作用，使脑脊液中的炎性渗出物不断集聚，导致脑脊液循环通路受阻，蛛网膜颗粒吸收障碍，导致严重的脑水肿、脑积水，颅内压增高。如果不及时治疗，在颅内压力增高的过程中，脑血管的自动调节功能丧失，可发生继发性的脑缺血或脑梗死。

三、临床表现

为急性或暴发性起病，各种年龄均可发病，以儿童多见。

（一）感染中毒症状

有发热，常为高热；畏寒，精神不振，全身酸痛，四肢乏力，食欲减退和嗜睡等。

（二）脑膜刺激症状和体征

有头痛，颈项强痛，克尼格征和布鲁津斯基征阳性。

（三）颅内高压症状

有头痛，常为剧烈头痛；呕吐，部分患者呈喷射状呕吐；视力障碍，可有视盘水肿。婴幼儿表现为前囟饱满，角弓反张。严重时发生小脑幕切迹疝或枕骨大孔疝，表现为意识障碍，呼吸困难严重时呼吸停止，一侧瞳孔或双侧瞳孔散大。

（四）大脑皮质刺激症状

有癫痫发作，呈强直—阵挛性发作或部分性发作，甚至为难以控制的癫痫发作或癫痫持续状态。

（五）脑局灶性损害的症状

患者表现为偏瘫、失语、偏身感觉障碍等。

（六）脑神经损害的症状

常累及动眼神经、外展神经、面神经和听神经，引起受累脑神经受损的症状和体征。

（七）化脓性脑膜炎的并发症

可引起硬膜脑下积液，常见于 2 岁以下幼儿；硬脑膜下积脓，常见于青壮年；其他有脑脓肿、脑梗死、静脉窦血栓形成和脑积水等。

四、辅助检查

（一）周围血象检查

白细胞总数增高，中性粒细胞占比高达 80% ~ 90%。

（二）脑脊液检查

脑脊液检查是化脓性脑膜炎的重要诊断依据。脑脊液颜色浑浊，脓性或呈米汤样。压力明显增高，白细胞计数增高达（500～1 000）×10^6/L，大多数为 1 000×10^6/L 以上，以中性多形核细胞为主。蛋白质定量明显增高，葡萄糖和氯化物含量降低。50% 以上的患者脑脊液中可找到致病菌，脑脊液离心后沉渣做革兰染色涂片，阳性率可高达 80%～90%，为早期病原学诊断和正确选择抗生素提供初步依据。脑脊液细菌培养，有助于进一步提高病原学确诊的阳性率，应常规进行细菌培养和药敏试验。

（三）免疫学试验

对于已经接受抗生素治疗的疑似急性化脓性脑膜炎的患者，常规的脑脊液涂片和培养，有时很难确定到病原菌。近年来脑脊液细菌抗原的特异性免疫学检查，能快速作出病原菌和菌型诊断，敏感性和特异性均高，并不受抗生素治疗的影响，方法简便、快速，可作为早期快速诊断的手段，常用的方法有 PCR、对流免疫电泳法（CIE）、乳胶凝集试验（LAT）、ELISA、放射免疫分析（RIA）等。

但是，目前对于上述检测手段也存在争议，假阳性率高，不能替代脑脊液革兰染色和病原学培养。

（四）与病原学有关的实验室检查

1. 乳酸（LA）

细菌性脑膜炎脑脊液乳酸含量高达 25 mg/dL，而在病毒性脑膜炎常低于 25 mg/dL，有学者主张把脑脊液乳酸 >35 mg/dL 作为细菌性脑膜炎的诊断标准。但脑脊液乳酸增高的机制是脑缺氧和脑水肿，因此也见于脑真菌感染、脑外伤、脑出血和其他脑缺氧的病例，应加鉴别。但可作为与病毒性脑膜炎鉴别的方法。

2. 乳酸脱氢酶（LDH）

急性化脓性脑膜炎脑脊液总 LDH 含量持续增高，其中 LDH_4 和 LDH_5 与中性粒细胞浸润有关，反映脑膜炎的轻重，有助于与病毒性脑膜炎的鉴别。脑脊液总 LDH 含量增高对疾病的预后有一定的价值。LDH_1 和 LDH_2 与脑组织损害有关，急剧增高，提示神经系统脑实质性损害严重，死亡风险高。

（五）影像学检查

1. 颅脑 CT 检查

早期可无明显异常，当炎性渗出物沉积时，可见蛛网膜下腔扩大、模糊。在化脓期增强扫描时，可见脑底池脑膜密度增强。在晚期，可见到脑动脉炎所致的脑梗死和脑软化，脑膜粘连所致的脑积水以及儿童常并发的硬脑膜下积液、积脓。当并发脑脓肿时，可见一低密度区，有占位效应；脓肿包膜形成期增强扫描可显示出较薄的、厚度均匀、边界光整的典型脓肿包膜。同时，CT 检查可以一定程度反映出颅骨骨髓炎、乳突炎、重症鼻窦炎等。CT 检查可以显示是否存在颅骨或椎体是否存在骨质破坏，揭示出化脓性病原菌入侵的途径。

2. 颅脑 MRI 检查

MRI 平扫和增强扫描对脑实质炎症、脑水肿、脑疝、脑脓肿及其他脑部并发症可提供清晰的影像。

五、诊断和鉴别诊断

（一）诊断

（1）急性起病，有明显的感染中毒症状。如发热，寒战，全身酸软乏力，食欲减退和嗜睡等。

（2）有脑膜刺激症状和体征。头痛，颈项强痛和脑膜刺激征阳性。

（3）可能有身体其他部位的感染病灶，如化脓性中耳炎和肺部感染等。

（4）脑脊液检查符合化脓性脑膜炎改变，革兰染色涂片和细菌培养阳性可以确诊。

（5）颅脑 CT 和 MRI 检查，有脑膜强化，特别是脑底部脑膜密度增强。

（二）鉴别诊断

1. 主要与结核性脑膜炎、真菌性脑膜炎和病毒性脑膜炎相鉴别

根据病史、临床表现及脑脊液改变的不同特点，一般不难鉴别。

2. 注意排除其他病原所致的脑实质感染

如脑型疟疾、脑型血吸虫病、脑囊虫病、脑阿米巴病和脑肺吸虫病等，根据上述寄生虫病的病原学、免疫学和影像学检查的特点，可以鉴别。

六、治疗

（一）一般支持治疗

（1）首要的治疗是保持患者的有效血容量，维持患者的血压，治疗败血症性休克。

（2）保持呼吸道通畅，呼吸道分泌物多者，要及时吸痰。

（3）保持静脉通道通畅，以确保水与电解质的平衡。

（4）监测生命体征，维持收缩压在 12 kPa（90 mmHg）以上；输液不能过多过快，以免发生充血性心力衰竭；如有呼吸功能障碍，必要时气管插管和辅助呼吸。

（二）抗生素治疗

急性化脓性脑膜炎是神经科急症，早期及时的抗菌治疗是降低病死率、改善预后的关键。一旦确诊应立即开始抗生素治疗，并根据药敏试验及时调整治疗方案。但是，随着脑膜炎耐药菌株的出现，初始抗生素的选择也越来越困难。

1. 抗菌药物

在病因不明、无细菌培养结果前，按不同年龄的常见细菌，治疗经验，选用广谱抗生素，病原菌明确后再调整用药。急性化脓性脑膜炎特异性抗生素的选择见表4-1。

表 4-1　急性化脓性脑膜炎特异性抗生素的选择

病原学种类	标准治疗	替代治疗
流感嗜血杆菌		
β-内酰胺酶阴性	氨苄西林	第三代头孢菌素，氯霉素
β-内酰胺酶阳性	第三代头孢菌素	氯霉素，头孢吡肟
脑膜炎球菌	青霉素或第三代头孢菌素	氯霉素

病原学种类	标准治疗	替代治疗
肺炎链球菌		
青霉素最低抑制浓度（MIC）<0.1 g/mL（敏感）	青霉素或氨苄西林	第三代头孢菌素，氯霉素，万古霉素加利福平
青霉素 MIC <0.1～1.0 g/mL（中度敏感）	第三代头孢菌素	万古霉素，美罗培南
青霉素 MIC <2.0 g/mL（高度耐药）	万古霉素加第三代头孢菌素	美罗培南
肠杆菌	第三代头孢菌素	美罗培南，氟喹诺酮，复方磺胺甲噁唑或头孢吡肟
铜绿假单胞菌	头孢他啶或头孢吡肟	美罗培南，氟喹诺酮，哌拉西林
李斯特菌	氨苄西林或青霉素	复方磺胺甲噁唑
无乳链球菌	氨苄西林或青霉素	第三代头孢菌素，万古霉素
金黄色葡萄球菌		
甲氧西林敏感	奈芙西林或苯唑西林加上第三代头孢菌素	万古霉素
耐甲氧西林	万古霉素加上第三代头孢菌素	利奈唑胺，奎奴普丁，达福普汀，替加环素
表皮葡萄球菌	万古霉素	利奈唑胺，替加环素

（1）肺炎球菌性脑膜炎和流感嗜血杆菌脑膜炎患者，对青霉素敏感者仍首选大剂量青霉素治疗；对青霉素耐药者，改用头孢菌素。金黄色葡萄球菌感染者可按此原则选药，也可直接选用头孢菌素，必要时加万古霉素。

（2）大肠埃希菌、肺炎杆菌、铜绿假单胞菌、沙门菌属及变形杆菌等革兰阴性杆菌，多用氨基糖苷类和第三代头孢菌素类抗生素。

（3）新生儿化脓性脑膜炎（PM）可首选第三代头孢菌素代替经验用药，以避免耳毒性、肾毒性等不良反应，必要时合用氨苄西林。

2. 疗程

急性化脓性脑膜炎常用药物的疗程为 10～14 日。

（1）青霉素 G：成人每日 800 万～1 200 万 U 静脉滴注（用生理盐水），儿童依体重酌减。

（2）头孢菌素类：常用于 APM 的有头孢噻肟，头孢唑肟，头孢曲松钠，头孢哌酮钠。而头孢塔齐定被认为更适用于铜绿假单胞菌。除头孢曲松外，头孢菌素用于 APM 的剂量均为每次 50 mg/kg，每 6～8 小时 1 次；头孢曲松的剂量为每次 50 mg/kg，每 8～12 小时 1 次，每日 4.0～6.0 g。

（3）万古霉素：成人每日 2.0 g，分 2～4 次静脉滴注。

（4）氨基糖苷类：多用阿米卡星，每日 400 mg 静脉滴注；或庆大霉素，成人每次 40～80 mg（4 万～8 万 U）加入 5% 葡萄糖注射液 250 mL 静脉滴注，每日 2～3 次，儿童依体重减量，注意耳毒性、肾毒性的不良反应。

（5）对难治性感染还可选用其他的 β-内酰胺类抗生素：①β-内酰胺酶抑制剂的复合制

剂，如青霉烷砜、氨苄西林；②单胺菌素类，如氨曲南；③碳青霉烯类，如亚胺培南。

（三）有颅内高压、脑水肿者

应用 20% 甘露醇，成人每次 125～250 mL，静脉滴注，每 6 小时 1 次，脑水肿情况改善后逐渐减量和停药。

（四）颅内并发症的处理

1. 脑脓肿

脓肿形成期须做穿刺抽脓或脓肿切除术。

2. 急性阻塞性脑积水

可从前囟或经颅骨钻孔行穿刺。注意有活动性感染时应局部注入抗生素，严重病例可用导管做持续外引流，若感染消散后仍有梗阻，则需考虑行脑室—腹腔分流术。

3. 硬膜下积脓、积液

可行硬膜下穿刺。

（马林林）

第五章

脱髓鞘疾病

第一节　视神经脊髓炎

视神经脊髓炎是脱髓鞘病变的同时或相继出现在视神经和脊髓的一种特殊类型多发性硬化。病理特点是脱髓鞘病变主要累及视神经、视交叉、脊髓（颈段、胸段），并具有复发—缓解特点。

一、诊治流程

1. 主诉

先后或者同时出现视力障碍及双侧肢体对称性麻木无力，伴或不伴有大小便功能障碍。

2. 病史

急性或亚急性起病，少数慢性起病，复发—缓解型出现视力丧失、对称性肢体麻木瘫痪、大小便功能障碍。

3. 体征

单眼或双眼视力下降、肢体截瘫、尿潴留等。

4. 急救措施

①卧床休息；②保持大小便通畅；留置导尿管导尿，给予开塞露通便；③保持气道通畅，如有延髓麻痹，必要时尽快气管切开；④激素或免疫抑制剂治疗。

5. 辅助检查

①腰椎穿刺，脑脊液检查见单核细胞可增多，部分患者存在寡克隆带；②脊髓 MRI，发现脊髓纵向超过 3 个节段的融合性病灶，多为 6~10 个；③视觉诱发电位，主要表现为 P100 潜伏期延长，波幅降低，少数患者脑干听觉诱发电位（BAEP）出现异常。

6. 诊断

根据急性起病，双侧先后或同时出现视神经及脊髓损害的临床表现，腰椎穿刺检查、颅脑和脊髓 MRI 检查及视觉诱发电位等辅助检查，可诊断视神经脊髓炎及病变的位置。

7. 制订详细的治疗方案

①一般治疗；②激素治疗；③血浆置换治疗；④免疫抑制剂治疗；⑤其他药物治疗。

二、诊治关键

(一) 病情判断

(1) 患者发病年龄以 20 ~ 40 岁为主，60 岁以上的患者少见；以青少年为多，也有许多儿童患者；女性稍多于男性。

(2) 急性起病患者可以在数小时或数日内出现脊髓或眼部症状；亚急性起病者症状在 1 ~ 2 个月内达高峰；少数患者呈慢性起病，在数月内稳步进展，呈进行性加重。急性横贯性播散性脊髓炎以及双侧同时或相继发生的视神经炎是本病特征性表现，在短时间内连续出现，可导致截瘫、失明，病情进展迅速，可有复发—缓解的特点。

(3) 多数患者先发生眼部症状。双眼可以同时出现症状，也可以先一侧出现，间隔数日或数周后再发展到另一侧，少数经数月或 1 年以上另一侧眼才被累及，仅有单眼受累者很少。约 1/8 的患者有反复发作史、有视力障碍者多起病较急，并有缓解—复发的特点。发病早期患者感觉眼痛，尤以眼球转动时或受压时疼痛明显，或有前额部疼痛，同时伴有视物模糊。部分急性发病者可以在数小时或数日内视力完全丧失。眼底可见视盘水肿，晚期可见视神经萎缩。大部分患者视力在数日或数周可恢复。

(4) 脊髓损害的常见部位为胸髓，其次为颈髓，腰髓较少受累。颈髓病变可见霍纳综合征。临床常见的脊髓体征是不对称和不完全的，多呈现播散性脊髓炎；不完全横贯性脊髓半离断或上升性脊髓炎的征象。临床特征为快速进展的（数小时或数日）下肢轻瘫、躯干部的感觉障碍、括约肌功能障碍和双侧巴宾斯基征等。下肢进行性无力，早期腱反射减弱，后期出现锥体束征和病理反射。除感觉、运动和括约肌功能障碍外，复发型患者常有痛性痉挛发作。括约肌障碍一般与肢体瘫痪同时发生，早期表现为尿潴留，后期可以转为尿失禁。大多数患者的括约肌功能恢复与肢体瘫痪好转相一致。视神经与脊髓症状多先后发生，也有同时出现，两者出现的间隔可为数日、数周、数月或数年。

(二) 辅助检查

1. 脑脊液检查

脑脊液压力与外观一般正常。脑脊液生化检查显示葡萄糖和氯化物含量正常；蛋白质含量正常或轻度增高。部分患者免疫球蛋白（IgA、IgG）含量有增高，蛋白质电泳检查出现寡克隆区带。当脊髓肿胀明显或伴发蛛网膜炎时，可能出现髓腔不完全阻塞，蛋白质含量可明显升高。脊髓病变发作期，约 50% 单相病程和复发型患者脑脊液中的白细胞计数增高，但通常不超过 100×10^6/L，分类中以淋巴细胞和单核细胞为主，可有个别患者白细胞计数超过 300×10^6/L。

2. 影像学检查

CT 对本病的分辨率低，且不能做矢状面扫描，显示病灶效果不佳。MRI 在一定程度上能清楚地显示出脊髓内脱髓鞘病灶；一般表现为长 T_1（低信号）、长 T_2（高信号）影像，矢状面可以显示出病灶上、下界限，横切面显示病灶以背侧、外侧多见。复发型患者在一次脊髓炎发作后 8 周内做脊髓 MRI 检查，异常率为 94%，复查的脊髓纵向融合病变超过 3 个脊柱节段发生率是 88%，通常为 6 ~ 10 个节段。

3. 电生理学检查

大部分患者视觉诱发电位异常，表现为 P100 潜伏期的延长及波幅降低。躯体感觉诱发电位有可能异常。

4. 血常规检查

急性发作时白细胞计数可增高，以多形核白细胞为主。

5. 红细胞沉降率

急性发作期可加快。

6. 免疫学指标

急性发作时，外周血辅助性 T 细胞（Th）/抑制性 T 细胞（Ts）比值升高，总补体水平升高，免疫球蛋白升高。随病情缓解而趋下降。

（三）治疗关键

患者卧床休息，保持大小便通畅，静脉滴注甲泼尼龙或地塞米松及免疫抑制剂治疗，针灸康复治疗瘫痪肢体。对于延髓麻痹危重者，应尽快行气管切开术。

三、治疗方案

（一）一般治疗

1. 卧床休息

急性发作期患者行动不便需要卧床休息。应该多翻身、叩背预防坠积性肺炎，应用气垫床减少压疮的发生。

2. 保持大小便通畅

脊髓损伤者常有尿潴留和便秘。可给患者留置导尿管导尿，并每隔 3~4 小时放尿 1 次；训练膀胱排尿功能，并辅以针灸治疗尿潴留。如果患者尿意恢复，则可拔除导尿管。对于便秘者，可给予开塞露直肠给药促进排便，严重者可灌肠排便。

3. 保持气道通畅

如患者表现为上升性脊髓炎，可出现呼吸困难等延髓麻痹表现，应尽早行气管切开术并吸氧，必要时使用呼吸机辅助呼吸。

4. 针灸康复理疗

瘫痪肢体可给予适当活动、按摩并针灸治疗，尽早恢复肢体功能。

（二）激素治疗

激素治疗包括大剂量甲泼尼龙、地塞米松，救治方案与多发性硬化完全一致。但一般不推荐在开始就单独采用泼尼松片治疗方案，这是因为可能会增加视神经炎新发作的危险。

（三）血浆置换治疗

该救治方案参见本章第二节多发性硬化的血浆置换治疗。

（四）免疫抑制剂治疗

包括硫唑嘌呤、环磷酰胺治疗方案，与多发性硬化一致。

（五）其他药物治疗

1. B 族维生素

维生素 B_1 100 mg，肌内注射，每日 1 次；维生素 B_{12} 500 μg，肌内注射，每日 1 次。

2. 地巴唑

该药能扩张血管，对中枢神经系统有轻度兴奋作用，能促进受损神经的修复。用法：每次 10 mg，每日 3 次，口服。

3. 单唾液酸四己糖神经节苷脂钠注射液

该药能够促进损伤的神经组织功能修复。用法：每次 100 mg，每日 1 次，静脉滴注，最好使用 4 周以上。严重肝肾功能不全者禁用。

（代晓晓）

第二节　多发性硬化

多发性硬化（MS）是一种由于自身免疫异常导致中枢神经系统白质炎性脱髓鞘性疾病。病理特点是白质脱髓鞘病变在空间上的多发性及病程在时间上的多发性。

一、诊治流程

1. 主诉

出现一个或多个肢体麻木无力、共济失调。患者常在数月或数年内肢体运动、感觉、视力、言语等功能障碍，且复发—缓解交替发生。

2. 病史

患者急性或亚急性起病，复发与缓解交替出现肢体瘫痪无力、麻木或疼痛等症状。

3. 体征

肢体运动、感觉障碍，视力下降，眼球震颤，共济失调。

4. 急救措施

①卧床休息；②保持大小便通畅，尿潴留者予以导尿管，便秘者用开塞露排便；③减轻痛性痉挛发作，口服卡马西平片，每次 0.1～0.2 mg；④静脉滴注地塞米松 20 mg 或按 0.4 mg/kg 静脉滴注丙种球蛋白。

5. 辅助检查

①腰椎穿刺，脑脊液寡克隆带 IgG（＋）；②颅脑 CT 或 MRI 检查显示脑白质区多个病灶；③视觉或脑干或躯体感觉诱发电位异常。

6. 诊断

根据复发—缓解交替出现的临床症状、体征、腰椎穿刺和颅脑 CT 或 MRI 检查即可诊断多发性硬化及病变部位。

7. 制订详细的治疗方案

①一般治疗；②激素治疗；③大剂量免疫球蛋白治疗；④干扰素；⑤血浆置换治疗；⑥其他药物治疗。

二、诊治关键

(一)病情判断

1. 主要症状

(1)首发症状:该病起病形式可急可缓,多数为急性或亚急性起病。急性发病者于数小时或数日内出现局灶性症状,缓慢发病者可在 1 周至 1 个月内病情达高峰。总体来说,其首发症状和体征最常反映锥体束(无力和反射亢进),小脑(共济失调和协调障碍)、脑干受累(脑神经障碍等)和异常感觉,也可以出现膀胱和直肠功能障碍,视物模糊(视神经受累)相对常见。

(2)情感障碍:由于精神、心理因素的影响,MS 患者的情感障碍发生率相对较高,如右侧视神经炎的患者主诉左眼视物困难,手部的麻木被夸大成整个上肢的麻木;或者患者主诉单眼复视或三重复视、四重复视甚至多重复视等。

(3)运动障碍:造成运动功能障碍的基础包括皮质脊髓束损害引起的痉挛性瘫痪,小脑或脊髓小脑通路病损造成的小脑性共济失调,以及感觉障碍导致的感觉性共济失调。

1)疲劳是常见的早期症状,应引起足够的重视,疲劳可分易疲劳和持续性疲劳两种。前者体温升高时表现为重复运动后单个肌肉或一组肌群的无力,休息后恢复正常;易疲劳也可表现为感觉系统,如长时间阅读,视物能力和清晰度下降,稍加休息后好转。持续性疲劳患者呈现持欠的疲倦感,足够的睡眠也不能使其恢复到良好的状态,甚至很容易的工作也难以完成,此种常见于病变恶化时,也见于神经系统症状并无改变而 MRI 检查出现新的、大的损害时。两种疲劳在 MS 患者中均常见,有器质性和功能性因素。MS 的疲劳可在热水浴后加剧;体温升高,气候炎热等可引起症状恶化。

2)皮质脊髓束受累的患者表现出典型的健反射亢进,肢体无力和痉挛;通常在早期就可以出现单瘫、偏瘫、四肢瘫,以不对称的瘫痪最常见。并且运动受累较早者无论其首次发作是否完全恢复,基本都将进一步加重瘫痪肢体的发展趋势。

3)小脑及其与脑干之间的通路受累后可引起构音障碍,共济失调步态、震颤及躯干或肢体运动不协调;头部及躯体的震颤可呈持续性,熟睡后消失。其中,躯干性小脑共济失调尤易致残。

4)MS 的另一个特征性的症状是言语口吃,是由于发音和构音器官肌肉运动不协调造成的,通常还同时伴有构音障碍。

(4)感觉障碍:常见肢体、躯干或面部的针刺感、麻木感、蚁行感、束带感、手套和袜套样末梢型感觉障碍。若出现痛性抽搐,则考虑神经根进入脊髓处的硬化斑;双下肢不对称无力的患者常有背痛,可加速其椎间盘变性。部分患者有伸肌—屈肌痉挛或痛性强直性痉挛发作、构音障碍、复视、共济失调、视力下降、眩晕、感觉异常等。MS 疼痛是某一肢体的束带样的疼痛,有烧灼感、压迫感或头痛、假性风湿痛、肌肉痛、关节痛或下肢、腹部的放射痛。

(5)脑干及视觉障碍:视神经功能障碍常起因于球后视神经炎,患者以急性视神经炎作为首发症状,先于其他神经系统症状数月、数年甚至数十年。临床多见急性视力下降或丧失,在 3~7 日进行性加重,后经数周或数月逐渐改善。患者诉视物不清,似透过一层雾玻璃看东西,视力减退轻重不一,但很少致盲。MS 患者有眼肌麻痹及复视;展神经的功能障碍；眼球震颤较常见；三叉神经受累症状；眩晕、轻度吞咽困难等。

（6）自主神经功能障碍：MS 患者可有非括约肌性自主神经功能障碍表现，如直立性低血压、出汗障碍和心律失常、肢端微循环不良或交感神经性皮肤异常反应的症状。尿频、尿急、尿潴留、尿失禁、便秘等括约肌功能障碍及性功能障碍等也较常见，女性表现为性欲减退、性高潮减少，男性表现为阳痿及性欲减退。

（7）内分泌障碍：约 50% 的 MS 患者有地塞米松抑制试验异常。

（8）发作症状：MS 患者有单眼闪光幻觉，发作性感觉异常，构音不良、无力、复视和共济失调等，暂时性大脑或脑干缺血发作。

2. 次要症状

（1）MS 的变异表现。

1）部分年轻患者表现为三叉神经痛，根据其年龄较轻和有些患者出现双侧疼痛即可怀疑为 MS，其后出现面部感觉缺失及其他神经体征而被确诊。

2）有些患者出现臂、胸或腰骶部疼痛，系痛温觉传导路径病变刺激所致，常使诊断发生困难，直至发现新病灶才被确诊为 MS。

3）起病较急的右偏瘫、失语常首先想到脑血管病；有的患者表现缓慢进展的偏瘫，可误诊为脑神经胶质瘤，当又出现其他脑和脊髓损害征时才可明确诊断。

4）MS 患者可在复发期内发生昏迷，最后常导致死亡。

5）有的患者可长期表现为单纯脊髓型，以下肢上行性瘫痪迅速起病，累及躯干及膀胱，并伴有骶尾部剧烈疼痛，反射消失为主要表现，易想到脊髓病变。

6）有的患者首发症状是精神错乱伴有嗜睡，后来病情复发并累及小脑和脊髓；智力缓慢减退伴轻度小脑性共济失调也是常见的症状。

7）MS 晚发型病例的首发症状出现于 50～60 岁，有些晚期病例表现类似缓慢进展的颈髓病变。

（2）MS 的分型：根据病情发展过程，临床上可将 MS 分为下列 4 种类型。

1）温和型：此型常局限于一次典型发作，并且没有持续性功能丧失。最常见症状为肢体麻木和视神经受累引起的暂时性视力障碍，大约 20% 的多发性硬化患者属这种温和型。

2）复发—缓解型：此型及下一型均有再发作、再缓解的发作缓解周期，这种类型患者可表现为突然的具有很强破坏力的发作，紧接着几乎是完全缓解的时期，大约 25% 多发性硬化患者属于此类型。

3）复发—渐进型：这种类型的患者，发作不太严重，但也不能完全康复，许多的周期性发作累积效应可慢慢导致某种程度的功能不全，是多发性硬化中最常见类型，数量约占全部患者的 40%。

4）慢性—渐进型：这种多发性硬化症类型的患者很快被致残而且没有缓解期。此类患者数量占全部患者的 15%。

（二）辅助检查

1. 脑脊液检查

脑脊液压力多正常，蛋白质含量增高，以球蛋白为主。

2. 脑电图

可异常。

3. 电生理检查

（1）视觉诱发电位：可检测视神经或视通路及紧邻的病灶和亚临床病灶。

（2）脑干听觉诱发电位：可检测听觉通路或其紧邻的病灶和亚临床病灶。

（3）躯体感觉诱发电位：可检出深感觉通路或其紧邻的病灶和亚临床病灶。

（4）三叉神经—颈反射：有助于脑干损伤定位。

（5）瞬目反射：可发现 MS 脑干（亚）临床病变。

4. MRI 检查

常规 MRI 检查对 MS 的临床确诊阳性率 >95%。MRI 检查可见大小不一，类似圆形的 T_1 低信号、T_2 高信号，常见于侧脑室前角与后角周围，半卵圆中心及胼胝体，或为融合斑，多位于侧脑室体部；脑干、小脑和脊髓可见斑点状不规则 T_1 低信号及 T_2 高信号斑块；病程长的多数患者可伴脑室系统扩张，脑沟增宽等白质萎缩征象。

5. 免疫学检查

（1）脑脊液。

1）脑脊液中单个核细胞轻度增高或正常，一般不超过 $100 \times 10^6/L$；过高应考虑其他疾病。

2）MS 患者的脑脊液 IgG 增高主要为 CNS 合成，IgG 指数 >0.7 则提示鞘内合成，见于 70% ~80% 的 MS 患者。

3）MS 患者 CSF-IgG 寡克隆带阳性率可达 95% 以上。

（2）外周血：疾病急性期或活动期周围血中 CD8$^+$T 淋巴细胞计数降低，CD4$^+$T 淋巴细胞计数增高，CD4$^+$/CD8$^+$ 比值增高；血清及脑脊液中碱性髓鞘蛋白含量增高，且与病情严重程度呈正相关。

（3）尿液：每日尿新蝶呤含量的增高可先于临床症状 7 ~14 日出现，故测定其含量可预测病变的复发。

（三）治疗关键

对急诊患者应让其卧床休息，尽量保持大小便通畅，减轻痛性痉挛发作，尽快静脉滴注激素、丙种球蛋白或其他免疫抑制剂治疗。

三、治疗方案

（一）一般治疗

1. 休息

在急性发作期卧床休息有利于疾病的恢复。另外，在急性发作期患者常易疲劳，必要时服用金刚烷胺 100 mg，每日 2 次，以缓解疲劳。

2. 改善膀胱功能

患者常有膀胱功能障碍，如尿潴留或尿频、尿急（痉挛性膀胱所致）。对尿潴留者，可留置导尿管，每 3 ~5 小时放尿 1 次，并每周 2 次用呋喃西林溶液或无菌生理盐水 500 mL 冲洗膀胱，每 2 周更换 1 次导尿管。另外，可使用氯化氨甲酰胆碱 0.25 mg，每日 2 次，皮下注射以治疗尿潴留。对于尿频、尿急者，可使用松弛逼尿肌药物普鲁苯辛，每次 15 ~30 mg，每日 3 次。无论是对尿潴留还是尿频、尿急者，每日都要进行会阴区消毒擦洗，尽量保持干燥卫生。

3. 帮助排便

很多患者有便秘症状，应嘱其多饮水，吃蔬菜水果以减轻大便干结。必要时每次用开塞露1~2支，直肠内给药以帮助患者排便。对顽固性便秘者采用灌肠通便治疗。

4. 减轻痛性痉挛发作

常用卡马西平片每次0.1~0.2 mg，每日1次，口服；巴氯酚开始剂量每日5~10 mg，分3次服用，可根据治疗效果逐渐加量至每日40~80 mg，每6小时给药1次。而对于难治性痉挛者可考虑鞘内应用巴氯芬治疗；或氯硝西泮每次0.5~1 mg，每日2~3次。

5. 减轻震颤

部分患者表现为意向性震颤。可选用氯硝西泮片每次0.5~1 mg，每日2~3次；普萘洛尔每次10~20 mg，每日3次。

6. 控制癫痫发作

约5%患者出现癫痫发作。对于部分发作者，可选用卡马西平，每次0.2 mg，每6~8小时服用1次；对于全身性发作者，可选用丙戊酸钠片，每次0.2 mg，每6~8小时服用1次。

（二）激素治疗

1. 治疗原则

控制该病急性发作，阻止病情进展加重，缩短急性发作病程。

2. 适应证

多发性硬化患者急性发作或复发。

3. 禁忌证

①严重高血压控制不佳；②严重胃与十二指肠溃疡出血不能控制者；③糖尿病；④骨质疏松症；⑤严重低血钾症；⑥严重全身感染难以控制者。

4. 常用药物

（1）甲泼尼龙：具有免疫调节和抗感染作用，且不良反应较小、效果持久。在急性期采用大剂量冲击疗法，1 000 mg加入5%葡萄糖注射液或生理盐水250 mL（并补充10%氯化钾注射液5~7.5 mL），静脉滴注，每日冲击治疗1次，连用3~5日后改用泼尼松片，每日60~80 mg口服维持，再每隔5日减半量至停药。

（2）地塞米松：每次20~40 mg加入5%葡萄糖注射液或生理盐水250 mL（并补充10%氯化钾注射液5~7.5 mL），静脉滴注，每日1次，连用5~7日后改用泼尼松片，按照上面方法口服治疗。

5. 监测项目

（1）在激素治疗前要查血常规，治疗5~7日及治疗结束后复查血常规，观察是否有改变，如果改变显著则考虑将激素减量或停药。

（2）治疗过程中每隔3~5日查血电解质，特别关注血钾是否降低；如果血钾降低，则应及时补钾。

（3）每日测血压及血糖变化，如过高则适当进行降压及降血糖处理。

（4）必要时在用药期间进行骨X线检查以判断是否有骨质疏松。

（5）每隔3~5日查大便隐血试验，如发现隐血试验阳性则应使用胃黏膜保护剂（如铝碳酸镁片）护胃治疗。

（6）情绪检测：在用药期间注意患者情绪变化，可进行焦虑或抑郁量表测定，对于精神改变明显的患者应该给予心理疏导，或者尽量减少激素用量和时间，必要时药物治疗。

（三）大剂量免疫球蛋白治疗

1. 适应证

（1）多发性硬化急性发作期。

（2）脑脊液寡克隆带 IgG（+）。

2. 禁忌证

（1）对球蛋白有严重过敏史。

（2）有抗 IgA 抗体的选择性 IgA 缺乏者。

3. 常用药物

人血丙种球蛋白，每日 0.4 g/kg，静脉滴注，滴注前后用 100 mL 5% 葡萄糖注射液或生理盐水冲管，连续 5 日为 1 个疗程，可根据病情需要必要时每月加强治疗 1 次，可连续 3~6 个月。

4. 监测项目

由于丙种球蛋白为血液制品，虽经过筛检及灭活病毒处理，但不能完全排除血源性疾病传播的可能，故在使用之前及使用后 6 个月应进行肝炎全套及性病全套检查。

（四）干扰素

1. 适应证

（1）复发—缓解型多发性硬化。

（2）继发进展型多发性硬化。

2. 禁忌证

（1）有天然或重组干扰素过敏史者。

（2）抑郁症患者。

（3）癫痫患者。

（4）骨髓抑制者。

（5）水痘或带状疱疹患者。

（6）有酮症酸中毒倾向的糖尿病患者。

3. 常用药物

重组人干扰素 α1b：对于复发—缓解型多发性硬化第 1~2 周每次 0.062 5 mg 皮下注射，隔日 1 次；第 3~4 周增至每次 0.125 mg；第 5~6 周增至每次 0.187 5 mg；7 周以上每次 0.25 mg，使用 2 年。对于继发进展型多发性硬化，每次 0.25 mg，隔日 1 次，皮下注射，使用 2 年。

4. 监测项目

（1）在开始治疗的第 1、3、6 个月进行全血细胞计数、血生化检查。如果白细胞及血小板明显减少及肝功能明显异常，应考虑将干扰素减量或停药。

（2）用药期间监测血压、心率、体温及注射部位是否有皮疹等情况。用药期间可出现血压升高、心悸、发热、注射部位红斑，一般不严重，但如果患者不能耐受，则可考虑停药。

（3）有甲状腺功能障碍病史者每半年进行 1 次甲状腺功能检测，如出现甲状腺功能严重减退，应考虑停药。

（五）血浆置换治疗

1. 适应证

多发性硬化急性发作期。

2. 禁忌证

严重感染，严重心率失常，严重心功能不全，凝血系统疾患。

3. 方法

每次交换血浆量 40 ~ 50 mL/kg，每周 1 ~ 2 次，共 10 次。

（六）其他药物治疗

1. 硫唑嘌呤

每次口服 50 mg，每日 2 次，依病情可增量至每日 200 mg，可连用 1 ~ 2 年。

2. 环磷酰胺

初始剂量 400 ~ 800 mg/m^2，静脉滴注，每 4 周 1 次。可根据 B 淋巴细胞和 CD4$^+$T 淋巴细胞计数逐渐增量，每次增量 200 mg/m^2，最大剂量 1 000 mg/m^2，使用时间 5 ~ 12 个月。

3. 环孢素 A

具有强力免疫抑制作用，该药有一定肾毒性及影响血压的不良反应。每日使用剂量应小于 2.5 mg/kg 较安全，分 2 ~ 3 次口服。在用药期间注意监测肾功能及血压情况。

4. 甲氨蝶呤

该药具有抑制细胞及体液免疫相抗感染作用。使用剂量按每周 7.5 mg，分 3 次口服，治疗 2 年。

（代晓晓）

第三节　急性播散性脑脊髓炎

急性播散性脑脊髓炎（ADEM）又称感染后或疫苗接种后脑脊髓炎，是一种免疫介导的中枢神经系统急性炎症性脱髓鞘疾病，病变主要累及脑和脊髓的白质。脑和脊髓弥漫性炎症反应及血管周围脱髓鞘是其重要的病理特征。此外，急性出血性白质脑炎（AHLE）是一种罕见的中枢神经系统炎性脱髓鞘病，被认为是 ADEM 的暴发型；此型起病急骤，病情凶险，死亡率高。

一、诊治流程

1. 主诉

突发头痛、发热、四肢（或单侧肢体、双下肢）无力、抽搐、意识不清、精神异常。

2. 病史

有发热、呼吸道感染、腹泻、麻疹或疫苗接种等。

3. 体征

意识障碍、视力下降、视野缺损、眼外肌麻痹、偏瘫、四肢瘫、截瘫、共济失调、感觉障碍、脑膜刺激征、肌张力障碍、舞蹈徐动症、手足徐动症等体征。

4. 急救措施

①吸氧、保持呼吸道通畅；②建立静脉通路，生理盐水或 5% 葡萄糖注射液 250 mL 以备抢救给药；③脱水剂，颅内压升高明显者给予 20% 甘露醇注射液 125 ~ 250 mL，快速静脉滴注，或呋塞米注射液 20 ~ 40 mg，静脉注射；④控制痫性发作或癫痫持续状态：地西泮注射液 10 ~ 20 mg，静脉注射，每分钟 3 ~ 5 mg。

5. 辅助检查

血常规、大便常规、胸部 X 线检查有助于判断有无合并呼吸道或消化道感染；影像学检查对于 ADEM 的诊断具有重要意义。

6. 诊断

发生于感染或疫苗接种后，急性起病，表现为脑实质弥漫性损害、脊髓炎症状，脑脊液细胞计数正常或轻度增加，以单核细胞为主，CT 检查可见白质内弥散性、多灶性大片状或斑片状低密度区，急性期强化明显。MRI 示脑和脊髓内散在、多发的长 T_1、长 T_2 信号病灶，则有助于诊断。

7. 制订详细的治疗方案

①一般治疗和对症治疗；②脱水降颅压；③免疫抑制治疗；④防治并发症。

二、诊治关键

（一）病情判断

（1）大多数患者为儿童和青壮年，在感染或疫苗接种后 1 ~ 3 周（4 ~ 30 日）急性起病，多为散发，无季节性，病情严重，有些患者病情凶险；脑脊髓炎常见于皮疹后 2 ~ 4 日，表现为疹斑消退、症状改善时突然出现高热、痫性发作、昏睡和深昏迷等。

（2）脑炎型首发症状为头痛、发热及意识模糊，严重者迅速昏迷和去皮质强直发作，可有痫性发作，脑膜受累出现头痛、呕吐和脑膜刺激征等。脊髓炎型常见部分或完全性弛缓性截瘫或四肢瘫、传导束型或下肢感觉障碍、病理征、尿潴留等；可见视神经、大脑半球、脑干或小脑受累的神经体征；发病时背部中线疼痛可为突出症状。

（3）急性坏死性出血性脑脊髓炎又称为急性出血性白质脑炎，被认为是 ADEM 暴发型。起病急骤，病情凶险，病死率高。表现为高热、意识模糊或昏迷进行性加深、烦躁不安、痫性发作、偏瘫或四肢瘫；脑脊液压力增高、细胞计数增加，脑电图弥漫性活动，CT 检查见大脑、脑干和小脑白质不规则低密度区。

（二）急诊检查

1. 实验室检查

红细胞沉降率增快，儿童患者血小板计数升高。

2. 脑脊液检查

儿童患者脑脊液红细胞和白细胞计数呈轻至中度升高；脑脊液蛋白质水平升高；可见寡克隆带 IgG（+）。

3. 影像学检查

颅脑 CT 可见弥漫性多灶性白质损害，部分病灶强化，尚可见出血灶；MRI 表现为脑白质区多个不对称长 T_1、长 T_2 信号病灶，边界不清，可呈斑片状、脑回样或结节状强化；多位于顶、枕叶皮质下白质或灰白质交界处，也可累及深部白质、丘脑、基底节、脑干、小脑、脊髓（胸段常见）。

（三）治疗关键

轻型 ADEM 可仅表现为易激惹、头痛、嗜睡；而严重病例可迅速出现昏迷和去皮质强直，若颅内压增高显著、脑疝形成或癫痫持续状态，均可诱发呼吸和循环衰竭。对于危重患者，首先应建立静脉输液通路，根据患者情况给予足量脱水剂及抗癫痫药物，必要时需气管插管或气管切开、呼吸机辅助呼吸，同时酌情使用免疫抑制剂；合并感染者，要积极控制感染。

三、治疗方案

（一）一般治疗和对症治疗

1. 吸氧

尤其是对于伴有呼吸功能障碍、肺部感染较重、血氧饱和度偏低的患者，需给予鼻导管或面罩吸氧；气管切开或气管插管者，可通过呼吸机给氧。

2. 保持呼吸道通畅

缺氧会加重脑水肿，因此，对于肺部感染较重、痰液分泌较多的患者，需及时吸痰，保持呼吸道通畅；舌后坠者，平卧时将头偏向一侧，或置口咽通气管。

3. 体温和心电监测

发热患者，需给予物理降温（如乙醇擦浴或冰毯降温），必要时给予双氯芬酸钠栓。连续监测心率、呼吸、血压、血氧饱和度，有条件者同时监测颅内压。心率、呼吸和血压可间接反映颅内压变化，发生显著变化时，需及时检查瞳孔，了解有无脑疝形成。若患者呼吸表浅、节律缓慢、血氧饱和度持续在95%以下，需行气管插管或气管切开、呼吸机辅助呼吸。

4. 维持水、电解质平衡

每日入液量可按尿量 +500 mL 计算，伴有发热、呕吐、腹泻、禁食或进食量少的患者，可适当增加入液量。合并急、慢性心力衰竭的患者，输注的液体量控制在 1 000 mL 左右，且滴速不宜过快。注意防止低钠血症，以免加重脑水肿，可给予3%氯化钠注射液，以每小时血钠升高 0.5 ~ 1 mmol/L 的速度输注。使用脱水剂的患者，需给予氯化钾。

5. 对症治疗

（1）烦躁者予镇静药物，常用的有：①氟哌啶醇 5 ~ 10 mg，肌内注射；②奥氮平片 2.5 ~ 5 mg，口服；③地西泮 10 mg，肌内注射或静脉注射。

（2）脑膜受累的患者，头痛症状较重，可给予镇痛药：①罗通定 60 mg，每日 3 次；②洛索洛芬钠 60 mg，每日 2 ~ 3 次。注意慎用吗啡、哌替啶等可能影响呼吸功能的药物。痛性发作时可以短期采用抗癫痫药物，如地西泮、卡马西平或丙戊酸钠。

6. 护理

（1）翻身：对于肢体瘫痪较重或有意识障碍的患者，需勤翻身，防止压疮的发生。

（2）饮食：若患者意识清晰、无吞咽困难及饮水返呛，给予易消化的软食。有意识障碍、消化道出血宜禁食24～48小时，然后酌情安放胃管。

（3）保持大小便通畅：保持大小便通畅，以防诱发颅内压增高常用的缓泻剂如下。①开塞露或肥皂水灌肠；②番泻叶适量代茶饮；③六味安消胶囊3片，每日3次。有意识障碍或有严重前列腺肥大的患者，需留置导尿管。

（二）脱水降低颅内压

凡有颅内压增高的患者，应密切观察意识、瞳孔、生命体征的变化，以掌握病情发展的动态。有条件的医院，可行颅内压监测，根据压力信息指导治疗。需根据颅内压增高的程度以及患者心肾功能来决定脱水剂的类型和剂量。

1. 甘露醇

甘露醇是最常使用的脱水剂，大约8 g甘露醇可带出100 mL水分。一般用药后10分钟开始起效，2～3小时作用达高峰，维持4～6小时。可用20%甘露醇125～250 mL快速静脉滴注，每6～8小时1次，一般应用5～7日为宜。颅内压增高明显或有脑疝形成时，可加大剂量，加压快速静脉注射，用药天数可适当延长。停药时要逐渐减量，以免发生反跳现象，加重脑水肿。不宜用于心、肾功能不全的患者。

2. 呋塞米

一般用20～40 mg静脉注射，每6～8小时1次，与甘露醇交替使用可减轻两者的不良反应。适用于心、肾功能不全的患者。

3. 甘油果糖

甘油果糖也是一种高渗脱水剂，用药后约30分钟起效，但持续时间较长（6～12小时）。可用250 mL静脉滴注，每月1～2次，脱水作用温和，一般无反跳现象，并可提供一定的热量，肾功能不全者也可考虑使用。

此外，还可应用七叶皂苷钠10～20 mg，每日1～2次和20%人血白蛋白20 g，每日2次。

在使用脱水药物时，需适当补充氯化钾，并注意心肾功能，尤其是老年患者大量使用甘露醇易致心肾衰竭；必要时记录出入量，观察心律及心率变化。

（三）免疫抑制治疗

临床上主要采用非特异性的免疫抑制治疗，常用的有以下几种。

1. 肾上腺皮质激素

可缩短急性期病程、延缓疾病的进展。使用甲泼尼龙每日10～30 mg/kg，每日不超过1 g，在2小时内静脉滴注；冲击治疗3～5日之后改为每日2 mg/kg静脉滴注，每日80 mg口服，并逐渐减量，维持4～6周。治疗过程中需合并使用雷尼替丁或奥美拉唑，预防消化性溃疡，补钾（氯化钾缓释片0.5 g，每日3次，口服），补钙（维D钙咀嚼片2片，每日1次，嚼服）。注意监测血压、血糖、血钾。不宜用于血糖（或血压）控制不佳的糖尿病（或高血压）患者。全身性真菌感染、活动性结核、水痘、麻疹或消化道溃疡者禁用。

2. 静脉注射免疫球蛋白（IVIg）

其作用机制为通过中和循环髓鞘抗体，抑制免疫反应，包括降低IFN-γ等前炎症细胞因子水平，阻断巨噬细胞Fc受体，抑制补体级联反应，从而减轻髓鞘损伤。可单独使用或与皮质类固醇联合使用，也可用于皮质类固醇治疗效果不佳的患者。总剂量为 1~2 g/kg，疗程为 3~5 日。免疫球蛋白可提高血液黏度，增加血栓栓子事件；对老年患者，可能诱发肾小管坏死；部分患者可出现无菌性脑膜炎、低钠血症。免疫球蛋白过敏、先天性 IgA 缺乏患者禁用。

3. 血浆置换

主要用于肾上腺皮质激素和 IVIG 治疗效果差的患者。该方法可去除血浆中的自身抗体。每次交换血浆量按 40 mL/kg 体重计算，在疾病早期，治疗获益较大。但血浆置换易引起低钙血症、低蛋白血症、血小板减少、凝血因子丢失等。

（四）防治并发症

1. 感染

病情较轻的患者，如无感染症状，通常不使用抗生素；伴有意识障碍、病情较重的患者，可给予预防性抗生素治疗。留置尿管时，定期给予 2% 呋喃西林冲洗膀胱。已有肺部感染或尿路感染者，可根据痰培养、尿培养、药敏试验结果选择敏感的抗生素；痰多不易咳出或不易吸出的患者，及时行气管切开。

2. 上消化道出血

病情凶险或使用肾上腺皮质激素冲击治疗的患者，消化道溃疡发生的可能性较大；可预防性使用奥美拉唑等质子泵抑制剂。上消化道出血时，可根据出血的严重程度将肾上腺皮质激素停用或减量，并给予：①云南白药 0.5 g，每日 2~3 次，口服；②奥美拉唑 40 mg，每日 2 次，静脉滴注；③生长抑素 250 μg/h，静脉滴注。必要时胃镜下止血；如有循环衰竭表现，应补充血容量；如血红蛋白低于 70 g/L，血细胞比容低于 30%，心率大于 120 次/分，收缩压低于 90 mmHg，可静脉输新鲜全血或悬浮红细胞。

3. 下肢深静脉血栓形成

被动活动或抬高瘫痪肢体；尽量避免下肢静脉输液，特别是瘫痪侧肢体。已经发生深静脉血栓的患者，应进行生命体征及血气监测，给予呼吸循环支持及镇静止痛等对症治疗；绝对卧床休息、避免用力；同时采用低分子肝素抗凝治疗，如那屈肝素钙注射液 4 100 U，每 12 小时 1 次，皮下注射；注意监测血小板计数、肝功能、大便常规。

（代晓晓）

第四节　脑桥中央髓鞘溶解

脑桥中央髓鞘溶解（CPM）是一种以脑桥基底部对称性脱髓鞘为病理特征的疾病，于 1959 年由 Adams 等报道。1962 年，学者发现，脑桥外结构（如丘脑、纹状体、小脑、膝状体）也可发生相同的病理改变，即脑桥外髓鞘溶解（EPM），并将 CPM 和 EPM 统称为渗透性脱髓鞘综合征。常见于慢性酒精中毒、抗利尿激素分泌异常、烧伤、肝脏疾病、肾衰竭、胰腺炎、器官移植、营养不良、脓毒症、艾滋病、糖尿病等。

一、诊治流程

1. 主诉
突发四肢（或双下肢）无力、吞咽困难、吐字不清、意识不清。

2. 病史

长期饮酒、低钠血症快速纠正史、营养不良、烧伤肝移植、糖尿病酮症酸中毒。

3. 体征

意识障碍（常见昏迷、谵妄）、横向凝视麻痹、后组脑神经麻痹、四肢或双下肢锥体束征、共济失调。肌张力障碍、舞蹈徐动症、手足徐动症或帕金森综合征。

4. 急救措施

①吸氧、保持呼吸道通畅；②建立静脉通路，5% 葡萄糖注射液或生理盐水 250 mL 以备抢救给药；③针对原发病的急救，如糖尿病酮症酸中毒，需及时静脉滴注胰岛素每小时 0.1 U/kg。

5. 辅助检查

急查血生化，明确血钠水平、肝肾功能；急诊 MRI（包括 DWI）明确脑桥中央对称性蝙蝠翅样长 T_2 病灶和（或）脑桥外长 T_2 病灶，为诊断提供依据。

6. 诊断

长期饮酒、电解质紊乱、肝脏移植术后或其他慢性疾病患者，如出现假性球麻痹、四肢或双下肢瘫痪或锥体外系病征，结合颅脑 MRI 的特征性改变，可考虑此诊断。

7. 制订详细的治疗方案

①一般治疗和对症治疗；②血钠异常的处理；③促甲状腺激素释放激素及免疫抑制治疗；④防止并发症。

二、诊治关键

（一）病情判断

低钠血症患者血钠纠正后，或肝移植、酒精戒断、糖尿病酮症酸中毒患者，若出现假性球麻痹、四肢或双下肢无力，需考虑 CPM；出现锥体外系病征，则提示 EPM；少数患者为 CPM 合并 EPM，则临床表现更为复杂。诊断 CPM/EPM 时，需与脑干梗死、脑干肿瘤、酒精中毒性脑病、多发性硬化鉴别。

（二）辅助检查

1. 实验室检查

血钠升高或降低，出现肝、肾功能异常或血糖异常。

2. 脑脊液检查

脑脊液压力升高，蛋白质水平升高，单个核细胞增多。

3. 影像学检查

通常在发病 2 周后才能显示脱髓鞘病灶；CT 显示脑桥中央对称性低密度影，可强化；常规 MRI 可见 CPM 表现为双侧脑桥中央对称性、三角形（或蝙蝠翅样）长 T_2 信号，边界清晰，无占位效应；在病程中期，病灶可强化，EPM 常见的病变部位包括丘脑、基底节、小脑、膝状体，呈对称性长 T_2 信号；DWI 可在发病 24 小时内即显示脑桥和脑桥外高信号病灶；ADC 图示扩散系数值下降。[18]F-氟代脱氧葡萄糖 PET 显像可见脱髓鞘病灶呈早期高代谢、晚期低代谢征象。

4. 听觉诱发电位

Ⅰ～Ⅴ波间潜伏期延长，但特异性及敏感性均较低。

（三）治疗关键

本病重在预防，若有血钠异常，不能过快纠正；相关病史明确的患者，需积极治疗原发病；有意识障碍、球麻痹、肢体瘫痪较重的患者，注意预防吸入性肺炎、压疮、深静脉血栓等并发症。

三、治疗方案

（一）一般治疗和对症治疗

1. 治疗原发病

长期饮酒的患者，通常伴有维生素 B_1 缺乏，需给予维生素 B_1 100 mg，每日 1 次，肌内注射；肾衰竭患者要控制补液量、记录 24 小时出入量，避免使用肾毒性药物；糖尿病酮症酸中毒患者，需根据血糖水平静脉输注适量的胰岛素，并补液、纠正低钾和酸中毒；对肝脏疾病患者，给予病因治疗及对症处理。

2. 对症治疗

烦躁不安者予以镇静药物，常用的有：①氟哌啶醇 5～10 mg，肌内注射；②奥氮平片 2.5～5 mg，口服；③地西泮 10 mg，肌内注射或静脉注射。肌张力障碍、舞蹈徐动症、手足徐动症时可酌情使用氟哌啶醇 2 mg，每日 2 次；帕金森综合征可试用多巴丝肼片 125～250 mg，每日 3 次或吡贝地尔缓释片 50 mg，每日 1～2 次。

3. 护理

（1）翻身：肢体瘫痪较重或有意识障碍的患者，需勤翻身。

（2）饮食：球麻痹症状较重的患者，需鼻饲饮食，谨防误吸致吸入性肺炎。有意识障碍宜禁食 24～48 小时，然后酌情留置胃管。

（3）保持大小便通畅，常用的缓泻剂有：①开塞露或肥皂水灌肠；②番泻叶适量代茶饮；③六味安消胶囊 3 片，每日 3 次。有尿潴留的患者，需留置导尿管。

（二）血钠异常的处理

一般而言，CPM/EPM 的发生与过快纠正低钠血症有关。一方面，低钠血症时脑组织处于低渗状态，过快地补充高渗盐水、纠正低钠血症，钾、钠以及有机溶质不能尽快地转移至脑细胞，引起脑细胞急剧脱水，导致少突胶质细胞损伤、髓鞘剥离；另一方面，脑组织间隙渗透压急骤升高，可致血管内皮细胞发生渗透性损伤，继而髓磷脂毒性因子释放，同时，血—脑脊液屏障开放，诱发血管源性水肿或有害物质透过血—脑脊液屏障，最终导致神经髓鞘脱失。

然而，流行病学资料显示，低钠血症、高钠血症及正常血钠的患者，均可合并 CPM/EPM。目前认为，髓鞘溶解与渗透压的快速变化有关。因此，对于低钠血症和高钠血症的纠正，均不宜过快，以防止 CPI/EPM 的发生。

低钠血症可分为以下两种类型：病程不超过 48 小时，或血钠以大于 0.5 mmol/（L·h）的速度下降，为急性低钠血症；病程超过 48 小时，或血钠以小于 0.5 mmol/（L·h）的速度下降，为慢性低钠血症。补钠治疗需遵循以下原则：轻度低钠血症（125～130 mmol/L），主要给予口服补钠，并限制饮水；血钠低于 125 mmol/L 的患者，对于急性低钠血症，静脉补钠时血钠升高的速度不宜超过 2 mmol/（L·h）；而慢性低钠血症纠正速度不宜超过 0.5 mmol/（L·h），且最大速度均不宜超过 8 mmol/（L·d）。若血钠升高的速度超过上述界限且未出现神经系统症状，可及时给予低张液体使血钠降至治疗前水平；若超过 15 mmol/（L·d），则多在 7 日内发生 CPM/EPM。

高钠血症的纠正：急性高钠血症，血钠下降不超过 1 mmol/（L·h）；慢性高钠血症，血钠下降不超过 0.5 mmol/（L·h）或 10 mmol/（L·d）。

（三）促甲状腺激素释放激素及免疫抑制治疗

临床上尚缺乏有效的治疗药物，可试用以下药物进行治疗。

1. 促甲状腺激素释放激素

每日 0.6 mg，共使用 6 周，作用机制可能与增强左旋多巴的作用、增加局部血液供应有关。

2. 甲泼尼龙

每日 1 000 mg，冲击治疗 3 日后，改为口服，并逐渐减量。

3. 免疫球蛋白

每日 0.4 g/kg，共使用 5 日，可减少髓鞘毒性物质和抗髓鞘抗体，并能促进髓鞘的修复。

（四）防治并发症

1. 感染

伴有意识障碍的患者，可给予预防性抗生素治疗；留置尿管时，定期用 2% 呋喃西林冲洗膀胱。CPM 患者多有假性或真性球麻痹症状，易出现误吸致吸入性肺炎，故需早期识别和处理患者的吞咽问题和误吸。吞咽功能应在入院 24 小时内用有效的临床方法进行评估，常用的、简单有效的床旁试验为吞咽水试验。吞咽功能受损较轻的患者，为防止误吸，进食时应坐起，一般采用软食、糊状或冻状的黏稠食物，并置于舌根部以利于吞咽。此外，为预防食管反流致误吸，进食后应保持坐立位 0.5 小时以上。吞咽困难的患者可予鼻饲饮食；且鼻饲前要清除咽部分泌物，若有分泌物和呕吐物，则应立即处理。已有肺部感染的，可根据痰培养药敏试验结果选择敏感的抗生素。

2. 压疮

CPM 患者出现肢体瘫痪多累及双侧，且瘫痪程度较重，需防止压疮的发生。可给予患者气垫床护理，并防止尿便污染，保持皮肤干燥和清洁。骶尾部、双侧髂骨、外踝及枕骨等骨骼突出部位放置气枕或气圈。每 1~2 小时翻身 1 次，对于受压部位的皮肤定时使用 50% 乙醇按摩，防止压疮发生。发生压疮时，需根据皮损的程度给予相应的处理。

3. 下肢深静脉血栓形成

可被动活动或抬高瘫痪肢体。已经发生深静脉血栓的患者，及时给予低分子肝素抗凝治疗（那屈肝素钙 4 100 U，每 12 小时 1 次，皮下注射），用药过程中注意监测血小板计数、肝功能、粪常规。

（黄凌云）

第五节 急性出血性脑白质炎

急性出血性脑白质炎（AHLE）又称急性坏死性出血性白质脑病，也称为 Hurst 病，是一种罕见的超急型中枢神经系统的炎性脱髓鞘疾病。表现为突然发病，进行性意识障碍，发热，一侧或双侧的锥体束损害，偶有癫痫发作，病死率甚高，常在数日内死亡。

一、诊治流程

1. 主诉

患者表现为精神异常、意识障碍、头痛、呕吐、抽搐、肢体瘫痪、尿失禁等症状。

2. 病史

多数患者在发病前 1~2 周有感染、出疹或疫苗接种史。

3. 体征

突发高热，颈强直，精神错乱，四肢无力较常见。

4. 急救措施

控制病情，给予药物治疗。

5. 辅助检查

脑电图检查常为弥散性慢活动，对侧半球慢波较显著些。

6. 诊断

根据临床表现及辅助检查即可确诊。

7. 制订详细的治疗方案

①药物治疗；②抗病毒治疗。

二、诊治关键

（一）病情判断

1. 发病年龄

常见于青壮年，男性比女性稍多，也可见于儿童。

2. 前驱症状

多数患者在发病前 1~14 日有上呼吸道感染、单纯疱疹病毒感染史或发生于接种或注射疫苗后，少数患者没有前驱病史。前驱症状可有头痛、不适、乏力、呕吐等。

3. 发病形式

急骤发病，病情进展迅速。部分患者在 2~4 日甚至数小时死亡。

4. 症状和体征

突发高热，颈强直，精神错乱；偏瘫较常见。偶见言语不利，但失语罕见。患者情况迅速恶化，出现定向障碍，烦躁不安，很快进入昏迷状态。患者可出现局限性癫痫，如半侧抽搐或全身性抽搐。神经系统检查，除意识障碍外，弛缓性不全偏瘫或不全四肢瘫伴有一侧或双侧锥体束征是最常见的体征。腱反射在发病时常常减低或消失。眼底检查一般视盘边界清楚，但静脉充盈。偶可见到视神经盘水肿及出血。

（二）辅助检查

1. 血常规和红细胞沉降率检查

白细胞计数增多，一般可达（12～30）×10^9/L，以中性多核细胞占优势。红细胞沉降率多增快。

2. 脑脊液检查

脑脊液压力增高，外观清亮或稍呈乳白色，有时也可呈微血色，白细胞计数达（30～3 000）×10^6/L；常混有红细胞，多形核白细胞占优势。蛋白质水平中度增高，葡萄糖和氯化物含量一般正常。脑脊液涂片及培养都未能发现病原菌。个别患者脑脊液可未见异常。

3. CT 检查

CT 检查主要表现为低密度改变，可以夹杂点状高密度病灶，CT 增强扫描时往往可以看到均匀的或斑片状的增强，也有表现为球状或环状增强。

4. MRI 检查

MRI 可发现 CT 未能发现的病灶。MRI 的 T_1 加权像可以看到白质呈广泛的低信号，脑室变小；T_2 则呈高信号改变。

（三）治疗关键

除对症治疗如降低颅内压、减轻脑水肿、维持呼吸外，积极采取治疗。

三、治疗方案

1. 肾上腺皮质激素

因本病的发病机制可能与感染后变态反应有关，临床上常用激素治疗。但激素可抑制干扰素和抗体的形成，能造成病毒的扩散、病程延长和并发症发生。故主张采用早期、大剂量、短程疗法，并同时加用抗生素和解热、止痉等药物对症治疗。国内多认为激素治疗效果良好，尤对具有呼吸衰竭和脑水肿的患者，效果特别明显。

2. 中医辨证施治

以清热解毒、芳香化浊为主，有昏迷抽搐者加用安宫牛黄丸、紫雪丹等，可佐以活血通络的药物；恢复期加用益气养阴药物。

3. 抗病毒治疗

早期应用有一定疗效，可用小剂量阿糖胞苷 100 mg 加生理盐水 20 mL，静脉注射，每月 1 次或连续 5 日。

4. 其他

积极的应用免疫抑制治疗，如静脉注射免疫球蛋白、环磷酰胺；血浆置换治疗；对恢复期智力障碍及精神兴奋患者可用胰岛素低血糖疗法；对严重脑水肿发生脑疝的患者必要时采取开颅减压以挽救生命。

（黄凌云）

第六章

运动障碍性疾病

第一节　震颤

一、概述

　　震颤是指肢体某部位（局部或全身）以保持平衡位置为中心而呈现的有节律、不随意、不自主的震动，是在受损部位的机械作用、周围反射、长潜伏期反射和中枢摆动机制之间相互作用下产生的，是主动肌和拮抗肌交替或同步放电，导致沿中轴产生的不自主、机械性、在波幅和频率上可以规则也可以不规则的摆动。简言之，震颤是指至少一个肢体功能区的节律的、机械的摆动。震颤是最常见的运动失调。

二、病理生理机制

　　震颤的病理生理机制颇为复杂，可为中枢性，也可为周围性；包括机械性振动、反射性振动、中枢神经元性振动、反馈环路异常的振动等。其可能的机制见图6-1。

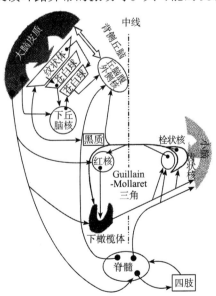

图6-1　震颤发生可能的机制图

特发性震颤（essential tremor，ET）属于一种病因不明的震颤，在病理学上也未找到病变部位。目前对震颤的病理生理研究最多的是中枢神经系统的摆动学说。多认为橄榄、小脑相互协调节律紊乱是 ET 的病因，震颤起源于下橄榄核，其节律通过纤维到达小脑浦肯野纤维和小脑核，并通过前庭神经外侧核和网状核输出，再沿小脑丘脑皮质路径激活脊髓运动神经元。引起 ET 的神经化学异常也未明确，可能与 γ-氨基丁酸（GABA）能系统紊乱有关。

静止性震颤被认为是在基底核环路产生，而姿势性和意向性震颤可能是在橄榄—小脑、丘脑—皮质环路或 Guillain-Mollaret 三角产生。

三、分类

（一）根据病因分类

根据病因可将震颤分为以下几类，见表 6-1。

表6-1　根据病因震颤分类

生理性震颤和强化的生理性震颤（7～12 Hz）
特发性震颤
经典的特发性震颤（4～12 Hz）
原发的直立性震颤（13～18 Hz）
任务执行或位置性特异性震颤（4～12 Hz）
不能分类的震颤
肌张力障碍性震颤（4～12 Hz）
帕金森病（PD）性震颤（3～10 Hz）
小脑性震颤
Holmes 震颤（2～5 Hz）
腭肌震颤
周围神经病性震颤（2～12 Hz）
中毒性和药物诱发性震颤（2～12 Hz）
心因性震颤（3～10 Hz）

（二）根据震颤频率分类

根据震颤频率分类见表 6-2。

表6-2　根据震颤频率分类

震颤类型	频率	幅度	发生部位	常见疾病
生理性震颤	8～10 Hz	固定频率，幅度可变	身体某一部位	毒物、毒素和生理或情感状态，如恐惧或焦虑、极度疲劳、运动后、饥饿、低血糖、甲状腺功能亢进、乙醇戒断、代谢紊乱、中毒、发热等可加强
静止性震颤	低到中（3～6 Hz）	大，在随意运动中减轻或消失	支撑重力的肢体肌肉并没有激活	帕金森病（PD），药物诱导性帕金森综合征（神经安定剂、甲氧氯普胺等）
动作性震颤	—	—	任何随意肌肉收缩	

震颤类型	频率	幅度	发生部位	常见疾病
姿势性震颤	中到高（4~12 Hz）	小，随意运动时明显	当肢体处于某一对抗地心引力的姿势时	生理性震颤、特发性震颤、代谢紊乱、药物或乙醇戒断
等轴性震颤	中	多变	对抗静止性物体的肌肉收缩	在一只手握持重物时
单纯性震颤	变化大（3~10 Hz）	当肢体接近某一物体时，其幅度并无明显变化	肢体简单运动，发生于任何运动时	—
意向性震颤	低（<5 Hz）	肢体接近某一物体时幅度增加	接近某一物体的肢体	小脑性病变（脑卒中、多发性硬化症（MS）、肿瘤），药物诱导（锂盐、乙醇）
任务执行和位置性特异性震颤	多变（4~10 Hz）	多变	发生在特定的动作	书写震颤、音乐家震颤

四、临床表现

震颤可以发生在身体的任何部位。它的出现可以是生理性的，也可以是病理性的。生理性震颤常累及全身，病理性的震颤最常累及双手，也可累及头部、腿部等，与其病因密切相关。

震颤可分为静止性和动作性震颤。前者发生时受累肢体完全能对抗重力，而后者是在受累肢体肌肉随意收缩时发生，其又分为姿势性震颤、运动性震颤（包括单纯性震颤、意向性震颤）、任务执行和位置性特异性震颤、等轴性震颤。

震颤主要包括 6 种综合征：生理性震颤、特发性震颤、帕金森病震颤、毒物或药物诱导的震颤、小脑性震颤、心因性震颤，主要临床表现见表 6-3。

表 6-3　震颤综合征的临床表现和诊断检查

震颤综合征	临床表现	诊断检查
生理性震颤	姿势性震颤：无神经系统阳性体征	血糖、肝功能检查，甲状腺功能检查，询问药物史
特发性震颤	姿势性震颤：影响手臂和头，当压力、疲劳、受刺激时增加，饮酒后可减少，β 受体阻滞剂、扑米酮治疗有效	没有特异性试验，需行常规血液检查和甲状腺功能检查排除生理性震颤
帕金森病震颤	静止性震颤：紧张时增加，肢体随意运动时减轻或消失，对多巴胺能药物治疗有反应，伴有其他症状如运动缓慢、强直等	无特异性试验，MRI 为非特异性表现，必要时可行 PET、SPECT
小脑性震颤	意向性震颤（病变侧肢体）、跟—膝—胫试验、快复轮替运动异常、姿势异常、构音障碍、眼球震颤	CT 或 MRI 扫描，怀疑 MS 时需行脑脊液检查了解 IgG 寡克隆带；乙醇滥用时检查（怀疑时）；若怀疑锂盐中毒，需行血锂水平检测

震颤综合征	临床表现	诊断检查
心因性震颤	多变（静止性、姿势性或意向性震颤），在注视时增加，注意力分散时减轻	电生理检查
肝豆状核变性（Wilson 病）	扑翼样震颤：腹腔积液、黄疸、肝疾病的体征，角膜凯—弗（K-F）环、强直、肌肉阵挛，精神症状	肝功能检查、血浆铜蓝蛋白、尿铜、裂隙灯检查

特发性震颤可累及头、面、下颌、舌、臂及腿部，震颤为本病常见的运动障碍。在人群中的发病率为 0.31% ~5.55%，可见于婴儿到老年人的任何年龄，大多在青春期发病，无性别或种族差异。约半数有家族史，男女均可患病，属外显率不全的常染色体显性遗传，故又称为家族性震颤。本病常表现为单一的姿势性震颤，通常从一侧手部向前平举或取特定的姿势时出现低频率（3~14 Hz，平均 4~8 Hz）的细震颤。一般两上肢，特别是双手呈对称性受累。早期震颤呈间歇性，多在精神紧张或疲劳时出现，情绪稳定及休息时消失或减轻，逐渐转为持续性。一般早晨较重，饮茶及咖啡、吸烟、公众场合或高温环境、性交时可加重；独处、心理弛缓状态等常能暂时减轻。饮酒可使震颤减轻或完全缓解，据 Growden 报道饮酒至血乙醇浓度大于 10 mg/dL 时，震颤基本消失。本病患者常伴有血压波动、多汗、皮肤划痕强阳性等自主神经功能紊乱症状，但大多数没有肌张力改变或运动变慢等帕金森综合征、小脑征或其他神经系统体征。

五、特发性震颤的诊断标准

（一）主要标准

（1）双侧肉眼可见且呈持续性的手或前臂的姿势性震颤或动作性震颤（而不是静止性震颤）。

（2）缺乏其他的神经系统体征，没有齿轮样肌张力增高。

（3）可能有孤立的头震颤而没有异常的姿势。

（二）次要标准

（1）病程较长（>3 年）。

（2）家族史。

（3）对乙醇治疗有效。

（三）排除标准

（1）其他异常的神经系统体征（特别是肌张力障碍）。

（2）病因明确的强化的生理性震颤。

（3）有心因性震颤的病史和临床证据。

（4）有确切的证据证实

（5）原发性直立性震颤。

（6）孤立的声音震颤。

（7）孤立的位置性特异性或任务执行特异性震颤。

（8）孤立的舌震颤和下颌震颤。

（9）孤立的腿震颤。

（10）单侧的震颤、局灶震颤、姿势异常、强直、运动迟缓、静止性震颤。

（11）当前的治疗药物可能造成或加重震颤。

（12）孤立的头震颤并伴有异常的姿势（头摆动或旋转）。

六、震颤的实验室检查

（1）实验室检查主要包括以下几个方面。促甲状腺素释放激素测定。

（2）Na^+、K^+、Ca^{2+}、Cl^-。

（3）谷丙转氨酶（ALT），谷草转氨酶（AST），谷氨酰转肽酶（GGT），胆碱酯酶。

（4）肌酐，尿酸，血糖。

（5）24小时铜排泄＋血浆铜蓝蛋白。

（6）毒理学试验。

七、治疗

震颤综合征主要针对疾病本身治疗，随着疾病本身的好转，震颤也随之好转，下面着重讲述特发性震颤的治疗。

1. 药物治疗

特发性震颤的药物治疗效果还不完全令人满意。最常用的药物是β受体阻滞剂和扑米酮，而扑米酮在逐步增量期有多种不良反应。研究表明，托吡酯作为单药或辅助治疗特发性震颤较安慰剂对照是安全而且有效的，托吡酯400 mg/d可以明显减轻震颤评分；最常见的不良反应是食欲减退或体重减轻，感觉异常。加巴喷丁对震颤的治疗也有益处，研究表明，加巴喷丁可以明显减轻MS所致的震颤，并能明显减轻姿势性震颤，但目前的样本量还较少，可以作为其他药物治疗失败的辅助治疗。

非典型的神经镇静药物也被用于治疗特发性震颤，详见表6-4。

表6-4 特发性震颤药物治疗

药物名	剂量	药物不良反应
β受体阻滞剂（首选药物）：		
普萘洛尔	最初剂量20 mg，每日2次，可以增加到每日120~320 mg	血压降低、脉搏减弱、心动过速、心动过缓、阳痿、嗜睡、运动性呼吸困难、意识模糊、头痛、头昏。有心肺疾病及糖尿病等慎用
普萘洛尔缓释片	最初剂量120 mg，每日1次，可以增加到每日240 mg，每日1次	同普萘洛尔，相对较轻，可出现皮疹、短暂头昏等
美托洛尔	最初剂量50 mg，每日1次，可以增加到每日200 mg，分次服用	心动过缓、头昏、头痛、恶心等，低血压、显著心动过缓（心率＜45次/分钟）、心源性休克、重度或急性心力衰竭、末梢循环灌注不良、二度或三度房室传导阻滞、病态窦房结综合征、严重的周围血管疾病
美托洛尔缓释剂	最初剂量50 mg，每日1次，可以增加到每日200 mg，每日1次	同美托洛尔，相对较轻

药物名	剂量	药物不良反应
阿替洛尔	每日 50~150 mg	头晕、恶心、咳嗽、口干、嗜睡
纳多洛尔	每日 120~240 mg	无
索他洛尔	每日 75~200 mg	警觉性降低
苯二氮䓬类:		
氯硝西泮	最初剂量 0.25 mg,每日 1 次,可以增加到每日 6 mg	嗜睡、镇静、药物依赖、药物成瘾等。肝功能损害慎用
地西泮	最初剂量 1 mg,每日 1 次,可以增加到每日 10 mg	镇静、疲乏、药物成瘾、药物依赖等
劳拉西泮	最初剂量 1 mg,每日 1 次,可以增加到每日 10 mg	镇静、疲乏、药物成瘾、药物依赖等
阿普唑仑	每日 0.75~2.75 mg	镇静、疲乏、药物依赖
抗惊厥药物:		
扑米酮	最初剂量 12.5 mg,睡前服,可以增加到每日 250 mg,尤其优先用于 60 岁以上的老年人	镇静、嗜睡、疲乏、恶心、眼花、呕吐、共济失调、心神不定、眩晕、急性中毒反应等
加巴喷丁	最初剂量 300 mg,每日 3 次,可以增加到每日 1 800 mg	昏睡、疲乏、性欲下降、头昏、烦躁、呼吸急促
托吡酯	每日 400 mg 以上	食欲减退、体重减轻、感觉异常、注意力下降
唑尼沙胺	每日 100~200 mg	共济失调、头昏、焦虑、精神恍惚、畏食
其他:		
A 型肉毒毒素(手震颤)	多肌内注射,50~100 U;每3~4 个月重复注射	手/指无力、握力下降、注射部位疼痛、僵硬、血肿、感觉异常
A 型肉毒毒素(头震颤)	多肌内注射,40~400 U;每3~4 个月重复注射	颈部无力、注射后疼痛
A 型肉毒毒素(声音震颤)	多肌内注射,0.6~15 U;每3~4 个月重复注射	声音低微、吞咽困难
正辛醇	64 mg/kg 以上	味觉异常
尼莫地平	每日 120 mg	头痛、胃灼热、直立性低血压

2. 手术治疗

药物依赖的特发性震颤可以采用丘脑毁损术或者深部脑刺激(deep brain stimulation,DBS)。头部震颤和语音震颤(vocal tremor)是特发性震颤中比较常见的,采用手术治疗风险大,且效果欠佳,可能并发严重并发症,很多患者不能耐受,尤其是双侧丘脑毁损术会导致难以忍受的不良反应。有研究发现,DBC 对 ET 及 PD 震颤效果良好,但具体机制尚不十分清楚。有报道表明,对一些单纯的头部特发性震颤患者采用 DBC 治疗相对安全有效,可以维持 9 个月以上,也有报道其对声音震颤有效。另外,有报道称,经皮电刺激双侧丘脑对特发性震颤有较好的临床治疗作用。

3. 其他震颤的治疗

PD 静止性震颤药物治疗效果相对较差。一些患者对左旋多巴替代治疗反应较好。经随机、双盲、多中心的临床药物研究表明抗帕金森病药物多巴胺受体激动剂普拉克索能明显改善 PD 震颤（作为辅助治疗，7 周内逐渐加量，最大量维持 4 周），而且普拉克索对 PD 及药物依赖性震颤都有效。治疗 PD 的药物罗匹尼洛也能改善静止性震颤、姿势性/动作性震颤，尤其是能明显改善 PD 静止性震颤。比较不同的多巴胺受体激动剂（普拉克索、培高利特）以及安慰剂对治疗 PD 震颤的剂量效应。0.5 mg 的普拉克索或培高利特能减少 PD 静止性震颤评分，疗效相当，但后者的恶心、呕吐不良反应较前者更明显。但是，通常情况下治疗 PD 时多巴胺受体激动剂最初剂量会小于 0.5 mg。

对药物源性震颤（如抗抑郁药及抗癫痫药物丙戊酸钠等）和中毒性震颤的治疗，应停止造成震颤的药物或毒物；对于迟发性震颤可以试用苯海索或氯氮平。

（王海滨）

第二节　痉挛

一、临床表现

痉挛是上运动神经元（UMN）综合征的一部分。中枢神经系统损害（如脑卒中、脑外伤、脑性瘫痪、脑肿瘤、脊髓炎及脊髓损伤等疾病）后，患者常出现上运动神经元综合征，包括以肌肉活动过度活跃为特征的阳性体征，即巴宾斯基征、阵挛、张力障碍、反射亢进、手足徐动症和痉挛，以及以功能丧失为特点的阴性体征，即动作灵巧性、力量、协调性和运动控制能力丧失。痉挛指牵张反射兴奋性增高所致的肌张力增高，并伴下列条件①对外部给予的运动有阻力，且阻力随牵张速度的增加和关节运动方向的改变而增加；②对外部给予的运动产生的阻力超过了一定的速度阈值或关节角度。

上运动神经元综合征是大脑皮质、脑干和脊髓水平的运动通路受损所致。在损伤急性期，痉挛尚未出现，肌张力低下，呈软瘫；此后，受损部位逐渐在数日至数月内出现痉挛。牵张反射兴奋性在痉挛的第 1 个月逐渐增加，之后保持稳定，1 年后下降。痉挛肌肉受到快速牵张后，除正常腱反射外，不出现反射性快速收缩，而是缓慢收缩。除肌张力改变外，痉挛的征象还包括折刀现象、反射亢进、巴宾斯基征阳性及屈肌痉挛。痉挛可影响患者活动，造成不适及护理不便，进一步的肌肉僵硬可使肌肉逐渐挛缩、疼痛，加重患者的功能障碍，有时可成为功能障碍的主要问题。

二、病理生理机制

痉挛性肌张力增高的病理生理机制尚不完全清楚，可能是由于缺乏完整的皮质脊髓系统和脊髓内神经元间环路，以及上下行神经通路之间的平衡受到破坏。在正常情况下，肢体休息位或在其活动范围内被动运动，对该运动产生的任何阻力，都可单独归因于生物力学因素。只要阻力存在，肌肉收缩就不是阻力中的一部分，肌电活动也就不能引出。1924 年谢灵顿（Sherrington）发现牵张反射产生肌肉收缩，这是产生姿势的基础，Nathan 认为痉挛只是在正常情况下隐伏的牵张反射变得明显的一种状态。Magoun 和 Rhines 则认为痉挛起源于脊神经，是由脊髓的兴奋和抑制作用失衡所致。目前，关于痉挛的一些机制主要包括肌梭运动活动过度、运动神经元兴奋过度、脊神经节段的异常兴奋、失去脊髓引起节段中间神经元的异常兴奋及肌肉本身的改变等。

痉挛是一个与神经系统对感觉冲动输入产生运动整体反应有关的感觉运动现象。一般情况下认为痉挛是一个运动问题，它随感觉刺激的反应而增加，这一特点起始于脊髓水平简单的反射，延伸到涉及脑干和大脑更复杂的反应。感觉信号经由后根进入脊髓，经一些分支进入脊髓灰质，而其他的则上行进入脑干和大脑。尽管长期以来认为感觉纤维从后根、运动纤维从前根进入脊髓，但有证据表明，至少在脑瘫痉挛患者中，感觉刺激也会在前根产生电生理信号。这一发现的临床和功能意义尚不清楚，但对 UMN 综合征的肌张力过高的临床表现有一定影响。

前角运动细胞传递给两种运动神经元，α 和 γ 运动神经元支配 3 至数百条肌纤维，运动单位是指由单一神经纤维和其所支配的骨骼肌纤维的集合。α 运动神经元支配大的骨骼肌，相对较小的 γ 运动神经元也位于脊髓前角，它们通过 A 型 γ 纤维（小的、特别的骨骼肌纤维）传递冲动到肌梭内肌纤维。肌梭传递关于肌肉长度和变化速率的信息，肌梭位于每条肌肉的肌腹内，每一肌梭包绕 3~12 条小的梭内肌纤维附着于肌梭外骨骼肌纤维上，肌梭内肌纤维和高尔基腱器官传递肌肉牵张、张力和改变速率的信息。高尔基腱器官和肌梭一起促进肌肉控制和收缩，因此维持肌肉的张力。当肌梭的长度突然增加时，一级神经末梢受到刺激，引起运动反应，对快速的长度变化速率产生反应。缓慢牵张时，一级和二级神经末梢传递信号。在正常情况下，γ 运动神经元释放一定数量的感觉冲动，牵张肌梭增加释放冲动的速率，肌肉缩短或松弛则减少肌梭释放冲动的速率。高尔基腱器官是防止张力过高的感觉受体。曾经认为高尔基腱器官是痉挛的主要因素，但这未经进一步的研究而求得证实。高尔基腱器官对传入有静态或动态反应，正常情况下，高尔基腱器官用来维持肌肉松弛和紧张及主动肌和拮抗肌之间的平衡，来自高尔基腱器官和肌梭的信息通过脊髓运动通路传递到更高级的大脑中枢。

与痉挛有关的抑制系统的另一部分是中间神经元，中间神经元存在于脊髓灰质，与前角运动神经元数量之比为 30：1，它们兴奋性极高，可以自发地释放冲动。许多中间神经元支配前角运动神经元，许多感觉冲动通过中间神经元进入中枢神经系统，并与来自其他地方包括皮质脊髓通路的冲动整合。闰绍细胞是抑制系统中的一部分，刺激某一运动神经元会抑制闰绍细胞的有侧支循环的周围运动神经元，这一连接称为折返抑制，这一功能如有障碍会导致越过关节的分离运动发生困难。主要抑制通路是背侧的网状脊髓通路，对脊髓的许多其他抑制影响来自脑干。当考虑到手的运动时，屈肌和伸肌有同等量的冲动传入。然而，中枢神经系统损害后见到的临床变化常反映这些肌群不平衡。另外，丘脑核调节来自基底神经核和小脑的传入冲动。生理上，由于兴奋性升高、突触输入和抑制性突触冲动减少，运动神经元的兴奋性增加，单纯的网状脊髓通路的损害不产生痉挛。中枢神经系统弥漫性损害，会使下行抑制指令和异常冲动减少，肌肉活动变得活跃，这表现在牵张—反射通路的几个区域。下行抑制冲动的减少导致了 α 运动神经元和 γ 运动神经元兴奋性增加。其他脊髓通路如前庭脊髓和红核脊髓通路变得更活跃。实质上，痉挛可因皮质、基底神经核、丘脑、脑干、小脑、中央白质或脊髓的损伤而引起。

痉挛性肌张力过高，其反射弧是完整的，因此反射仍然存在。肌肉过度活动是由于来自脊髓以上的抑制受损或歪曲。这时可表现为阵挛、巴宾斯基征阳性或反射亢进。痉挛性肌张力过高表现各异，在同一患者中，取决于其他的刺激或活动。

脊髓反射，尽管不是痉挛纯定义中的一部分，但与上运动神经元（UMN）综合征的临床表现有关，传入到脊髓的冲动由于改变或重组而歪曲。在正常情况下，脊髓反射可能由于感受伤害的本体感受反应而产生。深部腱反射更精确的说是肌伸张反射，性质被认为是本体感受。肌牵张反射如髌腱反射是最常见的肌伸张反射。单突触牵张反射对牵张产生快速的反应，是肌梭突然牵张而引发的，相反，收回的屈肌反射是多突触反射，是阳性支持性反射。屈肌痉挛代表脱抑制屈肌收回反射。张力牵张反射的另一表现是折刀现象，是由于屈肌反射传入神经限制的结果。必须记住的是痉挛不仅具有速度依赖性，而且与肌肉的长度有关。与痉挛有关的另一个反射是丛集反射，脊髓对感受伤害刺激的反应突然活跃，脊髓因而大范围兴奋。临床上，这可能与排便、排尿、出汗和血压升高有关。联合反应可能由于运动活动的异常扩散而引发突然反应，联合反应被认为与痉挛性张力障碍有联系。脑卒中患者移动时典型的姿势，常有马蹄内翻足、膝反射亢进、骨盆控制无力和躯干缩短；上肢表现为屈肘、握拳、肩内旋。用力时患者协同作用模式增加，这些运动模式是伴随不需要的其他动作而发生的运动。协同作用和联合反应是随意运动时来自大脑皮质或脊髓的刺激或兴奋过度所引起。联合反应与痉挛综合征有关。

1906 年，Sherrington 描述了交互神经支配的过程，即一组肌肉（主动肌）必须放松以允许另一组肌肉（拮抗肌）收缩。在正常情况下，主动肌和拮抗肌必须协同收缩以便在活动过程中稳定关节。在正常情况下，协同收缩是适当的。在 UMN 综合征中，协同收缩变成病理的，干扰了肌肉的运动和功能。皮质和脊髓发生交互抑制允许适当的协同收缩，UMN 综合征交互抑制受损。事实上，需要的运动可能被不想要的运动完全掩盖，如踝背屈时足通常情况下出现跖屈位。痉挛肌肉的牵张位加重了偏瘫患者的协同收缩，不适当的协同收缩除肌肉痉挛外还产生其他的作用。

三、痉挛的评定

临床上通过徒手被动运动肢体较容易发现痉挛的存在，并可粗略评定痉挛的程度。目前常用阿什沃（Ashworth）量表（Ashworth scale for spasticity，ASS）、改良的 Ashworth 量表（modified Ashworth scales，MAS）、Tardieu 分级、综合痉挛量表/临床痉挛指数（composite spasticity scale，CSS/clinic spasticity index，CSI）对痉挛进行评估。主要是根据被检测肌群的肌张力有无增高来判断是否存在痉挛，并根据肌张力增高的程度将痉挛分为不同程度。

Ashworth 量表分级包括 Ashworth 分级和改良的 Ashworth 分级，Ashworth 分级通过从最大屈曲位到伸展快速运动患肢来评定痉挛的程度。根据肌肉对快速牵张的反应，将痉挛分为 0～4 级。Ashworth 分级被认为是肌肉痉挛的顺序分级，由于经常有分组较低的分数，所以对最初的 Ashworth 分级做了改良，增加了 1＋级，表示张力轻微的增加。改良的 Ashworth 分级被认为是肌肉痉挛令人满意的分级，如 Ashworth 分级一样，它也不能区分是中枢性还是外周性原因引起的牵张阻力。Ashworth 分级提供了有关肌肉痉挛的临床信息。

Tardieu 分级则包括运动速度和运动质量，Tardieu 分级评定是在 3 个不同速度下进行的，根据肌肉对牵张的反应进行客观的观察，是否突然出现中止和阵挛而进行分级。Tardieu 分级也被认为是肌肉痉挛的顺序分级，除评定速度外，Tardieu 分级还提供 Ashworth 分级的肌张力变异的其他信息和敏感性。Tardieu 分级评定应在每日相同的时间进行，患者在相同的特异体位进行，这对张力过高的患者来讲难以采取。不管采取何种评定分级法，应记录有价值的临床信息连同其他有关功能和症状信息，以达到最佳治疗方法，产生最好的治疗效果。定量评定痉挛和运动可进行肌电生理研究，但尚未被大多数临床医生所采用。

CSS/CSI 的评定内容包括 3 个方面：腱反射、肌张力及阵挛。根据其程度进行评分，分别是腱反射 0~4 分；肌张力 0~8 分；阵挛 1~4 分。三者分数相加，结果判断：0~9 分为轻度痉挛，10~12 分为中度痉挛，13~16 分为重度痉挛。痉挛是一种复杂的神经生理变化，不仅表现为肌张力的增高，腱反射亢进和肌阵挛的产生也是肌痉挛的重要临床表现。ASS 和 MAS 量表都只是对患肢肌张力进行评定而忽略腱反射和肌阵挛。CSS/CSI 除了对患者肌张力进行评定外，还加入了跟腱反射和踝阵挛的评定，对肌痉挛的评定更全面、更完整。

在神经电生理检查中，可以通过用肌电图（EMG）检查 F 波、H 反射、T 反射等电生理指标来反映脊髓阶段内 α 运动神经元、γ 运动神经元、闰绍细胞及其他中间神经元的活动。此外还可以应用等速装置，通过生物力学方法对痉挛进行更为量化的评定以指导临床治疗。在治疗过程中，也可通过动态评定痉挛程度以评价疗效。

四、治疗

痉挛并非必须治疗，首先应对痉挛的严重程度作出评价，从而考虑治疗指征和预期效果。轻微的肌张力增高有利于患者维持一定的肢体功能，不需要进行治疗。只有当痉挛影响到患者的功能，妨碍将来潜在的功能恢复及造成疼痛时才应进行必要的治疗。抗痉挛治疗必须权衡潜在的治疗益处和药物不良反应，并根据不同患者恢复的具体目标不同（如日常生活自理、改善步态或减轻疼痛等），慎重选择。

抗痉挛治疗应逐步进行，并以改善患者的功能为目的。选择治疗方法时，应从较为简便、不良反应少、可逆的疗法开始，逐步到较为复杂、不良反应较多、不可逆甚至是毁损性的治疗，并遵循个体化治疗原则，根据不同的治疗目标选择适当的治疗方法。

（一）基本治疗

1. 被动运动

坚持每日牵伸痉挛肢体是非常重要的，应根据患者情况制订规律的、个体化的运动计划。牵伸应力求达到全关节活动范围，有效的被动牵伸可通过脊髓环路上突触的改变使受累肌肉放松数小时。通过有规律地牵伸肢体，部分患者可有效预防肌肉短缩和关节囊挛缩，大部分患者可减轻痉挛程度，维持肢体和关节的活动范围。

2. 避免刺激

外来的刺激可以增加牵张反射传入神经的输入，因此应避免任何可能引起痉挛的刺激，如避免刺激手掌部位的抓握反射引发区等。特别应注意避免某些不易引起注意的刺激，如膀胱和直肠过胀（便秘）、尿路感染、患肢指（趾）甲向内生长、压疮、裤腿口过紧、支撑用具或轮椅不合适等均可能加重痉挛。

（二）物理治疗

1. 抗痉挛姿势和体位

特别适用于早期痉挛尚不明显的患者。可用约束带将患肢固定，还可用支具协助患者站立和活动，避免某些可能加重痉挛的姿势；或者对痉挛肌伸展位负重支持，例如，一侧小腿后旋肌痉挛时，取站立位，保持伸膝、踝关节功能位（90°）负重。功能训练前采用充气压力夹板压迫肢体可缓解痉挛，休息时用石膏或塑型夹板取功能位固定肢体。

也可利用矫形器，通过牵拉肌肉、固定骨骼及关节位置、约束或限制关节异常活动，能在一定程度上缓解肌痉挛及疼痛病情，并可预防和矫正肌痉挛引起的畸形。上肢有肘及腕手矫形器，下肢有膝及踝足矫形器等。

2. 冷疗和热疗

局部的浅部冷疗和热疗可抑制脊髓 α 运动神经元和 γ 运动神经元，降低牵张反射的兴奋性，但整体热疗如热水浴会加重痉挛。

3. 水疗

水疗有全身电动浴缸、哈伯德（Hubbard）浴池、步行浴、水中运动池和水中步行训练等，利用温度的作用和被动关节活动也有缓解痉挛的作用，能提高患者残存肌力、运动功能和日常生活能力，短时缓解肌肉紧张度和肌痉挛，消减胀痛等症状。

4. 神经肌肉再训练

中枢神经损伤后肌肉的过度兴奋不是均匀分布于躯体的所有肌肉，在痉挛患者成对的主动肌—拮抗肌中，两者都减弱，但其中一个相对于另一个兴奋过度。采用主动肌—拮抗肌交互电刺激进行神经肌肉再训练，可使痉挛缓解 8%～10%，同时可以改善肌肉无力，主要用于偏瘫患者的治疗。

5. 按摩

按摩也是缓解疼痛和痉挛的一种物理治疗，分为深部按摩和表面触摸。与轻柔软组织按摩相比，深部按摩能产生中枢抑制。皮肤刺激还有一些特殊效应，如降低某些肌肉肌紧张和提高交感神经兴奋性的作用。

6. 肌电生物反馈疗法

可减少静态时肌痉挛的活动及相关反应，也可抑制被动牵张时痉挛肌的不自主运动。

7. 电刺激

对皮肤、肌肉、神经及脊髓的电刺激均有一定的缓解痉挛的作用。①功能性电刺激（FES）：其原理是通过电流直接刺激痉挛肌肉，使其强烈收缩，引起肌腱上高尔基腱器官兴奋，经Ⅰb纤维传入脊髓内，产生反射性抑制主动肌痉挛的作用，或通过刺激拮抗肌收缩来交互抑制主动肌痉挛；②直肠电刺激（RPES）：Halstead 等报道 RPES 可以有效缓解脊髓损伤（SCI）患者的痉挛，其作用原理可能是抵消了肌梭变化时产生和传递的电脉冲，从而使痉挛缓解，适用于服用抗痉挛药物无效或不能长期坚持服药的患者；每次直肠电刺激后，平均可缓解痉挛 8.5 小时，所以患者早晨起床后做 1 次电刺激，可以保证白天日常生活和康复训练的顺利完成；而且直肠电刺激对截瘫患者的神经痛和尿频也有一定治疗作用，RPES 不良反应小且效果明显，可能成为治疗严重痉挛的有效方法；③经皮神经电刺激（TENS）：在反射活动增强的运动训练或睡眠之前可用 TENS 作为辅助治疗，从长远效果来看，也可作为痉挛的辅助治疗手段。

物理治疗多作用于痉挛比较局限、程度较轻（改良 Ashworth 量表 1～3 级）的患者，并且受累肢体有残余随意运动功能。由于物理治疗一般缓解痉挛的维持时间较短，此类治疗应在运动功能训练前进行。

（三）药物治疗

目前的抗痉挛药物多数是通过调节作用于皮质—脊髓水平的各种神经递质（包括 GABA、谷氨酸、去甲肾上腺素及 5-HT 等）发挥作用的。药物治疗有 4 种途径：口服、经皮注射、鞘内注射及局部组织注射。

1. 口服和经皮注射药物

（1）苯二氮䓬类药物：治疗痉挛的第 1 代药物，最常用的是地西泮，其他还有氯硝西泮和二钾氯氮䓬。苯二氮䓬类药物具有中枢神经活性，主要作用于脑干网状结构和脊髓水平，增加 GABA 和 GABA$_A$ 受体复合体亲和性，增加突触前后抑制，减少单突触和多突触反射，改善痉挛状况。

地西泮口服吸收良好，服药后 1 小时达峰值血药浓度，半衰期 20～80 小时。起始剂量为每次 2.5 mg，每日 2 次，或 5 mg 睡前服用；以后每次增加 5 mg，治疗剂量为每日 20～40 mg，最大剂量为每日 60 mg。目前已知的不良反应有抑郁、协调性降低、记忆力和注意力减退、无力、共济失调、可能的药物成瘾及药物性意志减退，最严重的不良反应是呼吸抑制和意识障碍。在用药过程中突然停药可导致坐立不安、焦虑、激动、易怒、震颤、恶心、噩梦、高热及精神症状，严重时造成死亡。地西泮可使关节活动度（range of motion，ROM）、痛性痉挛及腱反射改善，但肢体功能无显著变化。

（2）巴氯芬：作用于脊髓突触前、后膜 GABA$_B$ 受体。在突触前膜，它与 GABA 神经元结合，使细胞膜超极化，阻滞钙内流和介质释放；在突触后膜，它结合到 Ⅰa 传入纤维，使细胞膜去极化，抑制天冬氨酸、谷氨酸释放，最后的效应是抑制单突触和多突触脊髓反射。

巴氯芬口服吸收良好，服药后 2 小时达峰值血药浓度，半衰期约 3.5 小时，主要经肾排泄，肾功能不全患者应减量。起始剂量为 5 mg，每日 2～3 次，每周增加 5～10 mg，服药后 5～10 日达到最佳临床效果。常用最大剂量为每日 80 mg，但每日 300 mg 仍认为是安全有效的。巴氯芬比地西泮更易耐受，但不同患者耐受性差异较大，应注意个体化用药。常见不良反应包括嗜睡、疲劳、无力、头晕、恶心、口干、肝功能异常、感觉异常、幻觉及疾病发作阈值降低。剂量增加速度减慢可减少不良反应，停药后 1～2 日不良反应可消失。突然停药可能出现幻觉或痉挛的反弹增加。

（3）丹曲林：是直接作用于骨骼肌的口服抗痉挛药，其作用机制是在肌肉收缩时抑制钙从肌质网的释放，抑制肌肉兴奋收缩偶联。它有两种作用方式：①直接作用于肌肉本身；②作用于肌梭 γ 运动神经元，降低肌梭的敏感性。丹曲林的活性主要针对快反应纤维，效应包括 ROM 增加和肌张力易控制，对于脑瘫和脑外伤引起的痉挛尤其有效。起始剂量为每日 25 mg，分 2 次服用，每周缓慢增加 25～50 mg，最大剂量为每日 400 mg。药物半衰期为 15 小时。丹曲林最严重的不良反应为肝毒性，0.3% 患者可发生严重的肝功能衰竭，因此有肝病史者禁用。服用雌激素患者慎用。不宜与其他具有肝毒性的药物联用。治疗前及治疗过程中必须监测肝功能。其他不良反应有头晕、无力、感觉异常、恶心及腹泻等。

（4）可乐定：是 α$_2$ 受体激动剂。它的作用方式有：①通过 α$_2$ 活性对蓝斑区起作用，降低肌张力增高的诱发因素；②加强 α$_2$ 介导的突触前抑制作用，减少兴奋性氨基酸释放。口服吸收率为 95%，服后 3～5 小时达峰值血药浓度，半衰期为 5～19 小时，约 50% 在肝脏代谢，约 62% 经尿液排出。口服剂量为 0.1 mg，每日 2 次。不良反应主要为心动过缓和低血压，在治疗中需监测血压和脉搏。其他不良反应有口干、足踝肿胀和抑郁。可乐定也可经皮使用，皮下注射剂量为每日 0.1 mg 或 0.2 mg，皮丘可将药效维持 7 日。经皮使用的常见不良反应是过敏，若皮肤红斑持续存在表示可能发生过敏反应。

（5）替扎尼定：是咪唑类衍生物，与可乐定类似，也是 α_2 受体激动剂，作用于脊髓及脊髓上水平，抑制多突触反射。在脊髓上水平，替扎尼定抑制脊髓反射去甲肾上腺素能下行激活通路，普遍抑制Ⅱ型传入纤维或专门抑制 γ 运动神经元，从而抑制 α 运动神经元活动；在脊髓水平，通过加强突触前抑制减少兴奋性氨基酸释放，并兴奋抑制性中间神经元，释放抑制性神经递质甘氨酸，降低脊髓中运动神经元的紧张性。替扎尼定口服吸收良好，服药后 1 小时达峰值血药浓度，半衰期 2.5 小时。起始剂量 1~4 mg，睡前服用，以后每 2~4 日增加 1~4 mg，最大剂量为每日 36 mg。服用替扎尼定患者耐受性较好。与其他抗痉挛药物比较，替扎尼定最大的优势是不引起肌无力，也不引起血压和脉搏的持久改变，但与降压药联合应用时可能诱发症状性低血压。最常见的不良反应是嗜睡和头晕，其次为镇静、无力、恶心、呕吐及口干。少数患者可出现肝损害，应在开始用药时及用药后 1、3、6 个月时进行肝影像学检查。

（6）右美托咪唑（dexmedetomidine，DXM）：是一种较高选择性的抗痉挛药，为 α_2 受体激动剂，作用比可乐定强 8 倍以上，能减少麻醉剂、止痛剂、镇静剂及催眠药的需求。其作用有：①剂量相关的抗伤害效应；②降低 3%~1% 的心排血量；③降低体温。DXM 可静脉用药，半衰期为 1.90±0.62 小时，常用于辅助外科麻醉。

（7）盐酸赛庚啶：可减轻脊髓损伤和多发性硬化患者的痉挛性肌张力增高，从而改善步态，增加行走速度。盐酸赛庚啶可有显著的镇静作用，因此宜睡前首次服用 4 mg，逐渐增加至每日 16 mg，分 4 次服用，最大剂量为每日 36 mg。

（8）加巴喷丁：是一种抗癫痫药，结构类似于 GABA，但不影响 GABA 代谢且不作用于 GABA 受体。它可影响新皮质和海马，结合到 GABA 神经元相应受体。口服后吸收 50%~60%，服药后 2~3 小时达峰值血药浓度，半衰期为 5~8 小时，原形经尿液排泄。口服剂量为每次 400 mg，每日 3 次。常见不良反应为嗜睡、头晕、头痛、疲劳及共济失调。

2. 鞘内及局部注射用药

（1）鞘内注射：鞘内注射药物治疗痉挛是较新的治疗方法，目前多用于治疗脊髓损伤和脑性瘫痪后的痉挛。鞘内注射巴氯芬（intrathecal baclofen，ITB）对获得性脑损伤引起的严重痉挛有效。ITB 在 20 世纪 80 年代开始应用，1996 年美国 FDA 批准应用于脑源性痉挛状态，我国也在 2008 年出台了《鞘内注射巴氯芬治疗卒中后痉挛性肌张力增高的专家共识指南》以指导 ITB 在脑卒中后痉挛的临床应用。临床试验证实 ITB 治疗相比口服巴氯芬治疗有效且比较安全，后者存在脂溶性差、不能有效通过血脑屏障的缺陷。对于严重痉挛、对其他创伤性治疗反应差、对 ITB 巨丸剂反应呈阳性的患者，且体格适于安装药泵者，可考虑 ITB 治疗。同时，脑外伤患者病程需达 1 年以上；如患者无须上肢有任何恢复，延迟治疗可能引起下肢挛缩或其他痉挛并发症时，病程不到 1 年也可以考虑。

患者筛选试验：腰椎穿刺或脊髓导管注射每次 50 μg，0.5~1 小时起效，4 小时达高峰，效果维持 8 小时或更长时间。应注意准备呼吸暂停监测仪或脉冲血氧机及复苏装置，以便在药物过量或严重不良反应时及时抢救。Ashwonth 量表或改良 Ashworth 量表降低 1 分或更多者，适于应用 ITB 治疗。

治疗时首次采用大剂量给药，然后置入泵。全身麻醉或局部麻醉下导管经髓腔置于胸髓，远端由皮下引致泵处，泵置于前腹部。24 小时剂量一般为筛选时维持 8 小时以上的剂量，脑源性痉挛剂量增加应5% ~ 15%。24 小时只能调整剂量 1 次，若剂量增加疗效仍不好，要注意重新评价泵与导管的功能；脊髓损伤时，维持量一般为每日 22 ~ 1 400 μg；每 4 ~ 12 周，药泵需再次加药。

ITB 的治疗优势在于可以留置巴氯芬，降低药物总剂量及全身反应。伴随的问题是需要外科操作、费用高、存在感染风险、诱发疾病发作、巴氯芬过量、泵失调、脱瘾性症状、导管扭结及断裂等。

本药经肾排泄，有肾病者要特别慎用；下肢痉挛确实需要以维持站立体位与转移平衡和活动者，以及妊娠、哺乳、有自主反射异常及精神不正常者禁用。

（2）局部组织注射：包括神经阻滞和化学神经溶解术（chemodenervation）。神经阻滞是用化学方法暂时或永久阻滞神经功能，而化学神经溶解术是破坏神经。目前常用的药物为乙醇、苯酚和肉毒杆菌毒素。

1）乙醇：是第一批有报道用于局部注射治疗痉挛的药物，能有效治疗脑性瘫痪、脊髓损伤和脑卒中所致的局灶性痉挛。使用方法有神经肌肉阻滞、神经鞘内注射和神经周围注射。药物浓度为45% ~ 100%，效应与使用浓度有关，但浓度过高会导致明显炎症反应。

2）苯酚：是苄基乙醇，是苯的氧化代谢产物。1% ~ 7% 的苯酚可损害传入和传出神经纤维，临床上用于治疗痉挛的浓度大于30%。一次注射剂量为1 g，即5% 的苯酚最大注射剂量为 20 mL。肌内注射远端运动分支，特别是运动点部位的注射均可，神经周围注射比肌内注射更安全，作用时间更持久。注射后立刻可观察到去神经效应。苯酚的作用时间平均为 6 个月，作用影响因素有药物浓度、应用方式、使用人群及注射方法等。苯酚的主要不良反应有注射时有烧灼样或针刺样疼痛，可用冰敷或服用非甾体抗炎药。更严重的并发症是注射部位不当或苯酚扩散到相邻组织，尤其是直接渗入动脉或静脉内导致深静脉血栓形成，引起梗死、缺血和组织坏死。苯酚过量会引起震颤、癫痫发作、中枢神经系统抑制和心血管功能衰退。

3）肉毒毒素（botulinum toxin，BTX）：是由肉毒杆菌合成的蛋白质，有 7 种抗原性免疫血清(A ~ G)。近年来应用 BTX 行化学神经溶解术治疗局灶性痉挛已成为重要的治疗方法。对多发性硬化、脊髓损伤、成人及儿童脑瘫、脑卒中后的痉挛均有明显改善，且不像口服抗痉挛剂那样出现镇静、认知障碍等不良反应。主要注射于肌肉，技术上比苯酚注射到运动神经容易，特别适用于儿童。其中 A 型肉毒毒素（BTXA）已在临床上广泛应用。BTXA 能作用机体周围运动神经末梢神经肌肉接头处，通过阻滞突触前膜释放乙酰胆碱而导致肌肉麻痹，缓解肌肉痉挛，且对中枢神经系统和脑干无阻遏作用。用于治疗成人肘、腕部和手指屈肌群的痉挛时，注射 BTXA 后配合运动疗法、矫形器等康复训练效果更佳。目前应用 BTXA 后症状改善持续最长时间 4 个月，结合理疗、手法牵张及支具等辅助治疗，只能辅助改善痉挛程度，不能延长作用时间。作用维持时间还需依靠反复注射，且价格昂贵，故只有在物理治疗和其他常规疗法无效时才用。3% ~ 10% 的患者会对 BTXA 产生耐受性，可能是其血清中存在相应抗体，换用其他血清型如 BTXB 可能有效。

BTXB 作用于神经肌肉接头，抑制乙酰胆碱的释放。注射 BTXA 后通常在 2 ~ 10 日（平均 3 日）后出现临床效应，最大效应出现在注射后第 4 周，作用时间为 6 周至 6 个月，增加剂量可能延长效应持续的时间，反复注射可使大多数患者肌张力降低。

早期对 BTX 效果的研究，包括了多种诊断或以单个肌群为目标，剂量小而固定，张力的测定主观欠准确。近年来，常结合注射协同肌，剂量较大，采用特定的稀释和定位技术，治疗结果的描述更为精确。确定注射点应用最广泛的 3 种技术是表面解剖定位触摸、针电极肌电图和电刺激。大多数情况下，采用肌电图，将针电极插入活动过多的肌肉，定位后再注射 BTX。躯干肌、上肢远端、肢体深部肌和肥胖患者注射时也用肌电图引导。对上肢远端痉挛肌群，尤其是有先前对 BTX 注射效果不太理想的情况下，针电刺激是一个基本定位技术。

注射剂量受功能目标、肌肉大小、痉挛程度、协同模式、神经恢复阶段、预期反应的量和时间的影响，剂量和注射方法应个体化。仅在初期临床检查的基础上为大多数受累肌群决定理想剂量是困难的。临床经验允许为特殊肌群提供一个简单的剂量范围，推荐使用的最大剂量为 400 U，儿童为 8 ~ 11 U/kg。可结合其他治疗如支具、物理疗法、步态及体位训练等。BTXA 注射的不良反应发生率低，全身不良反应非常少见，多数是注射部位疼痛，注射肌肉无力或轻微青紫，可随总剂量增加而发生，若发生也可恢复。

禁忌证：运动神经元病、脊髓灰质炎后综合征、重症肌无力、兰伯特—伊顿（Lambert-Eaton）综合征；不能与氨基糖苷类抗生素同时使用；孕妇禁用。

3. 治疗药物的选择

（1）脊髓损伤和多发性硬化：首先要注意可能引起肌张力增高的一些并发症，如感染、压疮、深静脉血栓形成或异位骨化。若肌张力亢进是局部性的，宜用化学神经溶解术；若为广泛性的，宜用口服抗痉挛药，以替扎尼定和巴氯芬效果最理想，可两者合用。苯二氮䓬类药物可能有效，丹曲林和可乐定属二线药物。如口服药无效，可考虑 ITB 治疗。多发性硬化患者对口服抗痉挛药的不良反应常敏感，可用 ITB 治疗或局部注射 BTXA。

（2）获得性脑损伤：一般口服药物效果差。不良反应大，对早期恢复不利。有文献报道可用替扎尼定，但可能引起肝损害和乏力。可用 ITB 治疗，治疗方法取决于损伤原因和并发症的发生，若是由于缺氧，可在 3 ~ 4 月后用泵；若是血管和外伤原因，则可 4 ~ 6 个月后用泵。

（3）脑性瘫痪：因为手足徐动症和肌张力障碍对口服药物效果不好，常考虑 ITB 治疗，但应先试用口服药。由于丹曲林的肝毒性作用及苯二氮䓬类药物的镇静作用，口服药多选择替扎尼定；在口服药无效后再用 ITB 治疗。对单纯痉挛者考虑神经根切除，而对伴显著手足徐动和肌张力障碍者，由于后根切除可带来难以接受的乏力，则唯一选择为 ITB 治疗。

（4）BTX 治疗：BTX 治疗的对象主要是脑性瘫痪儿和成年脑卒中患者。肌张力增加限制了纵肌的伸长而形成挛缩导致脑瘫患儿需要反复行矫形手术，动物实验证明，BTXA 注射能逆转纵肌伸长的限制，从而可改善功能位置和步态，避免手术。不同剂量 BTXA 可减轻脑卒中后上肢痉挛，尤其是远端的上肢痉挛在注射后有显著改善，疗效高峰出现在第 4 周。对脑外伤所致局灶性痉挛，注射 BTX 也有效。

（四）中医康复治疗

有文献报道，以针刺阳陵泉为主治疗外伤性痉挛状态，其痉挛程度较治疗前有显著降低；督脉电针疗法对脊髓损伤后下肢痉挛确有一定疗效，可以减轻一部分患者痉挛状态，但缺乏大规模的临床数据证实。

（五）机器人辅助训练疗法

机器人辅助训练是近年逐渐新起的一项康复治疗技术。其治疗机制主要与重复性牵伸和反复运动有关，而且在很大程度上减轻康复治疗师的劳动强度并提高康复训练效率，是非常有前景的康复治疗手段。随着科技的高速发展以及临床研究的不断深入，机器人辅助训练在康复领域必将发挥更加广泛的作用。

（六）手术治疗

当肌痉挛通过药物、理疗、神经阻滞等方法都不能得到控制时，可以通过手术方法使过高的肌张力得到下降而不损害残余的感觉和运动功能，特别是脊髓损伤后的肌痉挛。常见选择性胫神经切断术、选择性闭孔神经切断术、选择性脊神经后根切断术、脊髓切开术、针刀松解术及其他矫形手术。由于远期效果不理想，又不利于患者功能恢复，目前开展较少。

五、结语

痉挛对中枢神经系统损害患者的预后、功能恢复、生活质量有重要影响。物理治疗及抗痉挛药物治疗一直是临床治疗痉挛的主要手段，但具有疗程长、起效慢及药物不良反应多等不足。神经阻滞疗法其抗痉挛短期疗效较佳，必须配合康复训练才能取得较好疗效。同时应结合中医学、手术治疗及现代的机器人辅助治疗，一起进行综合治疗，以期获得更理想的治疗效果。

（马立娟）

第三节　多系统萎缩

一、概述

多系统萎缩（multiple system atrophy，MSA）是一组中枢神经系统散发的、进行性的主要累及自主神经、锥体外系和小脑等多部位的变性疾病。主要包括 3 种疾病：①散发性橄榄体脑桥小脑萎缩（sporadic olivopontocerebellar atrophy，SOPCA），临床上以小脑性共济失调为主要表现；②夏伊—德拉格（Shy-Drager）综合征（SDS），临床上以自主神经功能失调（直立性低血压）为主要表现；③纹状体黑质变性（striatonigral degeneration，SND），临床上以帕金森综合征为主要表现。三者尽管在起病时的主要临床表现各不相同，但随着病程的进展，最终都表现为锥体外系统、小脑系统和自主神经系统三大系统损害的临床症状和体征，部分患者还可以出现锥体束损害的表现。

对 MSA 概念的认识有一个发展过程。由于 SOPCA、SDS、SND 三者无论在临床表现上，还是在病理改变上都具有极大的相似性，Graham 和 Oppenheimer 于 1969 年提出了 MSA 的概念，认为三者是具有异质性的同一种疾病。Taker 和 Mirra 曾把 SOPCA、SDS、SND 归类于多系统变性（multiple system degeneration，MSD），但 Quinn 认为，MSD 还应包括亨廷顿病、皮克病、弗里德赖希（Friedreich）共济失调等其他疾病。MSD 是指任何原发性神经元变性，造成多个系统损害的疾病，其包括范围大，特异性较低；MSA 则是专指 SOPCA、SDS、SND。而 Jancovic 则认为 MSA 是指一组在临床表现和病理改变上具有很大相似性的临床病理综合征。

在多系统萎缩中，尽管各系统变性组合的方式不同，但常常有一个先发病的或主要损害的系统及次要损害的系统组成。如 Shy-Drager 综合征中主要损害为进行性自主神经系统功能障碍（直立性低血压，膀胱、直肠和性功能障碍等）；次要损害系统有肌张力增高和运动减少的黑质纹状体损害的帕金森病，共济失调的小脑损害，肌萎缩的前角损害等表现。在病理上，SOPCA、SDS、SND 三者都表现为黑质、尾状核、壳核、下橄榄核、脑桥诸核、小脑浦肯野细胞、脊髓中间外侧柱细胞及骶髓奥奴弗罗维奇核等部位的神经细胞脱失、胶质细胞增生，但其严重程度略有差异。另外，蓝斑、迷走神经背核、前庭神经核、锥体束和脊髓前角也可受累；均未发现路易（Lewy）体和神经原纤维缠结（NFT）。Papp 等发现，在 MSA（SOPCA、SDS、SND）患者的少突胶质细胞及神经元的胞质内有一种嗜银性包涵体，由微管缠结而成，与阿尔茨海默病和进行性核上性麻痹（PSP）时的 NFT 不同，这种微管缠结对 α 微管蛋白、β 微管蛋白、tau 蛋白及泛蛋白（ubiquitin）均有免疫反应。这种包涵体主要出现在与有髓轴索平行的白质内，在顶叶皮质深层及皮质下白质、锥体束、小脑白质数量最多，也可出现于壳核和苍白球。目前，多数学者认为这种嗜银性包涵体仅见于 MSA，而在其他神经疾病中尚未发现过，因而认为对 MSA 的诊断具特异性。这种病理改变支持 3 种疾病是相同疾病过程变异的概念。

二、散发性橄榄体脑桥小脑萎缩

散发性橄榄体脑桥小脑萎缩（sporadic olivoponto-cerebellar atrophy，SOPCA）又称 Dejerine-Thomas 综合征，属于神经系统变性病。以进行性小脑性共济失调为主要临床表现，可伴有自主神经损害症状和（或）帕金森综合征（PDS）、锥体束征等。

（一）病因和发病机制

SOPCA 的确切病因尚未阐明。有学者从 SOPCA 患者小脑皮质中找到病毒壳核而认为本病的发生与病毒感染有关，但未能证实两者间有肯定因果关系。Duvoisin 等发现，SOPCA 患者脑组织内谷氨酸脱氢酶的活性仅是对照组平均值的 40%，并认为谷氨酸脱氢酶缺陷与 SOPCA 发病有关。谷氨酸是中枢神经系统中一种重要的兴奋性神经递质，谷氨酸脱氢酶缺陷使谷氨酸在突触处不能降解而积聚过多，产生兴奋性毒性作用，使神经细胞由兴奋而致死亡，可能与 SOPCA 发病有关。Living-stone 等发现患者组织中丙酮酸脱氢酶活性仅是正常人的 15%~30%，小脑中线部对丙酮酸氧化异常有选择性易感性，认为丙酮酸脱氢酶缺乏与小脑性共济失调有关。Truong 等提出线粒体 DNA 异常可能在 SOPCA 发病中起重要作用。Kish 等认为，吡啶-2，3-二羧酸核糖转换酶活性改变可能与 SOPCA 有关。

（二）病理

SOPCA 的病理改变在大体标本上可见脑桥、下橄榄核小脑明显萎缩，大脑额叶也可有改变。镜下可见橄榄核有严重的神经元脱失和明显的胶质细胞增生；脑桥腹侧萎缩、神经元脱失、桥横纤维数量减少并有髓鞘脱失；小脑颗粒细胞层变薄，浦肯野细胞脱失，小脑半球白质和小脑中脚纤维脱髓鞘，小脑上脚和齿状核也可见轻度变性改变。即使是临床上无 PDS 表现的 SOPCA 的患者，在病理上也可显示亚临床性黑质、纹状体变性。胶质细胞尤其是皮质、壳核、苍白球、脑桥基底部、延髓网状结构中的少突胶质细胞中出现嗜银性包涵体是诊断 SOPCA 的重要依据。SOPCA 时脊髓病变主要表现为脊髓小脑束、脊柱、皮质脊髓束及脊髓中间外侧柱变性，细胞脱失，脊髓前角也可受累。

（三）临床表现

SOPCA 多在中年以后起病，平均发病年龄为（49.22 ± 1.64）岁。男性、女性发病无明显差异。SOPCA 的主要症状是进行性小脑性共济失调。多数患者随着病程进展，可逐渐出现帕金森综合征、自主神经损害症状、锥体束征、痴呆、肌阵挛、构音障碍等其他症状。

1. 小脑性共济失调

小脑性共济失调多从双下肢开始，表现为自主活动缓慢、步态不稳，两足分开。以后逐渐累及双上肢、双手，出现动作笨拙与不稳。也可累及延髓肌，多在病程早期出现构音障碍，主要是由咽喉肌的共济失调引起。在病程后期常伴有吞咽困难，还可出现躯干姿势不稳、眼球震颤、意向性震颤等。

2. 帕金森综合征

SOPCA 时 PDS 的临床特征主要表现为运动不能、肌强直及各种形式的震颤（姿势性震颤、静止性震颤、动作性震颤、搓丸样震颤）等，且左旋多巴治疗无效或疗效甚微。约10% 的患者 PDS 表现甚为严重，并可因此而减轻或掩盖其小脑损害症状和体征。

3. 自主神经功能障碍

其出现率达 94%。93% 的男性患者表现为阳痿，48% ~ 67% 的患者可出现尿失禁。其他自主神经损害症状有姿势性晕厥、尿潴留等。还可有反复晕厥发作、直立性低血压等。大便失禁较少见。

4. 锥体束征

46% ~ 50% 的患者可出现锥体束征，如腱反射亢进或有伸性跖反射。

5. 眼球运动障碍

这也是 SOPCA 时较常见的症状。除眼球震颤外，还可出现辐辏障碍、眼外肌运动障碍及凝视麻痹。凝视麻痹以向上凝视麻痹最常见，也可出现向下或水平凝视麻痹。SOPCA 时的凝视麻痹属核上性凝视麻痹，其病变可能在脑桥旁正中网状结构，也可能是橄榄和脑桥神经元脱失，苔状纤维和爬行纤维减少，使小脑经脑桥旁正中网状结构的视觉传出紊乱所致。

6. 不自主运动

表现为肌阵挛、痉挛性斜颈、舞蹈样或手足徐动样运动，多出现于病程后期。

7. 其他临床表现

约 11.1% 的患者可出现痴呆，痴呆特征为皮质下型。约 22% 的患者出现声带麻痹，表现为呼吸喘鸣。SOPCA 时较少出现视网膜变性、视神经萎缩。虽然病理上脊髓内的锥体束、后索及前角常有改变，但临床上很少出现周围神经病、下肢振动觉减退、反射消失等。

（四）辅助检查

1. 脑脊液检查

脑脊液多正常。

2. 颅脑 CT 检查

主要显示小脑、脑桥和中脑萎缩，第四脑室、基底池、四叠体池、小脑上池扩大。

3. 颅脑 MRI 检查

在显示脑干和小脑病变方面较头颅 CT 具有明显的优越性。SOPCA 时的头颅 MRI 主要表现为延髓腹侧面、脑桥、小脑中脚、双侧小脑半球及大脑皮质萎缩，第四脑室、脑桥小脑角池扩大。累及基底核的患者，在 T_2 加权像可见壳核、黑质致密带信号明显较苍白球信号低，还可显示萎缩的下橄榄核、脑桥核、展神经核、面神经核及齿状核信号明显降低，并认为这是 SOPCA 的特征性 MRI 表现。

4. 脑干听觉诱发电位

常可发现脑干电活动异常。SOPCA 时第 Ⅰ、Ⅱ、Ⅲ 波潜伏期明显延长，提示 SOPCA 时听觉传导通路损害主要出现于耳蜗神经核至脑桥下段橄榄复合体之间。

5. PET 检查

可显示小脑、脑干葡萄糖代谢降低，且与其萎缩程度一致，有助于诊断。

（五）诊断和鉴别诊断

1. SOPCA 的诊断

SOPCA 的诊断主要依靠多系统损害的临床表现，颅脑 CT 和 MRI、PET 等检查可辅助诊断。Quinn 等提出的关于 SOPCA 的临床诊断标准已被广泛接受，该诊断标准把 SOPCA 的临床诊断分成可疑 SOPCA、拟诊 SOPCA、确诊 3 个等级。

（1）可疑 SOPCA：有 5 个条件，必须全部具备。这 5 个条件是：①呈散发性，无家族史；②成年发病；③临床上主要表现为小脑性共济失调；④可伴或不伴 PDS 和锥体束损害症状；⑤无痴呆，全身腱反射消失，明显的核上性向下凝视麻痹，无其他明确的疾病。

（2）拟诊 SOPCA：除必须具备可疑 SOPCA 的诊断条件外，还必须有严重的自主神经损害症状如无法解释的姿势性晕厥、阳痿、尿失禁或尿潴留，以及（或）括约肌 EMG 异常。

（3）确诊 SOPCA：经组织病理检查证实的患者。

2. 鉴别诊断

临床上，SOPCA 主要应与家族性橄榄脑桥小脑萎缩（Familial OPCA，FOPCA）、Holmes 病、特发性帕金森病（idiopathic Parkinson disease，IPD）鉴别。

（1）FOPCA：SOPCA 和 FOPCA 无论是在临床表现，还是在病理改变上都极其相似，临床上很难鉴别。两者临床鉴别的主要依据是 FOPCA 有明确的家族发病史，且 FOPCA 发病年龄较早（平均 28～39 岁），平均病程较长，约 14.9 年。

（2）Holmes 病：又称单纯小脑皮质萎缩症、橄榄小脑萎缩、小脑皮质变性，是一种常染色体显性遗传病，仅少数呈散发；本病平均发病年龄 57 岁，较 SOPCA 略晚；平均病程 15～20 年，较 SOPCA 长。其临床特征是隐匿起病、缓慢进展的小脑性共济失调，但罕见眼球震颤，膝反射增高而踝反射消失，且无脑干萎缩的临床表现，借此可与 SOPCA 鉴别。

（3）IPD：以小脑性共济失调为突出临床表现的 SOPCA 不难与 IPD 鉴别。但是，倘若小脑损害症状不明显，或 PDS 甚为严重并因此而减轻或掩盖了小脑损害症状，则易于与 IPD 混淆，但 SOPCA 常常有腱反射增高及伸性跖反射，应用左旋多巴治疗，大多数患者无效。两者可资鉴别。

（六）治疗

对 SOPCA，尤其是小脑损害症状迄今尚无有效治疗。曾试用过毒扁豆碱、氯化胆碱、磷脂酸胆碱、促甲状腺释放因子，疗效均不肯定。Botez 等应用金刚烷胺（每日剂量 200 mg，口服 3~4 个月）治疗无 PDS 的 SOPCA 30 例发现，35% 的患者双上肢共济失调积分明显改善，双上肢的协调运动也明显改善，并认为其作用机制可能与增加 DA 释放或抑制 DA 重摄取有关，因此金刚烷胺治疗本病也属 DA 替代治疗。

SOPCA 时 PDS 的治疗参见本节的纹状体黑质变性（SND）。

SOPCA 时自主神经损害症状的治疗参见本节的 Shy-Drager 综合征（SDS）。

三、Shy-Drager 综合征

Shy-Drager 综合征（SDS）是一种以进行性自主神经功能衰竭为主要临床表现，常伴有锥体外系统损害和（或）小脑、脑干损害症状，有时还伴有锥体束症状的中枢神经多系统变性疾病。早在 1972 年，Bannister 和 Oppenheimer 就发现，临床诊断的 SDS 在病理上有两种类型，Ⅰ 型的病理改变与 Shy 和 Drager 于 1960 年描述的一致，Ⅱ 型则出现路易体并且有 PD 的病理特征。Brandf 等也认为 SDS 并不是简单的 PDS 加自主神经功能衰竭，而是有路易体的 PD 和 MSA 两种类型，并以 MSA 取代由 Shy 和 Drager 描述的 SDS 以示区别，也有人称为 MSA-SDS，本节则沿用传统的 SDS 名称。

（一）病因和发病机制

SDS 是一种中枢神经多系统变性疾病，病因未明。Shy 等认为，SDS 时直立性低血压反复发作，中枢神经系统（CNS）经常处于缺血缺氧状态是神经细胞变性的直接原因。但是，SDS 缓慢进展的病程，纠正直立性低血压并不能改变其病程；CNS 各部位对缺氧耐受力与病程演变间的矛盾等均不支持上述观点。因此，目前多数人认为 SDS 是 CNS 的原发性变性疾病。

（二）病理

SDS 的基本病理改变是 CNS 内多部位广泛的神经细胞变性、脱失和（或）反应性胶质细胞增生，以脊髓侧角的中间外侧柱、尾状核、黑质、橄榄核、蓝斑、小脑等处最明显，壳核、苍白球、脑桥、迷走神经背核、疑核、孤束核等也可受累，脊髓前角、橄榄体脑桥小脑束及 Clarke 柱较少累及。病变最突出的部位是脊髓侧角的中间外侧柱，应用神经细胞计数法研究发现中间外侧柱中 60%~85% 的细胞萎缩。本病的病理改变多从脊髓骶段开始，逐渐向上蔓延扩展，与临床病程演变一致。SDS 时神经系统病理改变常呈两侧对称性分布。

（三）临床表现

SDS 多呈散发，但也有家族发病的报道。发病年龄在 37~75 岁，平均 55 岁。约 65% 为男性。SDS 是以自主神经功能障碍为突出表现的多系统受累的变性病，起病隐袭，病情逐渐进展，病程 7~8 年，最常见的死亡原因是吸入性肺炎和心律失常。

SDS 时，男性患者多以阳痿为首发症状，女性患者多以闭经或直立性眩晕或晕厥为首发症状。SDS 的病程进展有一定的规律。以男性患者为例，首发症状往往是阳痿，以后出现尿失禁及始于双下肢并逐渐向上扩展的发汗障碍，直立性低血压等，经 2~3 年逐渐出现小脑损害症状，再经 2~4 年出现锥体外系损害症状。

1. 性功能障碍

性功能障碍是 SDS 时最突出，也是出现最早的症状。男性患者几乎都可出现阳痿，且多以此为首发症状，也可表现为不能勃起；女性患者可表现为性感缺失及闭经等。性功能障碍出现较早可能与脊髓骶段自主神经损害发生较早有关。

2. 排尿障碍

可表现为尿频、尿急，但更多的则表现为尿失禁；也可表现为排尿费力，排尿淋漓不尽，甚至出现尿潴留。SDS 早期尿失禁可能与骶髓前角奥奴弗罗维奇核中神经元变性有关，至病程后期则还可能系纹状体变性，纹状体对逼尿肌不自主收缩的抑制作用丧失所致。排尿费力、尿潴留则可能与脑桥、延脑诸核的神经元变性及骶髓中间外侧柱神经细胞变性有关。SDS 时大便失禁或便秘并不少见。

3. 直立性低血压

早期多无症状。随着病程进展，可逐渐出现直立性视物模糊、眩晕、黑矇等，严重者可出现晕厥，卧位与立位血压在 2 分钟内常相差 30/20 mmHg，但当患者站起时，不伴多汗、面色苍白、心悸、恶心等。女性患者多以直立性低血压为其首发症状。SDS 时，直立性低血压的发生可能与脊髓胸段中间外侧柱节前纤维变性，压力感受器反射弧受损，使患者由卧位改变为坐或立位时周围小动脉不能反射性收缩；且由于心率也不能代偿性加快，脑血管的自动调节功能障碍等因素有关。

4. 其他自主神经损害症状

有出汗障碍或无汗、瞳孔改变、虹膜萎缩、霍纳征、口干、饮水呛咳、声音嘶哑、发声困难、鼾声、夜间喘鸣甚至呼吸暂停（与疑核变性致声带麻痹有关）、顽固性呃逆、反复上消化道出血（可能与第三脑室周围的下丘脑及脑干变性有关）等。

5. 锥体束征

SDS 时也可出现锥体束损害的临床表现，如腱反射亢进、伸趾反射等。

（四）辅助检查

1. MRI 检查

SDS 时，MRI 的 T_2 加权像上常显示双侧壳核信号明显降低，且这种壳核低信号改变可先于基底核神经症状的出现。目前认为，此种壳核低信号改变是由铁盐在该处的病理性沉积所致，但有关铁元素在壳核选择性沉积的机制尚未阐明，可能与 SDS 时毛细血管内皮细胞对铁的摄取和运转障碍有关。

2. 括约肌 EMG 检查

约 75% 呈失神经支配和慢性神经源性膀胱。

3. 自主神经功能测试

常用的有发汗试验、血管舒缩试验、各种药物试验等。但其在临床诊断中的价值有待进一步探讨。

（五）诊断和鉴别诊断

1. SDS 的诊断

主要依靠其临床表现。对中年起病，起病隐袭，病程逐渐进展，以进行性自主神经功能衰竭如阳痿、排尿障碍、直立性眩晕或晕厥为突出临床表现的患者，都要考虑 SDS 的可能。如随着病程进展，逐渐出现小脑、脑干和（或）锥体外系损害症状则可初步诊断为 SDS。

2. 鉴别诊断

SDS 在病程早期，除自主神经衰竭症状之外尚未出现其他神经损害症状时，应注意与特发性直立性低血压（idiopathic orthostatic hypotension，IOH）鉴别。IOH 仅表现为自主神经损害症状，而无其他神经系统损害症状；卧位时血浆去甲肾上腺素（norepinephrine，NE）降低，站位时血浆 NE 不升高；静脉注射 NE 后表现为失神经支配的超敏反应（血压明显升高）以及发汗试验等均有助于与 SDS 鉴别。

SDS 在不同的阶段尚需注意与前列腺炎或前列腺肥大、排尿性晕厥、神经症、脊髓小脑变性、多发性硬化、IPD 及 PDS 等疾病鉴别。

（六）治疗

SDS 迄今尚无有效治疗。应鼓励患者适量活动以促进静脉回流，避免使用镇静剂、催眠药和利尿剂，避免快速、突然的体位改变。对无症状或症状轻微的直立性低血压一般无须药物治疗，可让患者取头低足高卧位睡眠；穿紧身衫裤和弹力袜并增加钠盐摄入等；对有症状的直立性低血压患者，可考虑药物治疗。常用药物有盐酸麻黄碱，常用剂量每次 25 mg，每日 3~4 次口服；苯异丙胺，常用剂量每次10~20 mg，每日 2~3 次口服；盐酸哌甲酯，常用剂量每次 10~20 mg，每日早、中午各服 1 次。其他常用于改善直立性低血压的药物有吲哚美辛、布洛芬、咖啡因、双氢麦角碱、育亨宾、去甲肾上腺素前体等，但这些药物疗效不稳定，且不良反应较大，故临床应用价值不大。对直立性低血压症状严重或晕厥频繁发作的患者，可试用肾上腺皮质激素直至直立性低血压消失或体重明显增加时才减量维持。常用药物有氟氢可的松，常用剂量每次 0.1 mg，每日 2 次口服，有引起卧位高血压的危险；米多君是一种外周 α 受体激动剂，起始剂量每次 2.5 mg，每 4 小时 1 次，以后逐渐增至每次 5 mg，每 4 小时 1 次口服。据文献报道，每 10 mg 米多君可使直立位收缩压升高 2.93 kPa，使症状得到明显改善，但常有轻至中度的不良反应如头皮瘙痒、麻刺感、卧位高血压、尿急等。抗胆碱能药可减轻尿频、尿急等症状，但可引起尿潴留；对有充溢性尿失禁或膀胱残余尿量大于 150 mL 者，可予间歇性导尿、尿道留置导尿管或耻骨弓上方留置导尿管；对便秘者，可予大量纤维素饮食，大剂量轻泻药或灌肠等；对 PDS 及小脑损害症状的治疗参见本节 SND、SOPCA 中有关内容。

四、纹状体黑质变性

纹状体黑质变性（Striatonigral degeneration，SND）临床上以进行性肌强直、运动迟缓、步态障碍为主要表现，常有伴自主神经损害、锥体束损害及（或）小脑损害的症状和体征，属神经系统变性疾病。

（一）病因和发病机制

SND 是累及中枢神经多个系统的神经变性疾病，病因不明。

（二）病理

SND 时黑质损害最严重，表现为黑质神经元中度或重度脱失；在致密带、背侧缘和腹侧缘均可见大量神经元脱失，但多数患者背侧缘神经元相对保留，提示腹侧缘神经元易受损；在黑质内还可见大量细胞碎片、神经元外色素沉着及较严重的胶质细胞增生，提示 SND 时黑质变性进展速度较 IPD 快。豆状核、尾状核也可见程度不等的神经元脱失和胶质细胞增生，其损害程度仅次于黑质。壳核背外侧部也可见神经元脱失和胶质细胞增生。蓝斑、下丘脑、脑桥腹侧核、下橄榄核、小脑锥体细胞、迷走神经背核、前庭核及脊髓中间外侧柱等部位均可见神经元脱失和胶质细胞增生，还可见小脑中脚纤维及橄榄小脑纤维减少。

（三）临床表现

SND 是 MSA 中的一型，一般于 35~68 岁（平均 52 岁）发病，病程呈进行性，一般为 5~8 年。临床上分单纯型 SND 和混合型 SND。

1. 单纯型 SND

单纯型 SND 以帕金森综合征为唯一的临床表现，主要表现为运动不能和肌强直、肢体和躯干屈曲等，临床上极易误诊为 IPD。多数学者强调 PDS 症状对称、无静止性震颤、左旋多巴治疗无效或疗效甚微是 SND 的临床特征。

2. 混合型 SND

混合型 SND 除上述 PDS 综合征外，还可出现小脑和自主神经功能损害的症状和体征。

（1）自主神经功能障碍：性功能障碍是出现最早的自主神经功能障碍，男性患者可出现阳痿，女性患者可出现性感缺乏。排尿障碍是 SND 重要的自主神经功能障碍，71%~72% 的 SND 患者有尿失禁，30%~31% 的患者有尿潴留，其他排尿障碍尚有尿频、尿急、充溢性尿失禁等。排尿障碍是 MSA 的早期症状，常较 IPD 更常见，更严重，出现得更早。MSA 时的排尿障碍涉及复杂的膀胱周围神经和中枢神经。所有 MSA 患者即使在病程早期都有膀胱括约肌协同收缩作用反射性增高，少数患者还伴骨盆底部肌肉放松不全或放松延迟，这种不自主逼尿肌收缩导致了不同程度的尿失禁。MSA 患者的括约肌 EMG 显示，75% 呈失神经支配和慢性神经源性膀胱。膀胱逼尿肌协同反射增高除可能与奥奴弗罗维奇核变性有关外，还可能与苍白球（抑制逼尿肌自发性收缩）、下丘脑和黑质（抑制反射性膀胱收缩）损害有关，也可能与皮质脊髓束损害有关。SND 时约 3% 的患者可出现大便失禁。SND 时，有症状的直立性低血压的发生率达 68%，SND 时血管运动障碍可能与延髓 A_1 区和 A_2 区酪氨酸羟化酶选择性缺乏有关。

（2）小脑功能障碍：症状和体征多出现于病程 4~5 年，主要表现为肢体共济运动失调，如指鼻试验和跟膝胫试验阳性，出现率为 35%；共济失调步态，出现率为 23%；眼球震颤，出现率为 18%；意向性震颤，出现率为 11%。当 SND 呈进行性进展时，小脑症状有时可被 PDS 症状掩盖。

（3）其他症状：63% 的患者可出现锥体束征，表现为伸趾反射和（或）腱反射增高。构音障碍是 SND 的常见症状，发生率达 96%，属混合性构音障碍，但以运动功能减退（与面具脸、唇震颤、舌震颤有关）为主，含共济失调。许多 SND 患者尚可出现呼吸节律异常和睡眠呼吸暂停现象。呼吸喘鸣是 SND 的特征性临床表现，其发生率 30%，在病程进展期尤易出现。SND 时约 37% 的患者可出现肢体远端刺激敏感性肌阵挛，约 18% 的患者可出现过度颈前倾。还可出现会聚不良或不能，向上、向下和水平凝视受限，睑阵挛，提睑抑制等眼部症状。部分患者可有肢体远端振动觉、关节位置觉减退和感觉异常。个别患者尚可出现与多巴胺能药物治疗无关的偏身颤搐和舞蹈病。

（四）辅助检查

1. MRI 检查

约 50% 的 SND 患者在其头颅 MRI 的 T_2 加权像上可显示双侧壳核低信号，黑质致密带宽度变窄。在病程早期，PDS 症状可不对称，此时在受累肢体对侧大脑半球的相应部位可见上述信号异常。认为 SND 时 MRI 的 T_2 加权像上壳核低信号改变是纹状体变性的非特异性标志，它反映了纹状体突触后膜功能障碍。

2. PET 检查

SND 时纹状体、额叶、小脑和脑干葡萄糖代谢降低，是由于功能性神经元成分缺失造成的。

3. EMG 检查

骨盆底部肌肉及尿道括约肌 EMG 检查对 SND 的诊断，尤其是早期诊断具有很大的临床价值，且特异性较高，但缺乏敏感性。

（五）诊断和鉴别诊断

1. SND 的诊断

主要依据其临床表现，尽管已有 MRI、PET、EMG 等应用于 SND 的辅助诊断，但迄今尚无公认的、具特异性的方法可帮助确诊 SND，组织病理学检查仍是确诊 SND 的唯一可靠方法。混合型 SND 由于伴明显的小脑和自主神经损害症状，临床诊断不难。但是，单纯型 SND 或混合型 SND 早期，在小脑和自主神经损害症状出现之前，临床上极易误诊为 IPD。因此，对不典型 PD 患者，如症状对称、无静止性震颤、左旋多巴无效或疗效甚微的患者，尤其是病程进展迅速、病程早期即出现姿势不稳和反复跌倒，或出现不规则痉挛性震颤、肌阵挛、明显的构音障碍和（或）吞咽困难、左旋多巴不能缓解的肌肉疼痛、对左旋多巴极不耐受或出现过度颈前倾的患者，都应考虑到 SND 的可能。

目前，临床诊断 SND 时应用较多的是 Quinn 提出的 SND 临床诊断标准。该诊断标准把 SND 的诊断分成疑诊 SND、拟诊 SND 和确诊 SND 3 个等级。

（1）疑诊 SND 的诊断标准：①成年（≥30 岁）起病，呈散发性；②临床上主要表现为 PD 征，无痴呆、全身腱反射消失、明显的核上性向下凝视麻痹，无其他明确病因；③左旋多巴治疗无效或疗效甚微。

（2）拟诊 SND 的诊断标准：除必须具备疑诊 SND 的条件，还必须具备下列条件中 1 个以上。①严重的症状性自主神经功能衰竭，包括体位性晕厥、无法解释的阳痿（男性患者）或尿失禁或尿潴留；②小脑损害症状和体征；③锥体束征；④括约肌 EMG 异常。

（3）确诊 SND 的诊断标准：组织病理学检查证实。

2. 鉴别诊断

SND 主要应与 IPD 鉴别。混合型 SND 可借伴有自主神经和小脑损害或锥体束损害症状、体征与 IPD 鉴别。单纯型 SND，尤其是在病程早期极易误诊为 IPD，鉴别两者的主要依据是 SND 对左旋多巴治疗无效或疗效甚微。其他有助于两者鉴别的临床依据有 SND 时临床症状趋于对称，无明显静止性震颤，病程进展较快，病程较短，多数患者在出现症状后的 6 年内死亡，其平均存活期仅是 IPD 的一半左右。另外，早期出现姿势不稳和反复跌倒，手部出现不规则痉挛性震颤和肌阵挛性舞蹈症，出现相对固定的过度颈前倾及呼吸节律异常如喘鸣尤其是夜间喘鸣等，都有助于 SND 的诊断。

（六）治疗

SND 的治疗包括药物治疗和物理疗法（有利于维持患者的运动功能和防止挛缩形成）、语言疗法（可改善语言功能和吞咽功能）、职业疗法等。

药物治疗中最常用的是左旋多巴，但是仅 25%～30% 的患者有效，约 10% 的患者早期疗效与 IPD 相仿，其疗效在 1～2 年内逐渐减退，仅 13% 的患者在 1～2 年后仍有较好的疗效。如果患者能够耐受的话，左旋多巴的剂量可逐渐增至每日 1 000 mg。接受左旋多巴治疗的患者中，约 25% 的患者可出现剂末现象、开—关现象、各种运动障碍、痛性或无痛性肌张力障碍。这种运动障碍或肌张力障碍，尤其是肌张力障碍性痉挛在药物作用有效期内可持续存在，有时可局限于单侧面部、舌和颈部肌肉。约 2/3 的 SND 患者左旋多巴治疗无效或疗效甚微。对左旋多巴治疗无效或不能耐受的患者，可试用多巴胺受体激动剂如溴隐亭等，但同样多数患者无效，仅个别患者可能有效。

对左旋多巴及多巴胺受体激动剂治疗均无效的患者，可试用金刚烷胺、抗胆碱能药、抗抑郁药等。金刚烷胺的剂量可用至每次 100 mg，每日 3 次。抗胆碱能药除可能对 PDS 有效外，还可能对局灶性肌张力障碍如睑肌痉挛有效。对睑肌痉挛和其他局灶性肌张力障碍，还可试用肉毒毒素治疗。

对有严重吞咽困难的患者，可考虑环咽肌切开术或胃造口术。对有间歇性呼吸喘鸣，尤其是出现于夜间的患者，可考虑气管切开术，气管切开术是延长患者生命的唯一有效方法。

小脑损害和自主神经损害的治疗参见本节的 SOPCA 和 SDS。

（张　慧）

第四节　帕金森病

一、概述

帕金森病（Parkinson disease，PD）或称震颤麻痹，是一种多发于中老年期的中枢神经系统变性疾病。本病由英国医生帕金森（James Parkinson）于 1817 年报道；1960 年，科学家在实验动物中偶然发现利血平可引起类似帕金森病的一系列症状，受这一事实的启发，他们对震颤麻痹死亡患者的脑组织进行了单胺类物质的测定，才了解到这种患者纹状体内多巴胺含量较正常人低。从此，该病的研究大大加速。目前，已知黑质和纹状体中多巴胺能神经元变性是本病的主要病理变化。震颤、肌强直和运动障碍为其主要特征。

PD 的全群体发病率约为 0.3%，但在老年人群中的发病率成倍增加。65 岁以上人群发病率为 1%～2%，85 岁以上为 3%～5%。PD 的患病率随年龄增长而增高。患者寿命明显缩短，起病后 10 年内约 2/3 患者有严重残疾或死亡，主要死亡原因是支气管肺炎和尿路感染。

二、病理

主要病理改变在黑质、苍白球、纹状体和蓝斑。黑质和蓝斑脱色是其肉眼变化特点。显微镜下最明显的变化是神经细胞变性和减少；黑色素细胞中的黑色素消失，胞体变性；黑质和纹状体中多巴胺含量显著减少，其减少与黑质变性的程度成正比，同时伴有不同程度神经胶质细胞增生。据文献报道，纹状体多巴胺含量下降到 50% 以上时才出现症状。残留的神经细胞胞内有路易体形成，所有这些改变以黑质最明显，且黑质的致密带改变比网状带重。另一病理变化是进行性弥漫性脑萎缩，有脑萎缩者占 90% 以上，并且脑萎缩程度与年龄的大小、疾病的严重程度、类型和病程的长短有明显关系。

免疫细胞化学也揭示黑质多巴胺能神经元减少。帕金森病不仅多巴胺含量减少，而且基底节中多巴胺代谢产物高香草酸（homovanillic acid，HVA）、多巴胺合成的限速酶（酪氨酸羟化酶）和多巴胺脱羧酶也明显减少。脑内多巴胺能神经元大量丧失，多巴胺含量下降，使多巴胺绝对和相对不足而乙酰胆碱的兴奋作用相对增强，引起震颤麻痹。

三、临床表现

1. 震颤

为静止性、姿势性震颤，多从一侧上肢的远端开始，后渐扩展到同侧下肢及对侧上、下肢。早期随意运动时震颤减轻，情绪激动时加重，睡眠时消失。手部可形成搓丸样动作。

2. 肌强直

因患肢肌张力增高，关节被动运动时，可感到均匀的阻力，称为铅管样强直；若合并有震颤则似齿轮样转动，称为齿轮样强直。躯干、颈面部肌肉均可受累，患者出现特殊姿势，头部前倾，躯干俯屈，上肢的肘关节屈曲，腕关节伸直，前臂内收，下肢的髋及膝关节均略为弯曲。手足姿势特殊，指间关节伸直，手指内收，拇指对掌。

3. 运动障碍

平衡反射、姿势反射和翻正反射等障碍以及肌强直导致的一系列运动障碍。运动缓慢和减少，不能完成精细动作，出现写字过小征。步态障碍较为突出，首先下肢拖曳，然后步伐变慢变小，起步困难，一旦迈步则向前冲，且越走越快，出现慌张步态。

4. 其他

自主神经系统症状可表现为大量出汗和皮脂腺分泌增加，且出汗仅限于震颤一侧。食管、胃以及小肠的运动障碍导致吞咽困难和食管反流，患者可有顽固性便秘。精神异常可表现为忧郁、多疑、智力低下及痴呆等。有时患者也有语言障碍，少数患者可有动眼危象。

四、诊断

（一）诊断要点

原发性帕金森病的诊断主要根据以下几点：①至少具备 4 个典型症状和体征（静止性震颤、少动、强直和位置性反射障碍）中的 2 个；②是否存在不支持诊断原发性帕金森病的不典型症状和体征，如锥体束征、失用性步态障碍、小脑症状、意向性震颤、凝视麻痹、严重的自主神经功能障碍、明显的痴呆伴有轻度锥体外系症状等；③脑脊液中多巴胺的代谢产物高香草酸减少。

（二）诊断分级

目前分级的方法有多种，如 Hoehn-Yahr 修订分级、Schwab 和 England 日常活动修订分级、联合帕金森病评分分级和 Webster 评分。临床常用以评价病情程度和治疗效果较客观全面的是 Webster 评分法，其详细内容如下。

1. 手部动作和书写

0分：无异常。1分：患者自述在拧毛巾、系衣扣、写字时感到困难，检查时手内转外转动作缓慢。2分：明显或中等程度手的轮替动作缓慢，一侧或双侧肢体有中等程度的功能障碍，书写明显困难。3分：严重的轮替动作困难，不能书写，不能系衣扣，应用食具明显困难。

2. 僵硬

0分：未出现。1分：可出现颈肩部僵硬，反复运动后僵硬增加，一侧或双侧上肢有轻度休止状态下的僵硬。2分：颈肩关节中等度僵硬，患者在不服用药物情况下有休止性全身性僵硬。3分：颈肩严重僵硬，全身的休止性僵硬用药后也不能控制。

3. 震颤

0分：未出现。1分：休止状态下手、头部震颤，振幅 <1 英寸（1 英寸 = 2.54 cm）。2分：振幅 <4 英寸，但患者能采取某种姿势控制震颤。3分：振幅 >4 英寸，持续不能控制（小脑性意向性震颤除外），不能自己进食。

4. 面部

0分：正常，无惊恐、嘴紧闭、忧郁、焦虑等表情。1分：面部表情障碍，嘴紧闭、忧虑、焦虑。2分：中等程度的面肌运动障碍，情绪变化引起面部表情变化迟钝，中等程度的焦虑、忧郁，有时出现张口流涎的表情。3分：面具脸，张口程度仅能张开1/4 英寸。

5. 姿势

0分：正常，头部前倾，离开中线不超过4英寸。1分：驼背，头部前倾，离开中线超过5英寸。2分：开始上肢屈曲，头前屈明显，超过6英寸，一侧或双侧上肢曲线形，但腕关节的水平位置低于肘关节的水平位置。3分：猿猴样步态，手呈屈曲样，指间关节伸直，掌指关节屈曲，膝关节屈曲。

6. 上肢摆动

0分：双上肢摆动正常。1分：一侧上肢摆动不如对侧（行走时）。2分：一侧上肢在行走时无摆动，另一侧摆动变弱。3分：行走时双上肢无摆动。

7. 步态

0分：步幅18～30英寸，转身不费力。1分：步幅12～18英寸，转身缓慢，时间延长，走路有时脚跟碰脚跟。2分：步幅6～12英寸，两脚跟拖地。3分：拖曳步态，步幅<3英寸，有时走路常停步，转弯时非常慢。

8. 皮脂腺分泌

0分：正常。1分：面部出汗多，无黏性分泌物。2分：面部油光样，为黏性分泌物。3分：头面部皮脂腺分泌明显增多，整个头面部为黏性分泌物。

9. 语言

0分：声音清楚、响亮，别人可以理解。1分：声音开始嘶哑，音量、音调、语调变小，但能理解。2分：中等度嘶哑，声音弱，音量小，语调单调，音调变化迟缓，别人理解困难。3分：明显声音嘶哑，无力。

10. 生活自理能力

0 分：正常。1 分：能自己单独生活，甚至从事原来的工作，但缓慢。2 分：生活自理能力减退（尚能缓慢地完成大多数日常工作），在软床上翻身困难，从矮椅上站起困难等。3 分：生活不能自理。

以上各项分为正常（0 分）、轻度障碍（1 分）、中度障碍（2 分）及严重障碍（3 分）。临床病情轻重程度按总分值可分为：轻度（1 ~ 10 分）、中度（11 ~ 20 分）、重度（21 ~ 30 分）。治疗效果按下列公式计算：疗效 =（治疗前分数 - 治疗后分数）/治疗前分数，计算结果 100% 为痊愈，50% ~ 99% 为明显进步，20% ~ 49% 为进步，0% ~ 19% 为改善，0 为无效。

五、治疗

帕金森病治疗的原则是使脑内多巴胺—乙酰胆碱系统重获平衡，或是补充脑内多巴胺的不足，亦或是抑制乙酰胆碱的作用而相对提升多巴胺的效应，或二者兼用，以达到缓解症状的目的。临床医生根据这一原则采用药物治疗和手术治疗。

（一）药物治疗

1. 多巴胺替代疗法

此类药主要是补充多巴胺的不足，使乙酰胆碱—多巴胺系统重新获得平衡，而改善症状。多巴胺本身不能通过血—脑脊液屏障，故选用其能够通过血—脑脊液屏障的前体——左旋多巴，或者应用多巴胺脱羧酶抑制剂。

（1）左旋多巴：可透过血—脑脊液屏障，经多巴胺脱羧酶脱羧转化为多巴胺而发挥作用。开始应用时，每次 125 mg，每日 3 次，在 1 周内渐增至每次 250 mg，每日 4 次，以后每日递增 125 mg，直至治疗量达每日 3 ~ 6 g。不良反应有食欲不振、恶心、呕吐、低血压及心律不齐。服药期间禁止与单胺氧化酶抑制剂和麻黄碱同时应用，与维生素 B_6 或氯丙嗪合用将降低疗效。

（2）卡比多巴（又称 α-甲基多巴肼）：外周多巴胺脱羧酶抑制剂，本身不透过血—脑脊液屏障，从而使低剂量的左旋多巴即可产生有效的多巴胺脑内浓度，并降低外周多巴胺的不良反应。主要与左旋多巴合用（复方卡比多巴，卡比多巴：左旋多巴为 1：4 或者 1：10）治疗帕金森病。有 10/100、25/250 和 25/100 3 种片剂，分别含卡比多巴 10 mg、25 mg 和 25 mg，以及左旋多巴 100 mg、250 mg 和 100 mg。开始时用信尼麦 10/100 半片，每日 3 次，以后每隔数日增加 1 片，直至最适剂量为止。苄丝肼也是多巴胺脱羧酶抑制剂，与左旋多巴合用（多巴丝肼片，苄丝肼：左旋多巴为 1：4）治疗帕金森病，多巴丝肼片的用法与信尼麦类似。强直、呕吐、恶心、厌食、失眠、肌痉挛、异常动作为其不良反应。妊娠期间避免使用卡比多巴和左旋多巴。

长期服用左旋多巴可产生开关现象等不良反应，"开"是指多动，"关"是指本病三主征中的不动，出现开关现象的患者可于原来不动状态中突然变为多动，或于多动中突然变为不动。产生该现象的原因尚不清楚，但多巴胺受体状况的改变是值得注意的。因为多巴胺受体一方面神经超敏，另一方面又失敏。超敏很可能是突触后多巴胺受体（D_2）亚型增多，失敏可能是突触前多巴胺受体（D_3）亚型丧失，失去反馈调控功能，不能调节多巴胺的适度释放。目前对这类患者的有效药物是多巴胺受体激动剂麦角碱类衍生物。其中溴隐亭较常用，其作用机制不同于左旋多巴。它能有效地直接兴奋突触后多巴胺受体，而不涉及突触前多巴胺受体功能；溴隐亭是伴有部分阻滞作用的混合型激动剂，有多巴胺受体激动剂与阻滞剂的双重特性，这种混合型作用可能有助于阻滞多巴胺受体出现低敏反应。

2. 抗胆碱能药物

此类药物抑制乙酰胆碱的作用，相应提升多巴胺的效应。常用的药物有：苯海索 2 mg，每日 3 次，可酌情适量增加；丙环定 5 ~ 10 mg，每日 3 次；东莨菪碱 0.2 mg，每日 3 ~ 4 次；甲磺酸苯扎托品 2 ~ 4 mg，每日 1 ~ 3 次。甲磺酸苯扎托品通过阻滞纹状体突触对多巴胺的重摄取而起作用，治疗强直的疗效比震颤好，对运动不能的疗效最差。此类药有头昏、眩晕、视物模糊、瞳孔散大、口干、恶心和精神症状等不良反应。老年人偶有尿潴留。青光眼和重症肌无力患者忌用。

3. 溴隐亭

激动纹状体的多巴胺受体，其疗效比左旋多巴差，但可用于对左旋多巴失效者。现多与左旋多巴或复方卡比多巴合用，作为它们的加强剂。与左旋多巴合用时可产生幻觉。开始剂量为每日 0.625 mg，缓慢增加，但每日量不超过 30 mg。不良反应有恶心、头痛、眩晕、疲倦。肝功能障碍时慎用，禁用于麦角碱过敏者。

各种药物治疗虽然能使患者的症状在一定时间内获得一定程度好转，但不能阻止本病的自然进展。长期服用药物均存在疗效减退或出现严重不良反应的问题。另外，约15%患者药物治疗无效。

（二）外科治疗

对于药物治疗无效的患者，常采用外科治疗。学者们曾进行脊髓外侧束切断术、大脑脚切断术、大脑皮质区域切除术、脉络膜前动脉结扎术、开颅破坏豆状袢和豆状束等手术，终因手术风险大、疗效差而废弃。立体定向手术治疗帕金森病始于 20 世纪 40 年代，丘脑毁损术和苍白球毁损术曾是治疗帕金森病的热门手段，但疗效不能够长期维持，且双侧损毁术并发永久性构音障碍和认知功能障碍的概率较高，逐渐被脑深部电刺激术（DBS）取代。脑深部电刺激术是 20 世纪 70 年代发展起来的，它最早用于疼痛的治疗，具有可逆性、可调节性、非破坏性、不良反应小和并发症少等优点，可以通过参数调整达到对症状的最佳控制，并保留新的治疗方法的机会，现已成为帕金森病外科治疗的首选方法。该技术于 1998 年在国内开展并逐渐推广，取得了良好的临床效果。

1. 丘脑毁损术

（1）原理：毁损丘脑腹外侧核可阻断与帕金森病发病相关的 2 个神经通路。一个是苍白球导出系即从苍白球内侧部，经豆状袢、豆状束、丘脑腹外侧核前下部到达大脑皮质（6 区），阻断此通路，对解除肌强直有效。另一个来自对侧小脑，经结合臂核丘脑腹外侧核后部，到达大脑皮质（4 区），阻断此通路，对解除震颤有效。根据帕金森病的发病机制，肌强直系因 γ 运动系统受抑制所致，震颤系因 α 运动系统亢进所致。阻断这 2 条通路可恢复 α 和 γ 运动系统的平衡，达到治疗效果。这 2 个系统均经丘脑下方 Forel 区，然后向上和稍向外，进入丘脑腹外侧核的下部。此区为毁损灶所在。

（2）适应证和禁忌证。

1）适应证：①诊断明确的帕金森病，以震颤为主，严重影响生活和工作能力；②躯体一侧或双侧具有临床症状；③一侧曾行丘脑腹中间核（Vim）损毁手术的，另一侧可行电刺激手术；④年龄在 75 岁以下，无重要器官严重功能障碍；⑤无手术禁忌证。

2）禁忌证：①严重精神智力障碍、自主神经功能障碍及有假性延髓性麻痹者；②严重动脉硬化、心肾疾病、严重高血压、糖尿病、血液系统疾病及全身情况很差者；③主要表现为僵直、中线症状以及单纯的运动减少或运动不能者；④症状轻微，生活及工作无明显影响者。

（3）术前准备和评价：手术前应注意进行全面的体格检查。在手术过程中需要患者的完全配合，因此，对于言语表达能力困难的患者，术前应进行必要的训练，以便在手术过程医生和患者之间能顺利交流。由于手术在局部麻醉下进行，可不给予术前用药，以保证整个手术过程中观察患者症状。一般在术前 1 日停药，对用药剂量大、药物有依赖性的患者，可逐渐停药或不完全停药，只要在术中观察到症状即可；如果在"开"状态下患者症状仍然非常明显，则没有必要停药。术中应进行监护，保持生命体征平稳。术前应进行 PD 的震颤评分。

（4）手术步骤。

1）靶点选择：丘脑腹外侧核包括腹前核（Voa）、腹后核（Vop）和腹中间核（Vim），一般认为毁损 Voa 及 Vop 对僵直有效，毁损 Vop 及 Vim 对震颤有效，靠近内侧对上肢效果好，外侧对下肢效果好。靶点选择一般在前连合与后连合（AC-PC）平面，后连合前 5 ~ 8 mm，中线旁开 11 ~ 15 mm。

2）靶点定位：①安装立体定向头架，患者取坐位将立体定向头架固定于颅骨上，安装时要使头架不要左右倾斜，用耳锥进行平衡；前后方向与 AC-PC 线平行；②MRI 扫描，安装好定位框后，将患者头部放入 MRI 扫描圈内，调整适配器，使扫描线与头架保持平行；进行轴位 T_1 和 T_2 加权像扫描，扫描平面平行于 AC-PC 平面；扫描层厚为 2 mm，无间隔，将数据输入磁带或直接传输到计算机工作站；③靶点坐标计算，各种立体定向仪的靶点计算方法不尽相同，可以用 MRI 或 CT 直接计算，但较烦琐，可采用先进的手术计划系统，更加准确、直观和快速；④微电极记录和电刺激，微电极技术可以直接记录单个细胞的电活动，可以根据神经元的放电类型，提供良好的丘脑核团生理学分析基础。

一般认为，丘脑内治疗震颤有效的部位是：①聚集着自发放电频率与震颤频率一致的神经元（震颤细胞）；②电极通过时，机械的损伤或小的电流刺激能够抑制震颤。试验性的靶点位置位于生理学资料确定的 Vim 核。由于 Vim 核被认为是运动觉的中继核，Vim 核高频刺激引起对侧肢体的感觉异常。刺激 Vim 核还可引起对侧肢体的运动幻觉，如果电极针位置太低，也可引起其他特殊感觉，如眩晕、晕厥或恐惧等。判断电极针是否位于正确的另一参数是震颤的反应，在 Vim 核内低频刺激（2 Hz）方可引起震颤加重，而高频刺激则可使震颤减轻，如果高频刺激在 1 ~ 4 V 电压范围内使震颤减轻，则表明电极针位置良好。在 Vim 核内存在由内到外的体表部位代表区，最靠内侧为口面部代表区，最外侧即靠近内囊部位是下肢代表区，中部为上肢代表区。靶点位置应与震颤最明显的肢体部位代表区相对应，因此上肢震颤时位置应稍偏内，下肢震颤时偏外，靠近内囊。

3）麻醉、体位和手术入路：患者仰卧位于手术床上，头部的高低以患者舒适为准，固定头架，常规消毒头部皮肤，铺无菌单；头皮切口位于冠状缝前中线旁开 2.5 ~ 3 cm，直切口长约 3 cm，局部 1% 利多卡因浸润麻醉，切开头皮，用乳突牵开器牵开；颅骨钻孔、电灼硬脑膜表面后，"十"字剪开，电灼脑表面，形成约 2 mm 软膜缺损；再用脑穿针试穿，确定无阻力，以使电极探针能顺利通过，将立体定向头架坐标调整至靶点坐标后，安装导向装置。

4）靶点毁损：核对靶点位置后，先对靶点进行可逆性的毁损，射频针直径为 1.1 mm 或 1.8 mm，长度为 2 mm，加热至 45 ℃，持续 60 秒，此时要密切观察对侧肢体震颤是否减轻，有无意识、运动、感觉及言语障碍。若患者症状明显改善，而又未出现神经功能障碍，则进行永久性毁损，一般温度为60 ~ 85 ℃，时间 60 ~ 80 秒，超过上述温度和时间，毁损灶也不会增大。毁损从最下方开始，逐渐退针，根据丘脑的大小，可毁损 4 ~ 6 个点，毁损期间仍要密切注意患者肢体活动、感觉及言语情况，一旦出现损害症状，立即终止加热。毁损完毕后，缓慢拔除射频针，冲洗净术野，分层缝合皮肤。

5）术后处理：手术结束后，在手术室内观察 30 分钟，若无异常情况，将患者直接送回病房。最初24 ~ 72 小时内，继续进行心电监护及血压监测，并观察患者瞳孔、意识及肢体活动情况，直至病情稳定为止。应将血压控制在正常范围，以防颅内出血。患者可取侧卧位或仰卧位，无呕吐反应者可取头高位。手术当日即可进食，有呕吐者暂禁食。切口 5 ~ 7 日拆线，患者一般术后 7 ~ 10 日出院。

6）术后是否服药应根据具体情况，若手术效果满意，患者本人认为不用服药已经可达到满意效果，即使另一侧仍有轻微症状，也可不服药或小剂量服用非多巴胺类制剂。当然，如果另一侧症状仍很明显，严重影响患者生活，则需继续服用抗帕金森病药物，其服药原则是以最小剂量达到最佳效果。

（5）手术疗效：丘脑毁损术能改善对侧肢体震颤，在一定程度上改善肌强直。而对运动迟缓、姿势平衡障碍、同侧肢体震颤无改善作用。各文献报道震颤消失的发生率在45.8% ~ 92.0%，41.0% ~ 92.0%患者的肌强直得以改善。

（6）手术并发症：①运动障碍，运动障碍多为暂时性，但少数可长期存在；偏瘫发生率约4%，平衡障碍约13%，异动症发生率 1% ~ 3%；多因定位误差、血管损伤、血栓和水肿等累及邻近结构所致；②言语障碍，术后发生率为 8% ~ 13%；言语障碍表现为音量减小、构音障碍和失语症 3 种形式，多见于双侧手术与主侧半球单侧手术患者。言语功能障碍的发生与否，与术前言语功能无关，多为暂时性，常于数周后自行改善或消失；但部分患者长期遗留有命名困难、持续言语症、言语错乱等；③精神障碍，发生率为 7% ~ 8%；④脑内出血可因穿刺时直接损伤血管或损毁灶局部出血，CT 检查可及时确诊得到相应处理。

2. 苍白球毁损术

（1）手术原理：在 PD 患者，由于黑质致密部多巴胺能神经元变性，多巴胺缺乏使壳核神经元所受到的正常抑制减弱，引起壳核投射于外侧苍白球（GPe）的抑制性冲动过度增强，从而使 GPe 对丘脑底核（STN）的抑制减弱，引起 STN 及其纤维投射靶点内侧苍白球（GPi）的过度兴奋。STN 和 GPi 的过度兴奋被认为是 PD 的重要生理学特征，这已被 1-甲基-4-苯基-1，2，3，6-四氢吡啶（MPTP）所致猴 PD 模型上的微电极记录和 2-脱氧葡萄糖摄取等代谢研究所证实，在 PD 患者也发现了类似的生理学和代谢改变。GPi 过度兴奋的结果是通过其投射纤维使腹外侧丘脑受到过度抑制，从而减弱丘脑大脑皮质通路的活动，引起PD 症状。一般认为 GPi 电刺激术同苍白球毁损术的作用原理一样。也是通过减弱内侧苍白球的过度兴奋或阻断到达腹外侧丘脑的抑制性冲动而实现抗 PD 作用的。

（2）手术适应证和禁忌证。

1）手术适应证：①原发性帕金森病至少患有下列 4 个主要症状中的 2 个，静止性震颤、运动迟缓、齿轮样肌张力增高和姿势平衡障碍（其中之一必须是静止性震颤或运动迟缓）；没有小脑和锥体系损害体征，并排除继发性帕金森综合征；②患者经过全面和完整的药物治疗，对左旋多巴治疗有明确疗效，但目前疗效明显减退，并出现症状波动（剂末和开关现象）和（或）运动障碍等不良反应；③患者生活独立能力明显减退，病情为中或重度；④无明显痴呆和精神症状，CT 和 MRI 检查没有明显脑萎缩；⑤以运动迟缓和肌强直为主要症状。

2）手术禁忌证：①非典型的帕金森病或帕金森综合征；②有明显的精神和（或）智力障碍；③有明显的直立性低血压或不能控制的高血压；④CT 或 MRI 检查发现有严重脑萎缩，特别是豆状核萎缩，脑积水或局部性脑病变者；⑤近半年内用过多巴胺受体阻滞剂；⑥伴有帕金森病叠加症状如进行性核上性麻痹及多系统萎缩；⑦进展型帕金森病迅速恶化者；⑧药物能很好控制症状者。

（3）术前准备和评价：患者要进行全面的术前检查，所有患者术前应进行 UPDRS 评分、Schwab 和 England 评分、Hoehn-Yahr 分级，还应对患者进行心理学测试、眼科学检查，术前常规进行 MRI 检查，以排除其他异常。术前 12 小时停用抗帕金森病药物，以便使患者的症状能在手术中表现出来，术前至少 2 周停用阿司匹林及非激素类抗炎药物。全身体检注意有无心血管疾病，常规行血尿常规、心电图、胸部 X 线等检查。长期卧床及行动困难的患者，应扶助下床活动，进行力所能及的训练，以增强心功能。高血压患者应用降压药物，使血压降至正常范围。如果患者精神紧张，手术前晚应用适量镇静药物。

（4）手术步骤。

1）靶点选择和定位：由于 GPi 位于视盘后缘水平、视束外侧的上方，为了精确的计算靶点，MRI 检查要清楚地显示视束。为使 MRI 能够很好地显示基底核的结构，可将 GPe 和 GPi 分别开来。在轴位像上，GPi 通常占据 1 个矩形的前外侧的三角部分，这个矩形的范围是中线旁开 10～20 mm，在前后位像上 GPi 从前连合一直延伸到前连合后 10 mm。GPi 的靶点坐标是 AC-PC 中点前方 2～3 mm，AC-PC 线下方 4～6 mm，第三脑室正中线旁开 17～23 mm。

2）微电极记录和微刺激：对于基底核的功能定位是一种重要手段。通过记录和分析单细胞放电特征、主被动关节运动和光刺激对细胞放电影响以及电刺激诱发的肢体运动和感觉反应，可以确定电极与苍白球各结构及与其相邻的视束和内囊的关系及其准确部位。微电极记录通常在预定靶点 GPi 上方 20～25 mm 就开始，根据神经元的不同放电形式和频率，可以确定不同的神经核团和结构（如内、外侧苍白球）。根据由外周刺激和自主运动所引起的电活动，可以确定 GPi 感觉运动区的分布，也可以确定靶点所在区域神经元活动最异常的部位。微电极还可以被用于微刺激以确定视束和内囊的位置。应用微电极和微刺激在不同部位（内、外侧苍白球，视束，内囊）可记录到特征性电活动，通过微刺激所诱发的视觉反应（如闪光、各种色彩的亮点）和记录的闪光刺激诱发的电活动，可以确定视束的位置；微刺激所引起的强直性收缩、感觉异常等表现则可用于内囊的定位。

3）体位、麻醉与入路：基本同丘脑毁损术，头皮切口应为中线旁开 3～3.5 cm。

4）靶点毁损：基本同丘脑毁损术。

5）术后处理：术后处理同脑深部电刺激术。

（5）手术疗效：苍白球毁损术对帕金森病的主要症状都有明显改善作用，对运动迟缓效果好，对药物无效或"关"期的症状效果明显，对药物引起的症状波动和运动障碍也有很好的效果，对步态障碍也有作用。苍白球毁损术能够改善帕金森病患者的生活质量，提高其生命活力和社会功能，而又不引起明显的认知和精神障碍。

（6）手术并发症：研究表明，苍白球毁损术是一种死亡率和致残率较低的相对比较安全的手术。苍白球毁损术有可能损伤视束及内囊，因为这些结构就在苍白球最佳毁损位点附近，发生率为 3% ~ 6%。苍白球毁损术急性并发症包括出血、癫痫、视觉障碍、术后语言困难或构音障碍、意识模糊、感觉丧失、偏瘫、认知障碍等；远期并发症很难预测，需定期随访和仔细询问。

3. 脑深部电刺激术

（1）手术原理。

1）丘脑腹中间核电刺激术：由于丘脑毁损术作用于 Vim 能减轻震颤，因而有学者认为 DBS 可能是通过使受刺激部位失活发挥作用，而这种失活可能是通过一种去极化阻滞的机制而发生的。此外，DBS 可能激活神经元，但这种激活可能通过抑制或改善节律性神经元活动来阻滞震颤性活动。

2）内侧苍白球电刺激术：GPi 电刺激术治疗帕金森病的机制可能与丘脑电刺激术类似。GPi 电刺激术引起的帕金森病运动症状的改善，很可能是由于 GPi 输出减少引起的。而 GPi 输出的减少是通过去极化阻滞直接抑制（或阻滞）神经元活动，或者是激活对 GPi 神经元有抑制作用的其他环路（即逆行激活）而产生的。

3）丘脑底核电刺激术：与 GPi 电刺激术类似，STN 电刺激术对帕金森病的治疗作用也有几种可能的机制，包括①电刺激直接使 STN 失活；②改变 GPi 的神经元活动来激活 STN，这种改变可能是降低，也可能是阻滞其传导或使其活动模式趋于正常化；③逆行激动 GPe，从而抑制 STN 及（或）丘脑的网状神经元，并最终导致丘脑神经元活动的正常化。

（2）电刺激装置与手术方法。

1）脑深部电刺激装置的组成：①脉冲发生器（IPG），它是刺激治疗的电源；②刺激电极由 4 根绝缘导线统成一股线圈，有 4 个铝合金的电极点，每个电极长 1.2 mm，间隔 0.5 mm；③延伸导线连接刺激电极和脉冲发生器；④程控仪和刺激开关（磁铁）。

2）手术方法：①局部麻醉下安装头架；②CT 或 MRI 扫描确定靶点坐标；③颅骨钻孔，安装导向装置；④微电极进行电生理记录及试验刺激，进行靶点功能定位；⑤植入刺激电极并测试，然后固定电极。⑥影像学核实电极位置；⑦锁骨下方植入脉冲发生器并连接刺激电极。

3）刺激参数的设置：DBS 的刺激参数包括电极的选择，电压幅度、频率及宽度，常用的刺激参数一般为，幅度 1 ~ 3 V，频率 135 ~ 185 Hz，脉宽 60 ~ 90 μs。医生可以根据患者需要自行调节，以获得最佳治疗效果而无不良反应或不良反应可耐受。可以 24 小时连续刺激，也可以夜间关机。

（3）脑深部电刺激术的优点：①高频刺激只引起刺激电极周围和较小范围（2 ~ 3 mm）内神经结构的失活，创伤性更小；②可以进行双侧手术，而少有严重及永久性并发症；③通过参数调整可以达到最佳治疗效果，并长期有效，即使有不良反应，也可通过调整刺激参数使之最小化；④DBS 手术具有可逆性、非破坏性；⑤为患者保留新的治疗方法的机会。

（4）脑深部电刺激术的并发症：①设备并发症，发生率为 12%，其中较轻微的并发症占了一半以上；感染的发生率仅1%，而且仅在手术早期出现；②手术本身的并发症，与毁损手术并发症类似，但发生率低于毁损手术；③治疗的不良反应，包括感觉异常、头晕等，多较轻微且能为患者接受。

（5）脑深部电刺激术的应用。

1）Vim慢性电刺激术。

a. 患者选择：以震颤为主的帕金森患者是Vim慢性电刺激术较好的适应证，双侧或单侧DBS手术都有良好的效果，但Vim慢性电刺激术对帕金森综合征患者的运动不能、僵直、姿势和步态障碍等症状是无效的。对一侧行毁损手术的患者，需要进行第2次另一侧手术以控制震颤，也是慢性电刺激术一个较好的适应证。

b. 术前准备：同丘脑毁损术。

c. 手术步骤：Vim慢性电刺激术的靶点选择和定位程序与丘脑毁损术是完全一致的，只是在手术的最后阶段，当靶点已经确定并进行合理验证之后，采用了另外2种不同的技术。Vim慢性电刺激术的手术程序可以分为4个步骤：①影像学解剖定位；②微电极记录和刺激；③电极植入并固定；④脉冲发生器的植入。

d. 靶点选择：同丘脑毁损术一样，进行丘脑刺激术时其刺激电极置于丘脑Vim，其最初解剖靶点位置为AC-PC平面、AC-PC线中点后方4~5 mm，中线旁开11~15 mm。由于丘脑的解剖位置中存在个体差异，手术过程中还需对靶点进行生理学定位。

e. 靶点定位：同丘脑毁损术。

f. DBS电极植入：将一个经过特殊设计的C形塑料环嵌入骨孔，这个C形环上有一个槽，可以卡住DBS电极，并可用一个塑料帽将电极固定在原位。将一个带针芯的套管插入到靶点上10 mm处，套管的内径略大于DBS电极针。拔出针芯，将电极针通过套管内插入，经过丘脑的脑实质推进剩余的靶点上10 mm到达靶点。用一个电极固定装置，用于当拔出套管时将DBS电极固定在原位，保证DBS电极不移位。去除套管后，电极嵌入骨孔环上的槽内，用塑料帽将电极固定在原位。在这一阶段，电极针通过一个延伸导线连接在一个手持式的脉冲发生器上，并进行刺激，以测试治疗效果和不良反应。在许多情况下，由于植入电极时对靶点的微小的机械性损伤，有时出现微毁损效应，即患者的症状减轻或消失，这说明靶点定位准确。如果在一个很低的阈值出现不良反应，应该将电极重新调整到一个更加适当的位置。当保证电极位于满意的位置时，将DBS电极连接在一个经皮导线上，待术后调试，也可直接进行脉冲发生器的植入。

g. 脉冲发生器的植入：常用的脉冲发生器是埋入式的，可程控的，配有锂电池，可以发送信号维持几年。其植入的程序类似于脑室腹腔分流，患者全身麻醉，消毒头皮、颈部及上胸部皮肤，术前给予静脉应用抗生素，患者取仰卧位，头偏向对侧，在锁骨下3 cm处做一长6 cm的水平切口。在锁骨下切口与头皮之间做一皮下隧道，将电极线从锁骨下切口经皮下隧道送到皮下切口。电极线用4个螺钉与脉冲发生器相连并固定，在头皮切口处将DBS电极与电极线相连，缝合切口。

h. 手术并发症：DBS治疗震颤的并发症主要有3类：①与手术过程有关的并发症；②与DBS装置有关的并发症；③与DBS刺激有关的并发症。立体定向手术导致的颅内出血发生率仅为1%~2%。与DBS装置有关的并发症是机器失灵、电极断裂、皮肤溃烂及感染，这些并发症并不常见，发生率为1%~2%。与Vim刺激有关的并发症有感觉异常、头痛、平衡失调、对侧肢体轻瘫、步态障碍、构音不良、音调过低、局部疼痛等。需注意的是，这些并发症是可逆的，而且症状不重。如果刺激强度能良好地控制震颤，这些并发症也是可以接受的。实际上，Vim 慢性电刺激术的不良反应本质上与丘脑毁损术的并发症相似，二者最大的区别是由 DBS 引起的不良反应是可逆的，而丘脑毁损术的不良反应是不可逆的。

i. 手术效果：与丘脑毁损术相比，DBS 的优点是其作用是可逆性的。治疗震颤所用电刺激引起的任何作用，可以通过减少、改变或停止刺激来控制。DBS 另一个重要特征是可调整性，完全可以通过调整刺激参数使之与患者的症状和体征相适应。因此，DBS 技术的应用为药物难以控制震颤的手术治疗提供了新的手段。

Vim 刺激的效果已得到充分的证实，对帕金森病患者，控制震颤是 Vim 刺激能够明显得到缓解的症状。治疗震颤最佳的刺激频率是 100 Hz 以上，抑制震颤的刺激强度为 1~3 V。临床研究显示，Vim 刺激使 86% 的帕金森病患者震颤在术后 3 个月消失或偶尔出现轻微的震颤；6 个月时帕金森病患者震颤控制为 83%。Benabid 对 80 例 PD 患者行 118 例（侧）电极植入，随访 6 个月至 8 年，震颤的完全和近完全缓解率为 88%。

2）GPi 电刺激术：靶点选择和定位同苍白球毁损术。GPi 位于 AC-PC 中点前 2~3 mm，AC-PC 平面下方 5~6 mm，中线旁开 17~21 mm 处。研究发现，STN 活动的增强及其导致的 GPi 活动增强在帕金森病中起重要的作用。应用苍白球毁损术对运动不能及僵直进行的有效治疗中得到证实，一组 117 例患者综合分析显示，UPDRS 运动评分改善率为 29%~50%。Laitinen 统计苍白球毁损术的并发症发生率为 14%，主要有偏瘫、失用、构音困难、偏盲等。双侧苍白球毁损术更易致严重不良反应及并发症，而应用微电极记录及刺激术可使这些并发症的发生率略有下降。用双侧 GPi 刺激术治疗左旋多巴引起的运动障碍或开关运动症状波动时，所有患者的运动障碍都有改善。因此，GPi 刺激术为双侧苍白球毁损术的一种替代治疗，但 GPi 刺激术后患者抗帕金森药物用量无明显减少。

3）STN 电刺激术：靶点参数为 AC-PC 中点下方 2~7 mm，中线旁开 12~13 mm，但因为 STN 为豆状，体积小（直径约为 8 mm），而且周围没有标志性结构，故难以将刺激电极准确植入 STN。

Benabid 等对有严重僵直及运动迟缓的患者进行 STN 刺激术证实，包括步态紊乱的所有 PD 特征性症状均有明显效果。一组 58 例病例综合分析显示，在双侧刺激下，UPDRS 运动评分改善率为 42%~62%，单侧者为 37%~44%。双侧 STN 刺激还可缓解 PD 患者书写功能障碍，一般认为 STN 是治疗 PD 的首选靶点。

STN 电刺激术较少有严重的不良反应。年老及晚期的帕金森病患者术后可能有一段意识模糊期，偶尔也伴有幻觉，时间从 3 周到 2 个月不等。近年来，STN 刺激术已被用于临床，与丘脑电刺激术及苍白球电刺激术相比，STN 刺激术更能对帕金森病的所有症状都起作用，还可以显著减少抗帕金森药物的用量，并且其治疗效果比 GPi 电刺激术更理想，STN 电刺激术主要适应证是开关现象，也能完全控制震颤。

总之，应用 DBS 治疗帕金森病，应根据需治疗的症状选择靶点。DBS 仅仅是在功能上阻滞了某些产生特殊帕金森病症状中发挥重要作用的靶点，但由于它具有疗效好、可逆性、永久性创伤轻微、适于个人需要、能改变用药等优点，DBS 正成为立体定向毁损手术的替代治疗方法。

（赵　颖）

第七章

神经认知障碍

与 1994 年出版《精神障碍诊断与统计手册》（第四版）（DSM-Ⅳ）相比，2013 年出版《精神障碍诊断与统计手册》（第五版）（DSM-Ⅴ）变化较大。DSM-Ⅳ中排在儿童青少年精神障碍之后的"谵妄、痴呆，以及遗忘和其他认知障碍"一章，在 DSM-Ⅴ中演变为"神经认知障碍"。DSM-Ⅴ的更名有其特殊考虑。第一，是为了与神经内科等其他临床学科的术语接轨，因为这一章的很多疾病是需要与其他学科共管的，术语上最好一致；第二，摈弃"痴呆"这一名词，是因为痴呆往往给人以智力严重损害的印象，而且对象一定是老年人；但临床实践中，就痴呆这一临床状态而言，智力损害程度可以从极轻到极重，年龄分布也不仅仅局限于老年人群体；第三，引入了"轻度神经认知障碍"这一诊断类别，反映了近些年来在以认知损害为主要临床表现的大脑疾病研究最新进展。以往这一临床状况常常被看作是"前驱期"或正常到疾病的"过渡状态"，而如今，正式明确了其诊断地位。这对下一步的治疗、照料和研究奠定了基础。

在本章的撰写中，考虑到临床诊疗的方便和与上一版内容的延续性，除谵妄外，我们依然采取了传统的按病因学分类的原则，将临床上常见的神经精神疾病在每一节中论述。

第一节　谵妄

一、概述

谵妄又称急性脑病综合征，为一种意识异常状态，一般特征认知功能普遍受损，尤其是注意力和定向力受损，通常有知觉、思维、记忆、精神运动、情绪和睡眠觉醒周期的功能紊乱。大多急性起病（数小时或数日），波动性病程（一日之中病情可有波动），通常夜间恶化。

谵妄的流行病学研究因不同人群、不同疾病来源和处于疾病不同阶段以及诊断评估方法的灵敏度和特异度不同结果差异很大，目前发病率和患病率研究多来源于老年人和综合医院患者。Fann 等对大多数前瞻性研究回顾发现，被送到医院治疗的患者中谵妄的发病率为 3% ~ 42%，患病率为 5% ~ 44%。随年龄的增加，谵妄的发病率和患病率呈上升趋势。高桥等报道谵妄患病率按年龄区分为 20 ~ 29 岁 1.8%，30 ~ 39 岁 1.4%，40 ~ 49 岁 2.7%，50 岁以上为 10.7%。Folstein 等在社区流行病学研究中发现，18 岁以上人口谵妄的患病率为 0.4%，55 岁以上人口谵妄的患病率为 1.1%，85 岁以上人口谵妄的患病率为 13.6%。谵妄在躯体疾病的老年患者中患病率是很高的。一般住院患者为 11% ~16%，髋关节术后患者为 4% ~53%，老年病房住院患者为 16% ~50%，养老机构中可达 60% 以上，重症监护室（ICU）中 >65 岁伴内科疾病或手术后患者为 70% ~87%，临终前患者可达 83%。

谵妄出现在躯体疾病的急性期或病情严重时，有时可以作为疾病恶化的指征之一。住院治疗期间死亡率占 22% ~76%，3 ~6 个月死亡率 20% ~30%，1 年死亡率高达 50%。在校正了年龄、性别、躯体疾病严重度等影响因素后，谵妄显著增加死亡风险。术后伴有谵妄的老年患者出院 30 日后仍有较显著的认知功能损害。谵妄中症状不能完全缓解的相关因素为既往存在认知损害，纵向研究也发现谵妄症状的持续和进展更多归因于潜在的痴呆，痴呆与谵妄的共病也很常见，痴呆患者中谵妄的发生率是非痴呆患者的 2.5 ~3 倍。

总之，谵妄可发生于任何年龄，常见于老年患者和伴有严重躯体疾病的患者，谵妄可能带来较高的死亡率、住院时间延长、医疗消耗增加以及更加持续严重的认知功能损害。

二、病因和发病机制

谵妄是在非特异性病因作用下出现了脑功能活动紊乱，多因素综合作用构成谵妄的病因学基础，目前较为公认的是"应激—易感模型"，认为谵妄的发生涉及来自患者自身易感因素和外界促发因素的相互作用。在一种或多种易感因素存在的情况下，大脑储备下降，功能减弱。如果有促发因素影响大脑内环境，导致脑内神经递质、神经内分泌和神经免疫水平的急性变化就可能引起谵妄。患者易感性低时，即使明显暴露于促发因素中也很难发生谵妄，反之，患者易感性高时，促发因素很微弱谵妄也会出现。

谵妄的易感因素包括高龄、认知功能损害、严重躯体疾病或脏器功能失代偿（如感染、心力衰竭、癌症、脑血管病）、抑郁症、视听障碍、营养不良、水电解质失衡、药物/酒精依赖等。也有研究提出 Apo E 基因多态性与谵妄发生有关，但研究结果并不一致。谵妄的促发因素包括手术、外伤、严重生活事件、疲劳、睡眠不足、外界刺激过少或过多、环境恐怖陌生单调等，在痴呆患者中单纯环境因素也会成为促发谵妄的因素如更换住所或照料者改变等。药物也是影响谵妄发生的重要因素，如镇痛药、抗生素、抗胆碱能药、抗惊厥药、抗帕金森药、镇静催眠药、抗精神病药、抗抑郁药、中枢兴奋剂、皮质醇激素、抗肿瘤药等。

谵妄的发病机制假说包括神经递质改变、中毒、应激、信息输入障碍等。有较多证据支持的是胆碱能低下—多巴胺能过度活动假说，该假说支持多种病理生理因素转化为神经环路的功能活动异常，引发一系列临床症状。具有抗胆碱能活性的药物可以导致谵妄，缺氧、维生素 B 族缺乏、电解质紊乱、低血糖等都可以影响氧化代谢过程使乙酰胆碱合成减少，与年龄相关的胆碱功能降低也会增加患谵妄的可能性，多巴胺的过度活动，γ-氨基丁酸（GABA）和 5-羟色胺（5-HT）的水平变化也与谵妄发生有关。其他病理机制可能直接或间接地影响脑功能改变，如脓毒血症可能会产生神经炎性反应症，可以导致小胶质细胞活化以及神经元损伤，内皮细胞损伤又会破坏血脑屏障等。

三、临床表现

尽管谵妄病理生理学差异很大，但现象学表达却类似，目前对谵妄症状特征的认识更倾向于谵妄是在注意障碍和意识改变基础上的广泛认知过程受损。

1. 注意和意识障碍

注意和意识障碍是谵妄的核心症状，患者对环境的感知清晰度下降，可以从轻度浑浊到浅昏迷状态，注意的指向、集中、维持、转换困难，检查时可以发现患者有注意涣散或注意唤起困难，数字广度测验、划销测验等注意测查明显受损。

2. 记忆损害

累及短时和长期记忆，可因谵妄程度不同有差异，一般即刻和短时记忆与注意损害关系更为密切。

3. 定向障碍

患者不能辨识周围环境、人物甚至自我。轻度谵妄时，时间、地点定向损害较人物和自我定向损害更突出。

4. 语言障碍

语言障碍包括命名性失语、言语错乱、理解力受损、书写和找词困难等，极端病例中出现言语流畅性困难，言语不连贯。

5. 思维过程异常

从接触性离题、病理性赘述到思维破裂不等。

6. 睡眠觉醒周期紊乱

非常常见，可以从白天打盹和夜间紊乱到 24 小时睡眠觉醒周期的瓦解。

7. 运动异常

可以表现为活动减少或明显的紊乱性兴奋。

8. 感知觉障碍

可有大量的、生动逼真的、鲜明的、形象性的错觉及幻觉，以视觉障碍为主，患者有恐惧、紧张、兴奋、冲动等反应。少数患者错觉及幻觉不明显。

9. 妄想

被害妄想是谵妄中最常见的妄想类型，相对不系统，呈片段性多变，可与幻觉等有关联。

10. 情感改变

情绪稳定性差，可以有焦虑、淡漠、愤怒、烦躁不安、恐惧等多种情绪反应，情绪转换没有明显关联性，不能自控。

谵妄可以分为 3 种精神活动类型：高活动型、低活动型和混合型，可能与病因、治疗和结局有关。高活动型通常活动水平增高，丧失对行为的控制，警觉性增高，言语量多，幻觉妄想多见，一般死亡率较低、痊愈率较高。低活动型容易被忽视，通常活动水平降低，反应迟缓、淡漠，言语少，嗜睡较多，与组织缺氧等代谢紊乱病因有关，预后较差。混合型有以上两种类型交替或混合表现。

四、诊断和鉴别诊断

谵妄的诊断是结合病史特点、躯体检查、精神检查及相关辅助检查首先明确谵妄综合征诊断，进一步找寻可能的诱发和促发因素，形成病因学诊断。

1. ICD-10 标准的诊断要点

（1）意识模糊，即对环境的感知清晰度下降，伴有集中、保持或转移注意的能力减退。

（2）认知紊乱，表现为以下 2 项。

1）即刻回忆和近期记忆损害，远期记忆相对完整。

2）时间、地点或人物定向障碍。

（3）至少存在下列精神运动性障碍中的 1 项。

1）迅速、不可预知地从活动减少转变到活动过多。

2）反应时间延长。

3）语流增加或减少。

4）惊跳反应增强。

（4）睡眠或睡眠觉醒周期障碍，至少表现出下列中的 1 项。

1）失眠（严重时睡眠可完全缺失，白天可出现也可不出现瞌睡），或睡眠觉醒周期颠倒。

2）症状在夜间加重。

3）令人苦恼的梦和梦魇，可延续为觉醒后的幻觉和错觉。

（5）症状发生急，并有昼夜波动。

（6）病史、躯体和神经系统检查或实验室检查的客观依据，说明存在大脑或全身性疾病（与精神活性物质无关），并推断它与（1）～（4）各项的临床表现有关。

2. DSM-Ⅴ诊断标准的诊断要点

（1）注意（即指向、聚焦、维持和转移注意的能力减弱）和意识（对环境的定向减弱）障碍。

（2）该障碍在较短的时间内发生（通常为数小时到数日）。表现为与基线注意和意识相比的变化，以及在一日的病程中严重程度的波动。

（3）额外的认知障碍（如记忆力缺损，定向不良，语言、视空间能力或知觉障碍）。

（4）诊断标准（1）和（3）中的障碍不能用其他先前存在的、已经确立的或正在进行的神经认知障碍，也不出现在觉醒水平严重减低的背景下，如昏迷。

（5）病史、躯体检查或实验室检查发现的证据表明，该障碍是其他躯体疾病，物质中毒或戒断（即由于滥用毒品或药物），或接触毒素，或多种病因的直接的生理性结果。

常用的谵妄评估工具包括：意识模糊评定法（CAM）广泛用于综合医院筛查诊断谵妄，它的拓展版本（CAM-ICU）用于重症监护室谵妄的评定；1998 年修订版谵妄评估量表（DRS-R-98）包含了语言、思维过程、运动性激越、运动型迟滞以及 5 个认知领域评估，既能澄清诊断又能评估症状严重性，是一个信效度都较好的用于谵妄全面症状评估的量表。除此之外，谵妄的评估还涉及认知功能的评定。

脑电图是谵妄诊断和鉴别中重要的辅助检查手段，谵妄的脑电图特点为优势节律变慢或缺失，θ 或 δ 波弥散，背景节律结构差以及睁闭眼反应消失等。谵妄伴有明显幻觉妄想、言语行为紊乱及情感紊乱，需要与精神分裂症和伴有精神病性症状的情感障碍鉴别；谵妄表现为明显的认知功能损害，需要与阿尔茨海默病和其他类型的痴呆鉴别；谵妄起病急，并有恐惧紧张等情绪反应以及意识状态改变，需要与急性应激反应鉴别。

五、治疗和预防

谵妄的处理是一个整体过程，涉及针对病因学的处理、精神症状治疗以及危险因素控制等多个方面，治疗措施包括非药物和药物干预。

1. 预防策略

这是一个跨学科团队的整体干预过程，采取定向指导、治疗认知损害、减少精神药物使用、增加活动、促进睡眠、保持营养以及水电平衡、提供视觉听觉辅助等措施，控制谵妄危险因素。围手术期评估及术后右美托咪定替代苯二氮䓬类药物和阿片类镇痛药也可减少谵妄发生率。建立老年健康咨询，有针对性的健康教育也会减少伴有躯体疾病老年患者谵妄的发生以及改善谵妄造成的功能损害。

2. 对因治疗

病因治疗是谵妄的根本性治疗措施。积极找寻素质性和诱发因素，针对这些因素采取处理措施非常重要，如电解质紊乱的纠正，感染性疾病的感染控制，药源性谵妄的药物减停，中毒时的解毒处理等。同时还要积极加强支持治疗，并防止新的诱发因素出现。如果谵妄状态与心理社会因素有关，应去除心理及环境等因素，加强心理干预。

3. 对症治疗

对行为紊乱突出的活动增多型谵妄患者可应用抗精神病药物改善谵妄症状。氟哌啶醇是治疗谵妄最常用的药物，其多巴胺阻滞作用可较好控制谵妄的行为情感和精神病性症状，用量为 1.5～10 mg。第二代抗精神病药物也用于谵妄的治疗，但氯氮平因其较强的抗胆碱能作用不推荐使用。苯二氮䓬类药物一般只用于酒精和镇静催眠药戒断所致的谵妄。活动减低型谵妄的治疗以病因和支持治疗为主，以往有研究推荐甲氯芬酯，研究证据尚不充分。

4. 照料和看护

尽量保持患者及其周围环境安全，环境刺激最优化以及减少感觉障碍的不良影响，运用定向技术、给予情感支持、减少和防范伤害行为等都有助于谵妄的恢复。在治疗谵妄状态的同时，要向家属解释病情及性质、危险等，使家属能保持镇静情绪，防止悲观、绝望，并坚持较长期地照顾患者，特别是注意患者的安全，防止发生意外，鼓励患者在短暂的意识清醒期间进行适当的交流等。

六、预后

谵妄是急性脑病综合征，但并不意味所有患者都能完全康复，其转归与患者的基础健康状况等相关。预后与转归包括以下几种。

（1）短期内完全康复。

（2）意识障碍加重，进展为浅昏迷或昏迷并发其他疾病，甚至脏器功能衰竭死亡，谵妄引起的死亡率较高。

（3）一过性认知、情感、行为障碍逐渐恢复，老年期谵妄持续时间可达数周至数月。

（4）进展为慢性脑病综合征，残留认知损害及人格改变等器质性损害症状。

（5）合并出现功能性精神疾病，包括精神分裂症、情感障碍、创伤后应激障碍等，这种情况较为少见。

（孙英晶）

第二节　阿尔茨海默病

阿尔茨海默病（Alzheimer's disease，AD）是一种起病隐袭、进行性发展的慢性神经退行性疾病，临床上以记忆障碍、失语、失用、失认、执行功能等认知障碍为特征，同时伴有精神行为异常和社会生活功能减退。1906 年德国神经精神病学家 Alzheimer 报告了首例患者，大脑病理解剖时发现了该病的特征性病理变化即老年斑、神经原纤维缠结和神经元脱失。AD 曾被称为早老性痴呆和老年性痴呆，现一般将 65 岁以前发病者称早发型，65 岁以后发病者称晚发型；有家族发病倾向的称家族性 AD（FAD），无家族发病倾向的称散发性AD。符合临床诊断标准的 AD 病程多在 10 年左右。

一、流行病学特点

1. 患病率与发病率

阿尔茨海默病是一种常见的老年病。国内外的患病率研究有一些差异，大部分研究报道的结果为，65 岁以上的老年人中 AD 的患病率为 2%～5%；女性 AD 的患病率高于男性，女性为男性的 1～2 倍；患病率随年龄增加而增加。少数研究者进行了痴呆的发病率研究，我国张明园等报道了上海社区老人中痴呆的年发病率分别为：65 岁及以上者为 1.15%，70 岁及以上者为 1.54%，75 岁及以上者为 2.59%，80 岁及以上者为 3.54%，85 岁及以上者为 3.23%。

2. 危险因素

年龄与 AD 患病显著相关，年龄越大患病率越高。60 岁以上的老年人群，每增加 5 岁患病率约增加 1 倍。女性患者约为男性患者的 2 倍。AD 与遗传有关是比较肯定的，大部分流行病学研究都提示，痴呆家族史是 AD 的危险因素。载脂蛋白 E（apolipoprotein E，Apo E）等位基因 ε4 是 AD 的重要危险因素。Apo Eε4 等位基因在尸解证实的 AD 患者中的频率为 40% 左右，而在正常对照人群中约为 16%。脑外伤作为 AD 危险因素已有较多报道，严重脑外伤可能是某些 AD 的病因之一。有甲状腺功能减退史者，患 AD 的相对危险度高。抑郁症史，特别是老年期首发抑郁症是 AD 的危险因素。低教育水平与 AD 的患病率增高有关，可能的解释是早年的教育训练促进了皮质突触的发育，使突触数量增加和"脑储备"增加，因而减低痴呆发生的风险。

二、病因和发病机制

AD 为多病因复杂疾病，其发病机制尚未完全阐明。多年来，AD 的病因和发病机制研究取得了许多进展，下面分别介绍几种主要的病因与发病机制理论。

1. 遗传

3 个常染色体显性遗传基因的突变可引起家族性 AD。21 号染色体的淀粉样前体蛋白（APP）基因突变导致 β 淀粉样蛋白（Aβ）产生和老年斑形成，另外 2 个是早老蛋白 1 和早老蛋白 2 基因（PS1、PS2）。PS1 位于 14 号染色体，PS2 位于 1 号染色体。在家族性 AD 患者中检测到上述 3 个基因突变的概率低于 10%，在散发性 AD 患者中检测到上述 3 个基因突变的概率低于 1‰。载脂蛋白 E 基因是 AD 的重要危险基因。Apo E 基因定位于 19 号染色体，编码的 Apo E 是一种与脂质转运有关的蛋白质。在大脑中，Apo E 是由星形细胞产生，在脑组织局部脂质的转运中起重要作用，与神经元损伤和变性后，髓鞘磷脂的代谢和修复密切相关。Apo E 有 3 种常见亚型，即 E2、E3 和 E4，分别由 3 种复等位基因 ε2、ε3 和 ε4 编码。Apo Eε4 等位基因的频率，在家族性和散发性 AD 中显著升高。家族性 AD 的 Apo Eε4 等位基因的频率最高，约为 50%，经尸检确诊的 AD 患者的 Apo Eε4 也比较高，散发性 AD 的频率在 16% ~ 40%。携带 Apo Eε4 等位基因使 AD 的风险增加而且使发病年龄提前。Apo Eε2 等位基因似乎具有保护效益，携带此基因可减少患病风险，使发病年龄延迟。

2. 老年斑

老年斑为神经元炎症后的球形缠结，其中包含退化的轴突和树突，伴有星形细胞和小胶质细胞增生，此外还含有多种蛋白酶。老年斑的主要成分是 Aβ，它是 APP 的一个片断。APP 为跨膜蛋白，由 21 号染色体的 APP 基因编码，其羧基端位于细胞内，氨基端位于细胞外。正常的 APP 代谢的酶切位点在 Aβ 的中央被 α 分泌酶切断，故不产生 Aβ。异常代谢是先由 β 分泌酶在氨基端的第 671 个氨基酸位点后将 APP 切断，产生 1 条可溶性 β-APP 和 1 条包含全部 Aβ 的羧基端片段；后者再经分泌酶切断，释出 99 个氨基酸的羧基端片段和具有神经毒性的 Aβ。Aβ 为异质多肽，其中含 42 和 40 个氨基酸的 Aβ 多肽毒性最大（Aβ42 和 Aβ40），Aβ42 是老年斑的主要成分，Aβ40 主要见于 AD 的血管性病损。Aβ 的神经毒性作用是通过自由基刺激细胞死亡程序或刺激胶质细胞产生肿瘤坏死因子等炎症物质而使神经元死亡。

3. 神经原纤维缠结

神经原纤维缠结是皮质和边缘系统神经元内的不溶性蛋白质沉积。在电子显微镜下，构成缠结的蛋白质为双股螺旋丝，主要成分是过度磷酸化的 tau 蛋白。tau 蛋白的分子量为 5 万 ~ 6 万，是一种微管结合蛋白，编码该蛋白的基因位于 17 号染色体的长臂。tau 蛋白对维持神经元轴突中微管的稳定起重要作用，而微管与神经元内的物质转运有关。tau 蛋白氨基酸序列的重要特征是 C 末端 3 个或 4 个重复序列，这些序列组成微管结合位点。tau 蛋白过度磷酸化后，其与微管的结合功能受到影响，参与形成神经原纤维缠结。现在对 tau 蛋白的磷酸化机制尚不明确。蛋白激酶和谷氨酸能神经元的活性异常可能与 tau 蛋白的过度磷酸化有关。

4. 氧化应激

氧化应激学说是 AD 的发病机制之一。蛋白质糖残基增多称为糖化，蛋白质糖化会增加细胞的氧化应激压力。老年斑和神经原纤维缠结的主要成分 Aβ 和 tau 蛋白过度糖化的蛋白质。AD 的易感皮质区的神经元 DNA 受损明显，反映氧化应激水平的 8-羟基鸟嘌呤浓度升高。在 AD 的脑细胞中，能量代谢过程中的酶的活性严重降低，例如，丙酮酸脱氢酶、α-酮酸脱氢酶等。这些酶的活性严重不足可能是由于编码这些酶的 DNA 受到了氧化性损害所致。

5. 神经递质

AD 的胆碱能神经系统有特异性的神经递质缺陷。AD 患者的皮质和海马的胆碱乙酰转移酶（ChAT）减少，胆碱能神经元合成和乙酰胆碱（Ach）释放明显减少。ACh 减少不仅与痴呆的认知症状密切相关，而且也与患者的生物节律改变和谵妄有关。人脑中谷氨酸是主要的兴奋性神经递质，谷氨酸激活亲离子受体，引起钙离子和钠离子内流。亲离子的谷氨酸受体过度激活在 AD 的发病中起重要作用。人脑中主要的抑制性神经递质是 GABA，在 AD

等神经退化性疾病中，谷氨酸脱羧酶水平下降，GABA结合位点减少。不过，目前对GABA系统在AD的发病中的作用还知之甚少。去甲肾上腺素和5-羟色胺是脑中主要的单胺能神经递质。AD患者脑中去甲肾上腺素总量和再摄取量都有减少，合成去甲肾上腺素的酪氨酸羟化酶减少，脑干的蓝斑中神经元脱失。蓝斑神经元受损程度及去甲肾上腺素减少的程度与认知功能减退的程度无关，与AD的情感症状有关。AD患者的缝际核中的神经元有脱失，皮质和脑脊液中5-羟色胺及其代谢产物浓度有降低，5-羟色胺的改变可能与AD的非认知性精神症状如抑郁、攻击行为等有关。

目前较为公认的是淀粉样蛋白级联学说和tau蛋白异常学说。近年来有学者认为淀粉样蛋白级联学说过于简单，不能阐明AD病理进展，而提出新的理论，包括"双通道假说"和"宿主反应假说"，前者认为共同的上游分子事件损害导致Aβ升高和tau过度磷酸化，后者认为年龄相关等病因学因素导致多种AD相关的宿主反应。炎症、氧化应激反应、激素变化等可调节Aβ和tau蛋白代谢的作用机制，导致神经元退化，这些机制还有待阐明。

三、临床表现

AD通常是隐袭起病，病程为持续进行性进展。临床表现可分为认知功能缺损症状和非认知缺损的精神神经症状，两者都将导致社会生活功能减退。

（一）认知功能缺损症状

AD认知功能损害通常包括记忆障碍、语言障碍、失认、失用和失语及由于这些认知功能损害导致的执行功能障碍。

1. 记忆障碍

记忆障碍是诊断的必备条件。AD患者的记忆损害有以下特点：新近学习的知识很难回忆；事件记忆容易受损，比远记忆更容易受损；近记忆减退常为首发症状。

2. 语言障碍

早期患者尽管有明显的记忆障碍，但一般性的社交语言能力相对保持。深入交谈后就会发现患者的语言功能损害，主要表现为语言内容空洞、重复和赘述。语言损害可分为3个方面，即找词能力、造句和论说能力减退。命名测验可以反映找词能力，患者可能以物品的用途指代名字，例如用"写字的东西"代替"笔"。语言词汇在语句中的相互关系及排列次序与句法知识有关。句法知识一般不容易受损，如有损害说明AD程度较重。当AD程度较轻时，可能会发现患者的语言和写作的文句比较简单。论说能力指将要说的句子进行有机地组合。AD患者论说能力的损害通常比较明显，他们可能过多地使用代词，而且指代关系不明确，交谈时语言重复较多。除了上述表达性语言损害外，患者通常还有对语言的理解困难，包括词汇、语句的理解，统称皮质性失语症（aphasia）。

3. 失认症

失认症指在大脑皮质水平难以识别或辨别各种感官的刺激，这种识别困难不是由于外周感觉器官的损害如视力减退所致。失认症可分为视觉失认、听觉失认和体感觉失认，这3种失认又可分别表现出多种症状。视觉失认可表现为对物体或人物形象、颜色、距离、空间环境等的失认。视觉失认极容易造成空间定向障碍，当视觉失认程度较轻时，患者容易在陌生的环境迷失方向，程度较重时，在熟悉的地方也会迷路。有视觉失认的患者阅读困难，不能通过视觉来辨别物品，严重时不能辨别亲友甚至自己的形象，患者最终成为精神盲（mind blind）。听觉失认表现为对声音的定向反应和心理感应消失或减退，患者不能识别周围环境声音的意义，对语音、语调及语言的意义难以理解。体感觉失认主要指触觉失认。体感觉失认的患者难以辨别躯体上的感觉刺激，对身体上的刺激不能分析其强度、性质等。严重时患者不能辨别手中的物品，最终不知如何穿衣、洗脸、梳头等。

4. 失用症

失用症指感觉、肌力和协调性运动正常，但不能进行有目的性的活动，可分为观念性失用症（ideational apraxia）、观念运动性失用症（ideomotor apraxia）和运动性失用症（motor apraxia）。观念性失用症指患者不能执行指令，当要求患者完成某一动作时，他可能什么也不做或做出完全不相干的动作，可有模仿动作。观念运动性失用的特点是不能模仿一个动作如挥手、敬礼等，与顶叶和额叶皮质间的联络障碍有关。运动性失用指不能把指令转化为有目的性的动作，但患者能清楚地理解并描述命令的内容。请患者做一些简单的动作如挥手、敬礼、梳头等可以比较容易地发现运动性失用。大部分轻中度 AD 可完成简单的和熟悉的动作；随着病情进展，运动性失用逐渐影响患者的吃饭、穿衣及其他生活自理能力。

5. 执行功能障碍

执行功能指多种认知活动不能协调有序地进行，与额叶及有关的皮质和皮质下通路功能障碍有关。执行功能包括动机，抽象思维，复杂行为的组织、计划和管理能力等高级认知功能。执行功能障碍表现为日常工作、学习和生活能力下降。分析事物的异同，连续减法，词汇流畅性测验，连线测验等神经心理测验可反映执行功能的受损情况。

（二）精神行为症状

AD 的精神行为症状常见于疾病的中、晚期。患者早期的焦虑、抑郁等症状，多半不太愿意暴露。当病情发展至基本生活完全不能自理、大小便失禁时，精神行为症状会逐渐平息和消退。明显的精神行为症状提示痴呆程度较重或病情进展较快。痴呆的精神行为症状多种多样，包括失眠、焦虑、抑郁、幻觉、妄想等，大致可归纳为神经症性、精神病性、人格改变、焦虑抑郁、谵妄等症状群。

（三）神经系统症状和体征

轻中度患者常没有明显的神经系统体征，少数患者有锥体外系受损的体征。重度或晚期患者可出现原始性反射如强握、吸吮反射等。晚期患者最明显的神经系统体征是肌张力增高，四肢屈曲性僵硬呈去皮质性强直。

临床上为便于观察，根据疾病的发展，大致可将 AD 分为轻度、中度和重度。

1. 轻度

近记忆障碍多是本病的首发症状，并因此引起家属和同事的注意。患者对新近发生的事容易遗忘，难以学习新知识，忘记约会和事务安排。看书读报后能记住的内容甚少，记不住新面孔的名字。注意集中困难，容易分心，忘记正在做的事件如烹调、关闭煤气等。在不熟悉的地方容易迷路。时间定向常有障碍，记不清年、月、日及季度。计算能力减退，很难完成 100 连续减 7。找词困难、思考问题缓慢，思维不像以前清晰和有条不紊。早期患者对自己的认知功能缺陷有一定的自知力，可伴有轻度的焦虑和抑郁。在社会生活能力方面，患者对工作及家务漫不经心，处理复杂的生活事务有困难，如合理地管理钱财、购物、安排及准备膳食。工作能力减退常引人注目，对过去熟悉的工作显得力不从心，患者常回避竞争。尽管有多种认知功能缺陷，但患者的个人基本生活如吃饭、穿衣、洗漱等能完全自理。患者可能显得淡漠、退缩、行动比以前迟缓，初看似乎像抑郁症，但仔细检查常没有抑郁心境、消极及食欲和睡眠节律改变等典型的抑郁症状。此期病程持续 3~5 年。

2. 中度

随着 AD 的进展，记忆障碍日益严重，变得前事后忘。记不住自己的地址，忘记亲人的名字，但一般能记住自己的名字。远记忆障碍越来越明显，对个人的经历明显遗忘，记不起个人的重要生活事件，如结婚日期，参加工作日期等。除时间定向外，地点定向也出现障碍，在熟悉的地方也容易迷路，甚至在家里也找不到自己的房间。语言功能退化明显，思维变得无目的，内容空洞或赘述，对口语和书面语的理解困难。注意力和计算能力明显受损，不能完成 20 连续减 2。由于判断能力损害，患者对危险估计不足，对自己的能力给予不现实的评价。由于失认，患者逐渐不能辨认熟人和亲人，常把配偶当作死去的父母，最终不认识镜子中自己的影像。由于失用，完全不能工作，患者不能按时令选择衣服，难以完成各种家务活动，洗脸、穿衣、洗澡等基本生活料理能力越来越困难，需要帮助料理。常有大小便失禁。此期患者的精神和行为症状比较突出，常表现情绪波动、恐惧、激越、幻觉、妄想观念及睡眠障碍等症状。少数患者白天思睡，晚上活动。大部分患者需要专人照料。此期的病程约为 3 年。

3. 重度

一般不知道自己的姓名和年龄，更不认识亲人。患者只能说简单的词汇，往往只有自发语言，言语简短、重复或刻板，或反复发某种声音，最终完全不能说话。对痛觉刺激偶尔会有语言反应。语言功能丧失后，患者逐渐丧失走路的能力，坐下后不能自己站立，患者只能终日卧床，大、小便失禁，进食困难。此期的精神行为症状渐减轻或消失。大部分患者在进入此期后的 2 年内死于营养不良、肺部感染、压疮或其他躯体病。如护理及营养状况好，又无其他严重躯体病，仍可存活较长时间。

四、辅助检查

1. 脑电生理

AD 早期脑电图的改变主要是波幅降低和 α 波节律减慢。少数 AD 患者早期就有脑电图 α 波明显减少，甚至完全消失。随病情进展，可逐渐出现较广泛的中波幅不规则 θ 活动，以额、顶叶比较明显。晚期可出现弥漫性慢波，但局灶性或阵发性异常少见。典型情况是在普遍 θ 波的背景上重迭着 δ 波。事件相关脑电位（event related potentials，ERP）是近年较受重视的脑电生理技术。有研究表明，N400 或 P600 异常的轻度认识功能损害（MCI）患者，在 3 年内进展为 AD 的概率为 87%~88%。

2. 脑影像学检查

CT 检查对 AD 的诊断与鉴别诊断很有帮助。AD 脑 CT 检查的突出表现是皮质性脑萎缩和脑室扩大，伴脑沟裂增宽。颞叶特别是海马结构的选择性萎缩是 AD 的重要病理变化，MRI 比 CT 能更早地探测到此变化。目前的神经影像学技术能从分子水平、细胞水平、代谢水平和微循环等角度对 AD 患者脑结构与功能进行全面评估，其诊断 AD 的作用已发生巨大改变。2011 年美国国立衰老研究所—阿尔茨海默病协会（National Institute on Aging and Alzheimer's Association，NIA-AA）标准已正式纳入 3 种影像标志用于确诊或辅助诊断 AD，包括淀粉样蛋白PET成像阳性，MRI显示内侧颞叶、海马萎缩和FDG-PET显示的颞顶叶代谢降低。淀粉样蛋白PET成像通过Aβ显像剂可直接在活体动态观察AD脑中Aβ沉积的分布，对AD早期诊断具有独特优势，对鉴别MCI亚型、评估疾病预后很有价值。MRI包括结构磁共振成像（sMRI）和功能磁共振成像（fMRI），标准中的sMRI影像标志有利于AD和MCI诊断，它显示的脑萎缩程度与认知评估结果显著相关，有助于监测AD进展。FDG-PET显像测定的大脑皮质葡萄糖代谢率主要反映神经和突触活性，故可以利用对血流、代谢等检测对AD进行早期诊断和鉴别诊断。

3. 脑脊液检查

AD患者的脑脊液常规检查一般没有明显异常。AD患者脑脊液中的tau蛋白升高，Aβ42降低，具有辅助诊断价值。检测脑脊液中Aβ42诊断AD的特异度大于90%，敏感度大于85%。AD的脑脊液总tau蛋白（T-tau）水平显著升高，约为正常对照组的3倍，但特异性较低，在脑卒中、克罗伊茨费尔特—雅各布（Creutzfeldt-Jakob）病和大部分神经退行性病变中均有升高。研究发现，磷酸化tau蛋白（P-tau）与T-tau相比，对AD的特异性更高。抑郁症、脑卒中、血管性痴呆、帕金森病的P-tau水平可以正常。采用高灵敏度的单克隆抗体技术检测多种不同位点磷酸化P-tau水平，如苏氨酸181、231位点和丝氨酸199、235、396等系列位点，能鉴别额颞叶痴呆、路易体痴呆。

4. 神经心理测验

AD病的神经心理缺陷在某些方面可能更为突出。记忆功能受损最严重，而短期记忆又比某些长期记忆容易受损。疾病早期语言功能相对保持，但语言理解和命名能力比口语重复和造句更易受损。AD的顶叶受损最明显，而原始性运动、感觉和视觉皮质结构相对保持完好。这些损害特点能够解释语言、视觉空间等主要高级认知功能易受损。AD的颞叶损害也较明显，包括海马、海马旁回等结构，这可解释AD的记忆损害。"晶态"认知功能与经验和知识密切相关，推理能力为具体表现。"液态"认知功能是指与认知内容无关的基本认知功能，与吸收和加工外界信息的速度和灵活性密切相关，主要由遗传决定，从注意集中能力及动作的灵活性可反映出来。正常衰老的"晶态"认知功能不会减退，经过训练，此功能还可增强，"液态"认知功能虽有减退，但程度轻而且缓慢，相反，AD患者的上述两种认知功能都显著下降，而且"液态"认知功能下降的时间显著提前。

五、诊断和鉴别诊断

（一）诊断

国内目前使用的诊断工具是国际疾病分类（ICD-10）精神与行为障碍分类。AD的诊断仍然依靠排除法，即先根据认知功能损害情况，判断是否有痴呆，然后对病史、病程、体检和辅助检查的资料进行综合分析，排除各种特殊原因引起的痴呆后才能作出AD的临床诊断，确诊AD有赖于脑组织病理检查。痴呆患者由于认知功能损害而不能提供完整可靠的病史，故更多的情况下是要先通过知情人包括亲属和照料人员来了解病史，然后要对患者进行精神检查和体格检查。精神检查前，通常会用一个简短的标准化量表对患者的认知功能进行初步检查，国内外使用最多，信度和效度比较好的是简易精神状态检查（mini-mental state examination，MMSE）。该测验简便易行，可在短时间内了解患者的总体认知情况，但这种筛查并不能代替详细的精神检查。精神检查的重点是评价患者的认知功能状态，在体格检查时要特别强调对患者进行详细的神经系统检查。最后要进行 AD 诊断的实验室检查。诊断 AD 的常规辅助检查项目应包括血、尿、粪常规检查，胸部 X 线检查，血清钙、磷、钠、钾，肝、肾功能，梅毒筛查，艾滋病毒筛查，血清 T_3、T_4 测定，血维生素 B_{12} 及叶酸测定，脑电图检查，脑 CT 或 MRI 检查。

2011 年美国国立衰老研究所阿尔茨海默病协会修订了 AD 诊断标准，该标准把 AD 病程分为 3 个阶段：无症状的 AD 临床前期（preclinical AD）、AD 所致轻度认知损害期（mild cognitive impairment due to AD）和 AD 所致痴呆期（dementia due to AD），不同病程阶段有不同的生物学标志物变化。采用分子诊断技术可在活体检测到 AD 相关生物标志，可及早评估 AD 的发展变化，指导临床早期诊断与治疗。

无症状的 AD 临床前期可细分为 3 阶段：年龄、遗传和环境因素交互作用下，首先出现 β 淀粉样蛋白代谢异常和大量聚集；随后发生突触功能失调、胶质细胞激活、神经纤维缠结形成、神经元凋亡等早期神经退行性变；接着发生轻微认知功能下降（比 MCI 临床症状更轻）。

生物标志物异常与上述 AD 病理生理级联过程相一致：首先是脑脊液中 Aβ42 水平降低、PET 成像 Aβ 示踪剂沉积增加；随后出现神经元损伤的标志物如脑脊液中 T-tau 蛋白或 P-tau 蛋白升高、FDG-PET 成像显示颞顶区代谢降低，MRI 显示内侧颞叶、边缘叶和颞顶区皮质结构萎缩。临床前期诊断依据几乎完全基于 AD 生物学标志物。NIA-AA 标准纳入了上述 5 种生物标志物用于临床诊断。AD 所致 MCI 记忆减退等认知损害表现，但日常生活功能不受影响，是介于正常老化与痴呆之间的过渡状态，具有转化为 AD 痴呆的高风险。Aβ 聚积和神经元损伤两类生物标志用于此期，有助于建立与 AD 临床损害有关的病理变化，尤其是代表神经元损害的标志物，可提示 MCI 进展为 AD 痴呆的可能性。

AD 诊断标准中基于上述标志物的存在与否，把此期分为 3 类：很可能的 AD 所致 MCI、可能的 AD 所致 MCI 和不可能的 AD 所致 MCI；Aβ 聚积和神经元损伤标志物均呈阳性为很可能 AD 所致 MCI，两者之一阳性而另一种不能检测验证时为可能的 AD 所致 MCI，两者均阴性则不大可能是 AD 所致 MCI，以便提高 MCI 的诊断准确率。AD 所致痴呆期是指 AD 病理生理变化引起的临床综合征，依据检测生物学标志物确定痴呆患者潜在的 AD 病理变化，并把此期分为很可能的 AD 痴呆、可能的 AD 痴呆和不太可能的 AD 痴呆。上述 5 种生物学标志物在 AD 痴呆期和 MCI 期均可作为辅助诊断指标。

（二）鉴别诊断

1. 血管性痴呆

血管性疾病是痴呆第 2 位原因，脑影像学检查和 Hachinski 缺血指数评分（Hachinski ischemic index），有助于血管性痴呆与 AD 初步鉴别。Hachinski 缺血评分总分为 18 分，≥7 分很可能为血管性痴呆；≤4 分很可能为非血管性痴呆，主要是 AD；5~6 分很可能为混合性痴呆。CT 或 MRI 检查发现血管性病灶有助于明确诊断。

2. 额颞叶痴呆

额颞叶痴呆比 AD 少见，其早期表现主要是行为和情绪改变或者语言障碍，而记忆障碍通常是 AD 的首发症状。额叶和颞叶萎缩是额颞叶的特征，而脑广泛性萎缩和脑室对称性扩大多见于 AD。

3. 进行性核上性麻痹

进行性麻痹以眼球运动障碍、皮质下痴呆、通常伴有锥体外系症状为其临床特征，系典型的皮质下痴呆。

4. 抑郁症

老年性抑郁症可表现为假性痴呆易与 AD 混淆。抑郁性假性痴呆患者可有情感性疾病的病史，可有明确的发病时间，抑郁症状明显，认知缺陷也不像 AD 那样呈进展性全面性恶化态势。定向力、理解力通常较好。除精神运动较迟钝外，没有明显的行为缺陷。病前智能和人格完好，深入检查可显露抑郁情绪，虽应答缓慢，但内容切题正确。抗抑郁治疗疗效良好。

5. 帕金森病

AD 的首发症状为认知功能减退，而帕金森病的最早表现是锥体外系症状。AD 患者即使合并有锥体外系症状，也很少有震颤者，但在帕金森病患者中有震颤者高达 96%。

6. 正常压力脑积水

本病除痴呆外常伴有小便失禁和共济失调性步态障碍，脑压不高。CT 或 MRI 检查可见脑室扩大，但无明显的脑皮质萎缩征象。放射性同位素扫描可见从基底池到大脑凸面所需时间延迟至 72 小时以上。

7. 脑瘤

以痴呆为突出临床表现的脑瘤主要见于额叶、颞叶或胼胝体肿瘤，除痴呆表现外常可见颅内压增高征象，脑血管造影、CT 或 MRI 检查可明显看出脑瘤部位。

六、治疗

本病病因不明，目前尚无特效治疗，现证实有效的治疗方法基本上都属于对症治疗。AD 的治疗包括针对认知功能减退和非认知性精神症状的治疗。治疗方法包括躯体治疗（主要是药物治疗）和社会心理及支持治疗。

（一）认知功能缺损的治疗

1. 胆碱酯酶抑制剂

（1）多奈哌齐：通过竞争和非竞争性抑制乙酰胆碱酯酶，提高脑细胞突触间隙的乙酰胆碱浓度。其特点是半衰期长，为（103.8±40.6）小时，血浆蛋白结合率高（92.6%），2 周后才能达稳态血浓度。口服药物后吸收较好，达峰时间为（5.2±2.8）小时，可每日单次给药。常见的不良反应有腹泻、恶心、睡眠障碍。约 50% 的患者认知功能有明显改善。停药后，患者的认知功能水平在 3~6 周内降至安慰剂治疗的水平。多奈哌齐的推荐起始剂量是每日 5 mg，1 月后剂量可增加至每日 10 mg。如果能耐受，尽可能用每日 10 mg 的剂量，高剂量可获得较好的疗效，但也容易产生胆碱能不良反应。

（2）卡巴拉汀：属氨基甲酸类，能同时抑制乙酰胆碱酯酶和丁酰胆碱酯酶。其半衰期约为 10 小时，达峰时间为 0.5~2 小时。该药的推荐剂量每日为 6~12 mg。临床试验表明，疗效与剂量相关，每日剂量大于 6 mg 时，其临床疗效较为肯定，但高剂量治疗时，不良反应也相应增多。

（3）石杉碱甲：为胆碱酯酶抑制剂，是从石杉科植物千层塔中提取的生物碱。常用剂量是每日 0.2~0.4 mg。不良反应相对较少，包括头晕、食欲不振、心动过缓。大剂量时可引起恶心和肌肉震颤等。

2. 谷氨酸受体拮抗剂

美金刚作用于大脑中的谷氨酸—谷胺酰胺系统，为具有中等亲和力的非竞争性的 N-甲基-D-天冬氨酸（N-methyl-D-aspartate，NMDA）的拮抗剂。当谷氨酸以病理性过量释放时，美金刚可减少谷氨酸的神经毒性作用；当谷氨酸释放过少时，美金刚可以改善记忆过程所必需的谷氨酸的传递。用法是第 1 周每日 5 mg，第 2 周每日 10 mg、第 3 周每日 15 mg、第 4 周每日 20 mg，分 2 次服用。维持量为每次 10 mg，每日 2 次。

（二）社会心理治疗

社会心理治疗的目的主要是尽可能维持患者的认知和社会生活功能，同时保证患者的安全和舒适。主要内容是帮助患者家属决定患者是住院治疗还是家庭治疗或日间护理等；帮助家属采取适当的措施以防患者自杀、冲动攻击和"徘徊"等，以保证患者的安全；帮助家属解决有关法律问题如遗嘱能力及其他行为能力问题。社会治疗很重要的方面是告知有关疾病的知识，包括临床表现、治疗方法、疗效、病情的发展和预后转归等，使家属心中有数，同时让家属或照料者知晓基本的护理原则。

（郭　丹）

第三节　额颞叶痴呆

目前额颞叶痴呆（FTD）实际上概括了一组临床综合征，而不是单一的疾病。其核心临床特征是额叶、岛叶皮质和颞叶前部的变性，以及与之相应的行为症状和语言障碍。临床病理研究显示，FTD 是非阿尔茨海默病型痴呆的重要原因，仅次于路易体痴呆，是神经系统变性疾病痴呆的第 3 常见病因，占痴呆患者的 3%～16%。在 60 岁以下人群中比阿尔茨海默病更常见，但生存时间比 AD 短，为 2～8 年。

一、病因、发病机制和病理

额颞叶痴呆目前病因未明，约 40% 的 FTD 患者有痴呆家族史。约 10% 的 FTD 与 17 染色体上编码微管相关蛋白 tau（MAPT）和颗粒蛋白前体基因（GRN）的突变有关，并呈现常染色体显性的模式。MAPT 趋向于和语言障碍有关，而 GRN 趋向于和行为变异型 FTD（bvFTD）有关且多在 50 岁或 60 岁年龄段发病。

大体形态上表现为以额叶或额颞叶局限性萎缩为特征，经典的组织学改变分为 3 型。最常见类型为额叶变性型或无组织学特征改变型（DLDH），约占额颞叶痴呆病例的 60%，表现为额叶和前颞叶基本对称性萎缩，脑室以额角扩大为著。第 2 型为皮克病型（PiD），约占 25%，镜下可见皮克（Pick）小体，肉眼有所谓的界限性萎缩，限于额叶和颞叶前 1/3，由于与后半部脑回形成鲜明对比，有时被形容为刀片样分界萎缩。第 3 型为运动神经元病型，约占 15%，生前有额颞叶痴呆和运动神经元病特征，往往存在泛素（ubiquitin）阳性包涵体。

基本的蛋白质病变涉及 tau 蛋白和泛素。临床与分子病理研究结果显示，tau 蛋白阳性 FTD 约占 40%，多与叠加锥体外系疾病相关；而泛素阳性 FTD 约占 50%，多与叠加 MND 相关，两者都为阴性的约占 5%～10%。在 FTD 亚型中，语义性痴呆（SD）与泛素相关，进行性非流利性失语（PNFA）与 tau 蛋白相关，bvFTD 则与泛素和 tan 蛋白均有关。可以看出，组织学病理改变乃至分子病理学改变的多样性，决定了 FTD 临床表现的多样性。

二、临床表现

发病年龄多在 45～65 岁，是早发性痴呆的最常见病因，在 60 岁以下较阿尔茨海默病更常见。临床表现为隐匿起病、进行性加重的社会行为、人格改变，或以言语/语言障碍为特征，而记忆、视空间症状相对不明显。

FTD 临床主要包括行为变异型（bvFTD）和原发性进行性失语（PPA）两类，后者又分为进行性非流利性失语（PNFA）、语义变异型（SV）和寻词困难性进行性失语（LPA）。也有的将 FTD 直接分为 bvFTD、PNFA 和 SD。FTD 经常叠加运动性疾病，主要有皮质基底节变性（CBD），进行性核上性麻痹（PSP），以及合并运动神经元病的 FTD（FTD-MND）3 种。

1. 额颞叶痴呆行为变异型

bvFTD 约占 FTD 的 56%，男女之比 2∶1。在 3 个亚型中发病最早（平均诊断年龄 58 岁），病情进展速度最快（从诊断到死亡 3.4 年），遗传易感性最高（多达 20% 为常染色体显性遗传），15% 伴有运动神经元病，可伴有皮质基底节变性或进行性核上性麻痹。

淡漠是 bvFTD 常见的症状，患者表现为迟钝、缺乏动力、对以往的嗜好失去兴趣，因而社会活动越来越孤立，此时容易被误诊为抑郁。脱抑制常与淡漠伴随出现，患者因冲动行为而花钱大手大脚，部分患者出现囤积废旧物品的行为，因而卫生很差。孩子气行为，粗鲁，出现不适当的色情语言、玩笑以及诸多令人尴尬的、不适合身份与场合的行为，如偷窃，在公众场合便溺、脱衣服等。刻板症状或重复行为也很常见，可表现为机械性重复动作，徘徊、跺脚、拍手，或者不断重复同一个故事、笑话、词语，反复购买同样的东西等。FTD 的脱抑制表现及刻板行为临床上易被误诊为躁狂性精神病，强迫冲动或反社会性人格障碍。但患者最初可能仅表现为执行力的减退，不能计划、组织、完成复杂的工作或任务，或工作懈怠、冲动、不专心，缺乏自知力，缺乏对个人和社会行为的认知。当出现突出的脱抑制与相关的行为异常时，临床诊断多不困难。患者早期还往往出现感情迟钝以及对情绪表达能力的降低，因而不能移情，自我为中心，缺乏适当悲悯的情感反应，体验不到家人、朋友的痛苦或困境。心理行为僵化，不能适应新的情景与规范。进食行为改变也很常见并可贯穿于全病程中，表现为不知饥饱，食物喜好改变而趋于喜欢甜食，并伴有口欲增强及利用行为，表现为在环境中不断抓取和使用身边的物品（饮用空水杯），反复开关电灯，开关门或无限量的持续进食。妄想、偏执观念、幻觉等精神病性症状在 FTD 相对少见，但半数合并运动神经元病的 FTD 会出现此类症状。

bvFTD 右侧额叶较左侧更易受累，额底、额中及岛叶早期受累与脱抑制，行为调控异常以及淡漠，情感迟钝，缺乏自知力等有关。由于顶叶、颞中叶不受累，因此视空间技能保存较好。

2. 语义性痴呆

SD 占 FTD 的 20% 左右，与 bvFTD 发病年龄相近，病情进展速度最慢（从诊断到死亡 5.2 年），遗传易感性不高。

SD 是一组隐匿起病，进行性加重的语义理解，或者人、物品、事情、词语知识丧失的综合征。语言障碍是最常见的主诉，表现为失去对词语或词语意义的记忆，因此经常说不出物品的名字。SD 患者在交谈中经常问一个名词或物品的意义，当让其列举一系列动物的名字时，患者会问"动物？动物是什么？××是什么？"具有重要的 SD 提示意义。早期经常出现语义性的错语，或者使用代词，如"这样""大家"。晚期则词不达意，所说的词语与问题和谈论的事情完全无关。说话是流利的，发音、音调、语法以及复述功能正常。

患者早期可能仅仅出现左颞叶萎缩而表现为语义性失语，随着行为异常的出现，右侧颞叶萎缩也逐渐明显。SD 以颞叶损伤为主，主要表现在 2 个方面：左侧颞叶变性为主者表现为严重的失命名，伴有对词语概念的进行性丧失；右侧颞叶变性为主者不能够移情，不能感知别人的情感。右侧受累患者较左侧受累者出现更严重的行为异常。另外，SD 患者对情绪的理解存在缺陷，尤其是对负性情绪，如悲伤、愤怒、害怕等。患者对情绪识别的缺陷印证了 SD 患者在人际关系中的冷淡表现。许多见于 bvFTD 的脱抑制和强迫行为也见于 SD，因为两者均有额底眶鼻皮质的受累。严重的右侧颞叶损伤还会引起视觉及面孔失认。联想失认（associative agnosia）导致患者出现物品再认困难，因此会混淆或不会正确使用日用品，如把"剪刀"认作"钳子"等。尽管有严重的语言障碍，但视空间技能保持完好，有的 SD 患者绘画技能依然很好。

3. 进行性非流利性失语

PNFA 占 FTD 的 25% 左右，病情进展速度和遗传易感性居中（从诊断到死亡 4.3 年），CDB 和 PSP 伴发率较高。

PNFA 表现为言语费力、不流畅、言语失用或者语言中缺少语法结构。言语费力指说话慢且费劲。缺少语法结构的典型表现为短而简单的词组短语，缺乏语法上的语素。PNFA 典型表现为多种语音错误并存，患者经常都能意识到自己的这些错误，说话速度明显减慢，节律紊乱。PNFA 还可表现为对复杂句子的理解力受损，理解力受损显然与语法的复杂性相关。其对单个词语的理解和对物体的知识通常是保留的，因此也可借此特点与 SD 进行鉴别。

与 bvFTD 和 SD 不同，PNFA 只在晚期才出现行为症状，自知力和个人认知保留，但是抑郁和社会行为退缩常见。PNFA 发病后数年，患者出现具有 CBD 或 PSP 特点的运动症状。部分患者可能很快由 PNFA 发展为典型的 CBD 或 PSP。有学者认为 PNFA 和言语失用可能是 CBD 或 PSP 的早期表现，这些 CBD 或 PSP 患者锥体外系症状较轻，情景记忆、语义记忆和视空间功能保存较好，常见执行功能和工作记忆受损。

影像学异常可见于左侧额叶—岛叶后部区域，如额下回、岛叶、运动前区和辅助运动区。在作出影像学支持的 PNFA 诊断时，这些影像表现是必须具备的。

4. 其他表现

额叶功能障碍的软体征对额颞叶痴呆的诊断有支持作用，包括非自主抵抗、强握反射、模仿行为、利用行为、摸索反应、吸吮反射、Myerson 征等。当 FTD 伴有 PSP 或 CBD 时，体格检查可见锥体外系体征。PSP 和 CBD 为不典型的肌张力增高、运动迟缓等帕金森病样表现，PSP 通常为中轴性、对称性运动障碍，CBD 可以是轴性也可以是单侧不对称的运动症状。PSP 有特征性的垂直性眼球运动障碍，经常出现向后跌倒。CBD 可出现异己手综合征等表现。合并 MND 的 FTD，可出现肌肉萎缩、无力、肌肉颤动以及言语含糊、饮水呛咳等延髓麻痹症状与体征。

5. 辅助检查

颅脑 CT 和 MRI 检查对 FTD 诊断有重要价值。MRI 冠状位表现为一侧或双侧额叶和颞极的叶性萎缩而海马保留，横轴位可见额极、颞极萎缩明显。PET 可用鉴别 FTD 和早发性 AD。^{18}F-FDG-PET 可检测大脑的葡萄糖代谢，FTD 表现为额颞叶低代谢，有别于 AD 颞顶区低代谢的表现。研究发现，脑脊液 tau 蛋白和 Aβ42 的比值在 FTD 较 AD 低，敏感性 79% ~ 90%，特异性 65% ~ 97%，在 FTD 诊断中有一定作用。

三、诊断和鉴别诊断

根据患者隐袭起病、进行性加重的行为、人格改变，或进行性语言障碍，而记忆、视空间症状相对不明显，结合影像学以额叶或额颞叶局限性叶性萎缩的特殊表现，并排除其他可能引起额颞叶认知功能障碍的因素后，可作出 FTD 的临床诊断（表 7-1 ~ 表 7-3）。

表 7-1　bvFTD 的诊断标准

bvFTD 的诊断标准
  I 核心特征
  ·隐匿发病，逐渐进展过程
  ·早期出现社会人际交往能力下降
  ·早期出现个人行为调控能力丧失
  ·早期出现情感迟钝
  ·早期出现自知力丧失
  II 支持特征
  ·行为异常
   —个人卫生和修饰能力衰退
   —精神死板，固执
   —注意涣散，缺乏持久力
   —口欲增强和饮食行为改变
   —持续和刻板行为
   —利用行为
  ·语言症状
   —语言输出量的改变
    ·缺乏自发言语和言词节俭
    ·语言紧凑
   —刻板语言
   —模仿言语
   —持续言语
   —缄默症
  ·躯体体征
   —原始反射
   —失禁
   —运动不能，强直，震颤
   —血压降低或血压波动
  III 影像学表现（结构/功能）
  ·额叶/颞极异常

表 7 - 2　SD 的诊断标准

SD 的诊断标准

Ⅰ 核心特征

·隐袭起病，逐渐加重

·语言障碍的特点

　—进行性、流利性、空洞的自发性语言

　—丧失对词汇意义的理解，表现出理解和命名受损

　—语义性语言错乱

·感知觉障碍特点

　—面容失认：对熟悉面孔的身份不能辨认

　—联想失认：对物体属性不能辨认

·知觉性匹配和图形复制功能保留

·单个词汇重复能力保留

·高声阅读和规则性词语的听写能力保留

Ⅱ 支持特征

·语言方面

　—语言紧凑

　—特异性的词语使用

　—没有音素性语言错乱

　—肤浅的诵读困难和书写困难

　—计算能力保留

·行为方面

　—丧失同情心和移情

　—狭窄性的专注行为：兴趣狭窄，专注一项活动而忽视其他活动

　—吝啬

Ⅲ 影像学（结构/功能）

·主要累及优势半球颞叶前部的不对称性异常改变

表 7 - 3　PNFA 的诊断标准

PNFA 的诊断标准

Ⅰ 核心特征

·隐袭起病，进行性加重

·非流利性自发性语言，出现至少下列一项：语法错误，音素性言语错乱，命名不能

Ⅱ 支持特征

·语言方面

　—结巴或口唇失用

　—重复障碍

　—失读和失写

　—早期保留对词汇意义的理解

　—晚期出现缄默

·行为症状

　—早期社会技能保留

　—晚期行为表现与 bvFTD 类似

Ⅲ 影像学（结构/功能）

·主要累及优势半球的不对称性异常改变

FTD 与早发型 AD（或 AD 的行为变异型）有时难以鉴别，误诊率较高。首先，FTD 早期表现为行为症状，而这在 AD 早期罕见，即使 AD 出现行为改变也一般不构成社会危害。尽管 AD 存在记忆力损害，但患者的社会角色相对保留，善于掩饰自己的记忆困难。随着病情进展，AD 患者可能出现不适当判断行为如资金的使用等。但这不同于 FTD 的冲动，或对社会事件缺乏正常的关注。另外，AD 的早期，存在严重的学习和保存新信息困难，随着疾病进展，这些症状更为突出。而 FTD 记忆力损害轻，注意不要将 FTD 语言障碍引起神经心理检查的不良表现误判为记忆力减退。FTD 的进行性语言功能障碍可以是独立的临床突出表现，而 AD 患者出现语言症状时往往伴有严重记忆力、视空间功能障碍。

FTD 的脱抑制表现及刻板行为要注意与躁狂性精神病，强迫冲动或反社会性人格障碍等进行鉴别。另外，精神行为症状在不同痴呆中表现不同，AD 最常见的精神行为症状为淡漠、激越、抑郁焦虑、易激惹以及被窃和嫉妒妄想等。丰富的视幻觉是 DLB 的核心症状之一。

四、治疗

无特殊的病因性治疗方法。主要是针对精神行为症状给予对症治疗和护理。有激越、幻觉、妄想等精神症状者，可给予适当的抗精神病药物。5-羟色胺选择性重摄取抑制剂（SSRI）类药物对减轻脱抑制和贪食行为，减少重复行为可能会有所帮助。美金刚在 FTD 治疗中的作用正在研究中，而胆碱酯酶抑制剂应避免使用。

随着病情的加重，痴呆患者对护理的需求越来越多，需要采取适当的措施防止患者自伤和他伤，其中的 1 个重要方面就是精神行为异常的护理。对于语言障碍者，非语言的沟通非常重要。研究显示，FTD 的照料负担明显高于 AD，照料负担主要源于行为症状而不是功能的衰退。家庭或其他专职照料者应该了解和熟悉本病的临床表现、疾病进展的必要知识，以便适应患者的一些特殊心境，建立起良好的人际关系。

五、预后

预后差别很大。在 FTD 3 个亚型中，bvFTD 病情进展速度最快，SD 病情进展速度最慢，出现运动症状常预示预后不良。有研究发现，从发病到死亡，FTD 平均生存期是 7.8 年，也有报道 FTD 的中位生存时间是（6.1±1.1）年，FTD-MND 则为（3.0±0.4）年。

（赵彦儒）

第四节　路易体痴呆

1961 年冈崎（Okazaki）等对以路易体为病理特征的一组痴呆患者进行了详细描述，该类疾病曾分类为弥漫性路易体病（diffuse Lewy body disease）、皮质路易体病（cortical Lewy body disease）、老年痴呆路易体型（senile dementia of Lewy body type）、阿尔茨海默病路易体变异型（Lewy body variant of Alzheimer's disease）等，后统一称为路易体痴呆（dementia with Lewy body，DLB）。该病是以波动的认知功能障碍、鲜明生动的视幻觉以及帕金森综合征为主要临床表现，以路易体（Lewy body）为主要病理特征的神经系统变性疾病。在老年人群神经系统变性疾病中较常见，占痴呆病人数的 4%～30%，人口患病率为 1%～5%，大脑病理解剖结果提示 DLB 的患病率仅次于阿尔茨海默病（Alzheimer's Disease，AD）。

一、病因和发病机制

本病多为散发，虽然偶有家族性发病，但是并无明确的遗传倾向。其主要病理特征为在杏仁核、内嗅皮质、新皮质及脑干等部位广泛分布的路易体及路易轴突（Lewy neurites，LNs）。该病理改变由 α 突触核蛋白（α-synuclein，α-Syn）异常聚集并与异常代谢的脂质分子共同作用而形成。α-Syn 是 DLB 的生物标志物，它可作为 ATP 酶的分子伴侣参与人类神经系统的突触囊泡运输过程，在神经元突触的重塑、神经元的分化及多巴胺的合成等过程中发挥重要作用，其异常聚集可由基因突变或氧化应激等因素引起。在 SNCA 基因突变的家族病例中，患者脑内可出现 α-Syn 过度表达并形成典型的 DLB 病理改变，且研究显示携带双倍 SNCA 基因的患者运动和认知功能恶化更明显，进一步证实 α-Syn 的代谢异常与 DLB 的发生发展密切相关。

与此同时，路易体或路易轴突病理改变常与 β 淀粉样斑块及神经原纤维缠结等 AD 样的病理改变共存，病理确诊的 DLB 患者中可有 32%～89% 存在 AD 样病理改变，因此对 DLB 的病因和发病机制需要更深入的研究。

二、临床表现

（一）进行性痴呆

痴呆逐渐进展，在早期表现出明显的视觉感知、注意力和执行功能障碍，而记忆功能障碍通常较轻，顺行性遗忘并不突出。

（二）波动性认知障碍

虽然所有痴呆患者的认知症状都可能有波动，但 DLB 的认知功能波动比较严重，一日至数日之内有多次意识模糊和清醒状态的交替，也可以在数分钟或数小时经历交替，少数患者的波动性表现为数周或数月内出现认知水平的改变。并可伴昼夜颠倒和注意变化、发作性的胡言乱语等。

（三）鲜明生动的视幻觉

视幻觉是路易体痴呆最常见的精神症状，描述鲜明生动，多为昆虫等小动物，也可为能描述细节的人物，伴有相应的情感反应。视幻觉同样具有波动性，可重复出现。约一半的患者在发病初期就可出现，并可持续到病程晚期。对诊断改变有重要的提示意义。

（四）帕金森综合征

自发的帕金森综合征是 DLB 的典型表现，发生率高于 70%，通常为双侧起病，主要为面具脸、肌张力增高、动作减少和运动迟缓，较少出现静止性震颤。与认知障碍可同时或先后发生，两组症状在 1 年内相继出现具有诊断意义。

（五）其他症状

DLB 患者常见快速眼动（REM）期睡眠障碍，可出现在痴呆症状数年前。表现为在快速眼动睡眠期间出现生动的梦境，可有复杂剧烈的肢体或躯干运动，如踢腿、摆臂，多导睡眠描记图显示睡眠期间肢体肌张力增高。其他临床表现还有反复跌倒、晕厥、自主神经功能障碍等。

三、诊断和鉴别诊断

(一) 诊断

DLB 确诊的依据是脑部的神经病理学诊断。

临床诊断主要根据 2005 年 McKeith 等路易体痴呆国际工作组会议制定的 DLB 诊断标准（表 7-4）。很可能的 DLB 的诊断标准："必需症状 + 至少 2 项核心症状"或"必需症状 + 至少 1 项核心症状 + 至少 1 项提示症状"；可能的 DLB 的诊断标准："必需症状 + 至少 1 项核心症状 + 至少 1 项支持症状"。专科门诊使用 DLB 临床诊断标准的诊断敏感度为 78% ~ 83%，特异度为 85% ~ 95%。

表 7-4 DLB 诊断标准

Ⅰ 必需症状

A. 痴呆：持续性的认知下降并影响社会或职业功能

B. 突出或持续记忆障碍不一定出现在早期，但通常具有进展性

C. 注意力、执行功能下降，视觉空间的能力改变突出

Ⅱ 核心症状

A. 波动性认知障碍：尤其在注意及觉醒程度

B. 视幻觉：反复发作，形象生动，内容具体

C. 帕金森综合征

Ⅲ 提示症状

A. REM 睡眠期行为异常

B. 神经阻滞剂高度敏感性

C. SPECT/PET 提示基底节区多巴胺转运体摄取减少

Ⅳ 支持症状

A. 重复跌倒和晕厥

B. 短暂的，不明原因的意识丧失

C. 严重自主神经功能障碍，如直立性低血压，尿失禁

D. 其他形式的幻觉

E. 妄想

F. 抑郁

G. 神经影像学 CT/MRI 显示颞叶内侧结构相对保留

H. SPECT/PET 显示枕叶视皮质功能减低

I. 心脏 I-123 间碘苄胍（I-123MIBG）扫描摄入减低

J. 脑电图：颞叶慢波活动出现短暂的尖波

(二) 鉴别诊断

需与以下疾病进行鉴别诊断。

1. 帕金森病痴呆（PDD）

PDD 与 DLB 两者都有痴呆、锥体外系症状、精神症状、自主神经功能失调、REM 睡眠期行为异常及对神经阻滞药物不良反应敏感等临床表现。但 PDD 以明显的锥体外系症状为早期表现，而 DLB 则在早期就存在突出的认知损害。临床上的主要区别就在于痴呆和运动

症状的进展次序，因此临床诊断通常采用"一年原则"进行分类，认为锥体外系症状在痴呆症状出现前已存在超过 1 年，则应首先考虑诊断为 PDD。此外，DLB 的锥体外系症状多对称，静止性震颤少见，左旋多巴疗效较差，且注意障碍、精神症状及认知的波动性更明显。

2. 阿尔茨海默病

两者均为隐匿起病、进行性加重，逐渐出现广泛的认知功能损害，因此 DLB 是最常被误诊为 AD 的痴呆亚型。视幻觉、注意力下降、视空间障碍和早期出现锥体外系症状有助于路易体痴呆的诊断，早期显著的情节记忆损害和显著的内侧颞叶萎缩（MRI）有助于 AD 的诊断。联合检测脑脊液 α-Syn、Aβ1-42 及 tau 蛋白（T-tau 和 P-tau181）可提高鉴别诊断的效能。

3. 血管性痴呆（VaD）

血管性痴呆患者有脑血管病史、相应部位的神经系统体征及关键认知部位受损的影像学证据，且痴呆和脑血管病之间有明确的因果关系或时间关系。其认知功能障碍常在梗死后 3 个月内突然恶化，或呈波动性、阶梯式进展。

4. 克罗伊茨费尔特—雅各布病（CJD）

CJD 患者认知功能障碍进展较 DLB 要快速，尚有小脑性共济失调、视觉丧失、肌肉萎缩及肌阵挛等症状，通常在发病的 1 年内死亡。典型脑电图为慢波背景上出现广泛约每秒 1 次的周期性三相复合波，影像学特征则是 MRI 的 DWI 序列显示大脑皮质、尾状核和（或）壳核异常高信号改变。脑脊液 14-3-3 蛋白阳性可确诊。

四、治疗

目前无有效治愈的药物，但可采用多种治疗模式或多个药理学治疗靶点对症治疗，以期延缓病程进展。治疗原则是改善认知缺陷、减轻精神行为症状、改善患者生活质量及延长寿命。

1. 认知及精神行为障碍治疗

胆碱酯酶抑制剂对认知及精神行为障碍均可改善，可首选多奈哌齐。患者通常对神经阻滞剂的不良反应敏感，有约 50% 的患者在服用传统抗精神病药物后出现幻觉和运动症状加重。若患者精神行为症状十分严重，在与照料者协商后可选用非典型抗精神病如喹硫平及奥氮平等药物治疗，小剂量缓慢加药，密切观察直立性低血压、白细胞减少症等药物不良反应，慎防摔倒及病情恶化，精神症状减轻后应缓慢减至最小维持量或停用。部分患者可出现严重的焦虑或抑郁症状，可选用小剂量 SSRI 类或 SNRI 类抗抑郁药物改善症状。

2. 帕金森综合征的治疗

常用小剂量左旋多巴单一疗法，缓慢加量至能缓解 50% 以上运动症状的维持剂量。如患者治疗期间出现认知损害明显加剧、意识紊乱、视幻觉、妄想或焦虑不安等症状，抗帕金森药物应逐步减量或停用。停药顺序如下：抗胆碱药、司来吉兰、金刚烷胺、多巴胺受体激动药、儿苯酚-O-甲基转移酶（COMT）抑制剂，最后是左旋多巴，停药过程需严格监控。

五、康复和预后

认知训练、物理治疗和有氧运动或有助于改善记忆和生活质量。患者发病后的生存年限较 AD 患者显著减少且抑郁共病率高。与具有相同认知分数的 AD 患者相比，锥体外系症状可导致 DLB 患者具有更严重的运动和功能损害，因此导致更为沉重的医疗护理及家庭负担，多数患者最终死于营养不良、肺部感染等并发症。

（戚 菲）

第八章

神经系统疾病血管内介入治疗

第一节　颈内动脉海绵窦瘘

颈内动脉海绵窦瘘（carotid-cavernous fistula，CCF）是指颈内动脉海绵窦段或海绵窦段的分支与海绵窦之间因外伤或其他因素所致的异常动静脉沟通或瘘管，从而使动脉血直接经瘘管进入海绵窦，造成一系列的循环紊乱和相应的临床综合征。诊断上除了就诊其他科室的病例容易延误诊断外，就诊至本科室的病例一般都能确诊。治疗上介入处理为首选，外科治疗目前已被淘汰。

一、病因及病理

（一）分类

按病因颈内动脉海绵窦瘘可分为外伤性颈内动脉海绵窦瘘（TCCF）和自发性颈内动脉海绵窦瘘（SCCF）。

（二）病因

1. 外伤性颈内动脉海绵窦瘘

颈内动脉海绵窦瘘因外伤引起者占3/4，常存在头部爆炸伤和穿通伤的病史。颅脑外伤在男性发生机会较女性高，故TCCF以年轻男性多见。颈内动脉在岩骨管远端到前床突的走行段，由骨性结构或硬膜紧紧围绕、固定。一旦头颅严重外伤影响颅底，颈内动脉极易损伤。颈内动脉损伤有4种形式：①颅底骨折、骨折片移位撕破颈内动脉及其分支（特别是头部挤压伤）引起者最多见，伤后表现为耳及口鼻皆出血；②骨折碎片直接刺破颈内动脉；③颈内动脉挫伤导致破裂，外伤时窦内段的颈内动脉壁受到剧烈震荡血流的冲击而破裂，或因此造成动脉壁的点状出血或局限性挫伤，以后破裂所致；此种原因所致的TCCF，从受伤到出现症状中间可有一无症状的间歇期；④异物穿透伤，铁丝、毛线针、牙签等锐利物品所致。

2. 自发性颈内动脉海绵窦瘘

自发性颈内动脉海绵窦瘘较少见，其病因包括先天性、获得性因素，继发于原来的血栓或继发于动脉瘤破裂、伴有血管发育不良（包括神经纤维瘤病、Danlos综合征或其他发育不良）等。

3. 医源性颈内动脉海绵窦瘘

包括经蝶窦或单鼻孔垂体瘤手术、海绵窦血栓手术和海绵窦内动脉瘤手术所致的颈内动脉损伤等。

（三）病理

颈内动脉壁的裂隙或破口常为单个、较大，在 2～5 mm，偶尔可存在 2 个破口；严重者颈内动脉可完全断裂；破口可发生于颈内动脉虹吸段的任何部位。颈内动脉与海绵窦相通，大量动脉血进入海绵窦，同侧大脑半球灌注不足，部分或全部由对侧颈内动脉或椎动脉系统供血。高流量的动脉血进入海绵窦后，来不及正常回流入颈内静脉，积聚或反流入所属的静脉引流属支或相关的颅内静脉。进入海绵窦的重要静脉有眼上静脉、眼下静脉、蝶顶窦、外侧裂静脉和基底静脉。海绵窦的主要引流渠道是岩上窦、岩下窦、基底丛。汇入海绵窦内的静脉也都无瓣膜，当发生 CCF 时，动脉血涌入海绵窦，使窦内压力增高，血液按动脉血注入的部位和反方向从 1 条或多条静脉逆流，不同的引流方向，产生的临床症状各异。

二、临床表现

1. 头痛

相当常见，其原因可能与硬膜受牵拉、三叉神经受压或颅内循环重新分布有关。

2. 搏动性突眼

CCF 引流以眼静脉为主者，搏动性突眼是最常见的症状。由于眼静脉无瓣膜，高压的动脉血流入海绵窦，再流向眼静脉，使眼部血液回流障碍及充血，眼部静脉扩张、充血导致患侧眼球突出，并有与脉搏同步的搏动，球结膜及眼睑高度水肿、出血或外翻。CCF 未予治疗，可引起充血组织纤维化增生、增厚，瘘管闭塞，静脉萎陷后增厚的组织难以完全恢复。海绵窦经环窦（海绵间窦）两侧相通，因此，对瘘口大者，或患侧眼静脉血栓形成时，可影响对侧海绵窦，引流入对侧眼静脉，产生双侧性突眼。也有少数 CCF 眼部症状出现于病变对侧，其机制是 CCF 经由海绵间窦引流到对侧海绵窦，或因海绵间窦交通的变异及病侧的眼静脉过于狭小，致眼部症状出现于病变对侧。

3. 杂音和震颤

颅内存在与心律搏动同步的隆隆样杂音，患者往往自我感觉明显，难以忍受。压迫患侧颈动脉可使杂音减轻甚或消失。患者眼球、眼眶部，或额部、颞部、耳后听诊时可闻及杂音，依其瘘口的大小不同，杂音强弱也不一。瘘口大者杂音低沉而浑厚，瘘口小者杂音为吹风样清晰。颈动脉听诊时也可闻及杂音，为临床 CCF 定侧的重要手段。杂音明显者，眼部触诊可有震颤。

4. 球结膜水肿充血

CCF 眼静脉引流者，使眼结膜静脉动脉化，以及眼静脉扩张，导致眼静脉回流不畅，组织水分吸收障碍，最终导致眼球结膜充血、水肿，重者眼睑外翻。

5. 眼球运动障碍

往往与伴有的脑神经损害有关，包括展神经、滑车神经和动眼神经。其中以展神经受损最多见，其次为动眼神经。球结膜水肿也可影响眼球运动，严重者可有眼球固定。患者可出现复视。

6. 视力障碍

视力障碍多为进行性加重。由于大量动脉血流入眼静脉并回流障碍，眼眶内压力急剧升高，致使眼动脉压力下降，眼球血流灌注不足，最终导致视力迅速下降，甚至失明。眶内压增高和扩张的眼静脉压迫视神经引起视神经萎缩，眼球压力增高使眼球变突，长期突眼易发生角膜溃疡和球结膜炎，均可影响视力。

7. 神经功能障碍

CCF 引流静脉向皮质静脉引流时，以向上通过蝶顶窦、侧裂静脉多见，可引起脑皮质静脉充血、脑血流回流受阻，从而出现精神症状、抽搐、偏瘫，甚或昏迷。患侧颈内动脉大量血流通过瘘口进入静脉系统，造成患侧半球灌注不足，也是神经功能障碍的原因之一。有部分患者神经功能障碍系由于原发损伤所致，如颅脑损伤遗留肢体偏瘫、失语等。

8. 颅内出血

脑皮质静脉高压怒张，周围缺乏支撑组织保护，为颅内出血（包括蛛网膜下腔出血、硬脑膜下血肿）的发生创造了条件。皮质静脉管壁薄弱，破裂后导致颅内出血的发生。

9. 鼻出血

部分患者可出现鼻出血，一旦出现，往往是大量出血，难以止住，可危及生命，需急诊救治。必要时行颌内动脉栓塞，极少数行颈内动脉闭塞才能控制。

三、影像诊断

（一）CT 及 MRI 检查

CT 及 MRI 作为 CCF 的辅助诊断方法已越来越多的应用于临床，特别是 320 排 CT 及 1.5TMRI。但是由于 320 排 CT 及 1.5TMRI 设备昂贵，其应用受到局限，不能被广泛推广使用。CT 平扫可见不同程度的眼球突出，眼肌肿胀，海绵窦影扩大，有时可见颅底骨折。CT 增强扫描及 CTA 可见海绵窦明显扩张、强化，且海绵窦、眼上静脉与颈动脉同步强化，CTA 可见迂曲扩张的眼上静脉呈蚯蚓状与海绵窦相通。其强大的后处理功能可很好的显示病变血管的形态，如容积再现（volume rendering，VR）、最大密度投影（maximum intensity projection，MIP）、多平面重建等后处理技术能从各方位、多角度观察海绵窦及其邻近血管。此外，栓塞治疗时栓塞剂多选用金属弹簧圈和可脱球囊（充盈对比剂）等高密度物质，因此术后随访时 CTA 可作为首选检查方法。

MRI 的软组织分辨力高，多方位成像更利于全面观察病变，可显示眼睑、眼外肌和眼球壁的增厚、模糊，眼眶球后软组织肿胀，患侧脑组织水肿、出血、脑萎缩等这些由于引流静脉压力增高及"偷流"引起的继发间接征象，这些间接征象为 DSA 所不能显示。MRA 是一种利用流动效应的血管成像技术，主要包括飞时法（TOF）和相位对比法（PC）。3D-TOF 使用更广泛，特点是无创伤性、无须造影剂、无放射性，可行薄层扫描，能形成高分辨率血管影，且可三维任意旋转，更利于显示 DSA 二维成像由于影像重叠难以显示的结构。MRA 可显示：①供血动脉来源，除颈内动脉外，可有颈外动脉供血；②引流静脉及吻合支开放程度，如翼静脉丛、岩上窦、岩下窦等，在轴位投影上增粗的岩上窦较 DSA 更易辨认；③脑代偿循环情况，CCF 时患侧颈动脉血流经瘘口流入静脉内，瘘口远端的颈内动脉血供减少，从而出现"全偷流"及"部分偷流"现象；MRA 可良好显示"偷流"现象、基底动脉环（Willis 环）及交通动脉开放情况，且结合 MR 的弥散成像（DWI）及灌注成像（PWI）有助于了解患侧脑组织的代偿情况。MRA 对 CCF 的瘘口诊断有一定限制，若颈内动脉瘘口较小，或动静脉血流在瘘口周围形成湍流时，MRA 对于颈内动脉瘘口位置及大小不易辨认。

（二）DSA 检查

CCF 的诊断主要依赖数字减影血管造影，通过数字减影血管造影可了解下列情况：①瘘口的部位和大小，单个瘘口或多个瘘口；②瘘口的引流静脉方向，单向引流或多向引流，单侧引流或双侧引流，有否皮质静脉引流；③侧支循环和盗血（偷流）状况，基底动脉环功能是否良好，患侧脑半球血液灌注情况；④颈内动脉虹吸段分支有无断裂；⑤有无伴发其他脑血管病变，如假性动脉瘤、动脉硬化、狭窄等。

瘘口的判断在数字减影血管造影上有时较为困难，增加采集密度（每秒至少 6 帧）、多位置投照，以及完整的 4 根动脉造影（双侧颈总动脉、双侧椎动脉）和压迫患侧颈动脉后施行对侧颈内动脉、椎动脉造影可有助于瘘口的判别与前交通和后交通代偿情况。

CCF 静脉引流包括：①前引流，经眼静脉→面静脉→颈静脉，特点是眼静脉明显增粗；②后引流，经岩上窦、岩下窦→枕横窦→颈内静脉，特点是岩下窦、岩上窦等增粗；③上引流，经蝶顶窦、侧裂静脉，特点是皮质静脉滞留；④对侧引流，当患侧眼静脉血栓形成时，可通过海绵窦吻合，流向对侧海绵窦，造成对侧眼静脉充盈；⑤下引流，一般不明显，通过破裂孔、卵圆孔静脉，引流入翼丛，往往伴有其他引流通道；⑥混合引流，呈多方向引流，颈内动脉远端充盈不良，这是最常见的一种引流方式。

四、治疗

（一）手术治疗

CCF 的外科手术治疗，包括颈内动脉结扎术、颈内动脉切开"放风筝"术、开颅海绵窦切开修补术和开颅海绵窦切开铜丝马尾导入术，但是，以上方法损伤大、效果不理想，目前几乎放弃这些治疗方法。

（二）血管内治疗

血管内治疗技术是外伤性 CCF 的首选治疗选择方案，如各种原因（动脉硬化、扭曲、狭窄等）使导管不能正确到位者，再予考虑其他治疗方法。有下列症状、体征者，应予急诊治疗。①大量鼻出血：往往有致命的危险，行血管内栓塞术后出血即可停止；②急剧视力减退：眼静脉充血，眼眶压增高，窃血（偷流）导致眼动脉灌注不足或视神经萎缩，此类进行性急剧视力减退、消失往往是不可逆的，应当急诊治疗；③昏迷患者：多为脑皮质静脉回流静脉压增高、破裂，致颅内出血或患侧半球血流严重灌注不足；④蝶窦内假性动脉瘤：动脉瘤破裂出血会致命，应尽可能及早栓塞、根治。血管治疗方法：包括经动脉入路（股动脉或颈动脉）和经静脉入路（股静脉和眼静脉），经股动脉是最常用的途径。常用栓塞材料为可脱性球囊，也可用微弹簧圈（可脱性弹簧或游离弹簧圈）或带膜支架。

1. 栓塞材料

（1）可脱性球囊（图 8-1）：是最常用的 CCF 栓塞材料，多用于经动脉途径，极少用于经静脉途径。可脱性球囊解脱方法有拉力解脱和同轴导管解脱。制作材料有硅胶和橡胶。可脱性球囊可在体外进行充盈后解脱试验，以观察解脱后球囊瓣塞功能，安全系数大，尤其在进行颈内动脉闭塞时。球囊充盈物采用等渗造影剂。

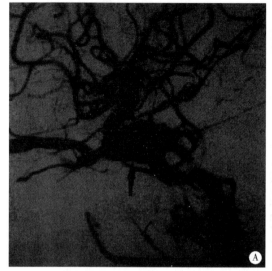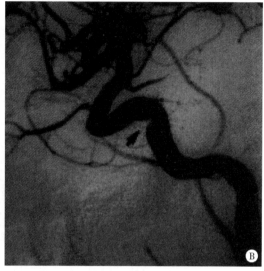

图8-1 可脱性球囊

注 A. 右侧颈内动脉血管造影侧位像提示颈内动脉海绵窦瘘（箭头）；B. 使用球囊封闭瘘口（箭头）。

（2）弹簧圈（图8-2）：有游离弹簧圈和可脱性弹簧圈，包括 GDC 和 MDS，还有 3D 弹簧圈、膨胀圈和纤毛弹簧圈。这类弹簧圈可控性较好，但价格昂贵。可用于经动脉途径和经静脉途径。该类栓塞材料治疗 CCF 效果好，能保持载瘤动脉通畅，很少出现并发症。

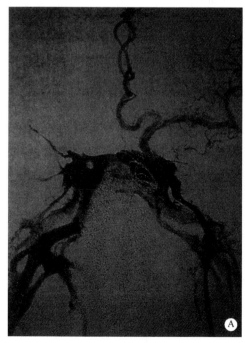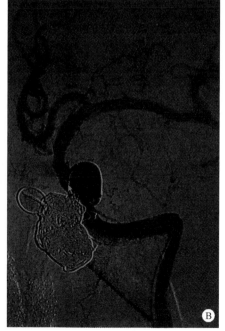

图8-2

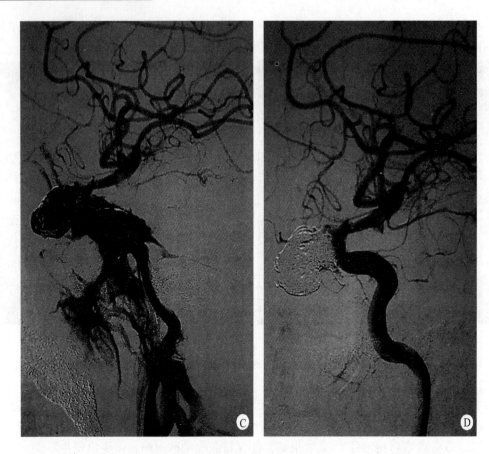

图 8-2 弹簧圈

注 A. 左侧颈内动脉血管造影正位像可见高流量颈内动脉海绵窦瘘，双侧海绵窦瘘显影；B. 弹簧圈栓塞治疗后瘘口消失颈内动脉通畅；C. 左颈内动脉海绵窦瘘早期血管造影像；D. 弹簧圈栓塞治疗后瘘口消失颈内动脉通畅。

（3）带膜支架：通常应用于因瘘口过大、过小或颅底骨折片不适合球囊栓塞者。使用带膜支架治疗外伤性 CCF 时要选择尺寸合适的支架。支架过长，不易通过血管转折，且容易堵塞分支开口，支架过短，则不能完全覆盖瘘口。将支架作为一个整体系统配合导丝送入导引导管，小心推送至病变部位。动作柔和，切忌强行推送，以免出现支架断裂及动脉夹层，甚至动脉破裂。在脑血管造影路径图下进行操作，仔细辨别穿支动脉开口，准确定位后释放支架，尽量避免穿支动脉闭塞。支架到位后，要逐步增加压力，分次充盈球囊扩张支架。不同压力下每扩张一次支架都要进行造影，观察瘘口消失情况及支架的位置。有时甚至扩张压高于命名压，才能将瘘口完全封闭。当球囊的扩张压高于命名压时，要十分小心，每次增加的压力幅度不可过大，以免球囊爆裂，支架被撑破。回撤球囊时，回抽使球囊内液体完全排空，在透视下缓慢撤出。确定使用带膜支架，一定用评估虹吸部血管的弯曲度，否则支架不能到位而致手术失败。

2. 栓塞方法

（1）可脱性球囊栓塞术：经动脉可脱性球囊栓塞 CCF 保持颈内动脉通畅，是最理想的栓塞方法，90% 以上 CCF 患者采用此方法可彻底治愈。少数患者需要经动脉闭塞颈内动脉术来处理，多采用可脱性球囊，第 1 只球囊置于颈内动脉瘘口处，在闭塞颈内动脉的同时，也闭塞 CCF 瘘口；第 2 只球囊置于距第 1 只球囊近端 3～5 cm 处，以巩固第 1 只球囊。闭塞颈内动脉之前一定要行颈内动脉球囊闭塞试验，阴性方可闭塞。球囊闭塞试验是在局部麻醉下用球囊充盈将颈内动脉闭塞并造影证实，观察 30 分钟以上未发现神经功能障碍者为阴性，反之为阳性。

患者神经安定麻醉（对于意识清楚，可配合的患者可仅使用局部麻醉），全身肝素化后，按以下步骤操作：①全脑血管造影，全面、完整地评价 CCF 的瘘口部位、大小和静脉引流方向以及基底动脉环功能；②置入导引导管，经股动脉放置相应的导引导管（7 F 或 7 F 以上）于患侧颈内动脉，连接灌注液保持导引导管内畅通；③安装球囊；④输送球囊，在电视严密监视下，通过导引导管送球囊微导管进入颈内动脉，球囊微导管在导引导管内行进时，球囊微导管内应置入支撑导丝，球囊自导引导管进入颈内动脉后，去除支撑导丝，球囊在血流冲击下，加之轻微推送微导管，或适当在导引导管内加压注入生理盐水，球囊很容易进入颈内动脉虹吸段；球囊靠近瘘口可见球囊有跳动，球囊头端突然低头或改变方向，均提示球囊进入瘘口；如遇球囊行进困难或难以进入瘘口，向球囊内注入少量造影剂可有助于球囊前进和到位，但要注意不可在球囊充盈状态下随意进退球囊微导管，以免球囊意外脱落；⑤充盈球囊和解脱球囊，球囊进入海绵窦后，根据球囊容积，注入适量的等渗造影剂；充盈球囊后进行颈内动脉造影证实瘘口消失、颈内动脉通畅，提示球囊置位准确，予以解脱球囊；对瘘口大、流量大的 CCF，需要几个球囊才能完全闭塞瘘口；⑥术后注意点，CCF 栓塞成功后即刻行正侧位患侧颈内动脉造影，头颅正侧位 X 线摄片，以显示球囊位置、大小，便于随访比较；术后绝对卧床 24～36 小时，控制恶心、呕吐和避免大幅度的运动，以防球囊移位；术后 1 周内应用镇静剂，因海绵窦血栓形成后可引起眼痛，术后 3 个月内口服肠溶阿司匹林每日 0.3 g。

（2）弹簧圈栓塞术：应用可脱性弹簧圈，则置弹簧圈于颈内动脉瘘口内尽可能靠近瘘口处，主要适应小瘘口的患者。少数患者也需要闭塞颈内动脉才能达到治疗目的。弹簧圈应覆盖瘘口上下范围。弹簧圈闭塞颈内动脉的关键是，第 1、第 2 只弹簧圈在期望部位要停得住，然后方能逐一放置、完全闭塞。此类手术应在术后行对侧颈内动脉、椎动脉造影以完整评价手术效果。应该强调，在施行颈内动脉闭塞时（不管是用球囊或弹簧圈），特别要避免闭塞段上端瘘口残留，造成对侧颈内动脉、椎动脉系统通过基底动脉环反流入患侧颈内动脉瘘，使治疗复杂化。

（3）球囊加弹簧圈栓塞术：如果单独球囊不能够解决问题时可采用此方法。

（4）弹簧圈加胶栓塞术：为了减少弹簧圈用量，减少占位效应可以采用此方法。

（5）经静脉途径栓塞术：包括经股静脉通过颈内静脉进入海绵窦或直接眼静脉穿刺插管入海绵窦。静脉入路所用栓塞材料，以游离弹簧圈较为理想，价廉又能达到治疗目的，并能保持颈内动脉通畅。

（6）带膜支架栓塞术（图 8-3、图 8-4）：是最有潜力的一种治疗方法，目前由于它的通过性较差，治疗上有一定的技术难度。

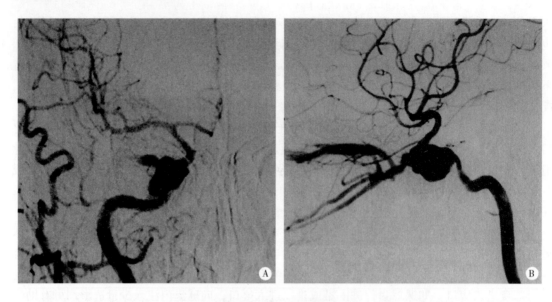

图8-3　带膜支架栓塞术

注　A. 右侧 CCF 向眼静脉引流正位；B. 侧位示 CCF 向眼静脉引流。

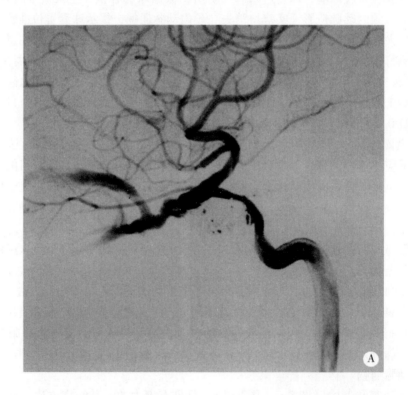

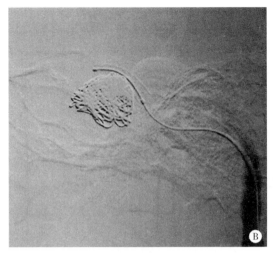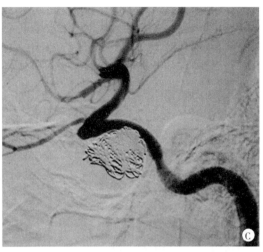

图 8-4　带膜支架栓塞术

注　A. 弹簧圈栓塞后仍有血液向眼静脉引流；B. 置入带膜支架；C. CCF 向眼静脉引流消失。

3. 疗效评价

经股动脉可脱性球囊闭塞瘘口，是 CCF 最常用有效的治疗方法。据统计，经血管介入治疗 CCF 解剖治愈率为 85%～95%，瘘口复发需第 2 次介入治疗的发生率为 1.3%～9.0%。绝大多数临床症状和体征将得到改善或消失。经 CCF 的介入治疗后临床效果较为理想。

4. 并发症及其处理

（1）球囊早脱：球囊早脱往往因操作不当所致。球囊难以进入瘘口，在颈内动脉内操作时间过长时易发生球囊早脱的危险。另外，在颈内动脉闭塞时，如第 1 只球囊因瓣塞功能不好，解脱后泄漏，导致球囊移位。一旦球囊在颈内动脉脱落，则随血流漂入脑内动脉，造成相应脑组织的缺血、梗死，轻则偏瘫，重则有生命危险。避免严重并发症的措施有：①安装球囊时要严格检查球囊颈和微导管的连接点，在保证可解脱的前提下，尽可能牢固；②球囊瓣塞完好，DSB 球囊可在体外进行瓣塞功能试验，增加了体内应用的安全性；③在安放球囊时，可充盈导引导管顶端球囊，以暂时阻断操作侧颈内动脉血流，即便术中发生球囊早脱也不会漂移进入脑内动脉，随即放置第 2 只球囊并充盈，使早脱的球囊固定原位，或用异物钳通过导引导管将球囊取出；④如 CCF 瘘口太小，球囊不能进入瘘口，建议施行颈内动脉闭塞或带膜支架处理。

（2）假性动脉瘤：在 CCF 瘘口海绵窦侧放置球囊，球囊内充填物外溢或充盈的球囊萎陷过快，海绵窦内血栓来不及完全充填海绵窦，都有可能使原瘘口开放，与海绵窦残留相通，形成假性动脉瘤。小的假性动脉瘤有自行闭塞之可能，对逐渐增大的假性动脉瘤，应施行动脉瘤腔内填塞术或载瘤动脉闭塞术。

（3）脑神经麻痹：海绵窦内血栓形成和球囊充盈，均可累及邻近脑神经。累及常见性依次为动眼神经、展神经和滑车神经。一般在 1～2 周内可逐渐恢复，也有留下永久后遗症。

（4）脑过度灌注：CCF 治疗前患侧大脑半球长期处于窃血状态，即使对侧颈内动脉和椎动脉系统通过基底动脉环得以补偿，但还是处于相对低灌注状态。一旦 CCF 瘘口堵塞，恢复正常颈内动脉血流，对长期处于低灌注状态的患侧大脑半球骤然变成相对高灌注状态，患者难以适应，出现头胀痛，眼胀痛等症状。一般情况下，术后24～48小时患者症状消失。如症状明显者，可适当予以降压。

（5）球囊破裂：颅底骨折波及海绵窦骨壁，在海绵窦内安放球囊时，充盈的球囊顶在骨折嵴上，可刺破球囊。操作时可适当移动球囊，避开骨折嵴；如不能避开，则可选用弹簧圈闭塞或颈内动脉闭塞。

（6）球囊早泄：球囊栓塞术后由于体位改变、血压波动、咳嗽及球囊阀泄漏导致球囊位置改变或体积缩小致病情复发，可再行DSA重新栓塞（图8-5）。

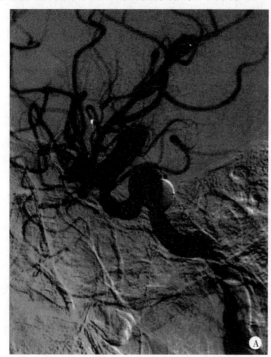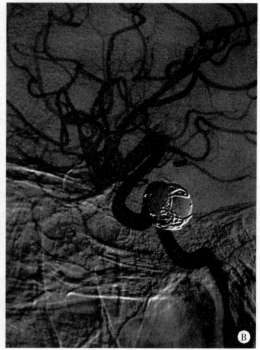

图8-5 球囊早泄后重新栓塞

注 A. CCF球囊栓塞术后；B. 球囊早泄后用弹簧圈补栓。

（赵　喆）

第二节　脑内动静脉瘘

一、概述

脑内动静脉瘘是一组脑内动静脉异常沟通的先天性脑血管病变，由增粗的供血动脉、动静脉之间异常瘘管（腔壁型或管道型）、瘘管后静脉瘤样扩张以及增粗的引流静脉组成。与脑动静脉畸形不同，脑内动静脉瘘伴有血管巢样结构的异常血管团，它具有不同的临床表现，多在出生后即有临床症状，影响患儿的生理、智力发育，甚至危及患儿生命。早期发现、及时治疗可提高患儿的生存率，改善患儿的生存质量。

二、发病机制和分型

脑内动静脉瘘病理改变主要是动静脉之间有瘘管形成，动脉内高流量、高流速血液通过瘘管，直接冲击瘘管后静脉使其扩张，呈瘤样改变，依据其累及盖伦（Galen）静脉与否，分为 Galen 型动静脉瘘和非 Galen 型动静脉瘘，根据其瘘管部位、伴发引流静脉窦变异与否，又可分为诸多亚型。

（一）Galen 型动静脉瘘

Galen 型动静脉瘘主要有 Galen 静脉瘤样畸形（VGAM）和 Galen 静脉瘤样扩张（VGAD）。

1. Galen 静脉瘤样畸形

VGAM 是累及 Galen 静脉的血管畸形。在胚胎发育前 3 个月内，胚胎中线静脉（又称前脑中线静脉）雏形壁上出现一异常动静脉干，并在其壁上存在动静脉瘘管，解剖学上不存在正常的 Galen 静脉，而由合并的前脑中线静脉取代。前脑中线静脉不引流正常脑组织，不与正常脑静脉相通，仅引流动静脉瘘管。该扩张的前脑中线静脉常常引流入解剖变异和（或）胚胎结构的静脉窦，多数引流入下矢状窦再进入上矢状窦，也有直接引流至血窦。伴发的其他变异包括枕窦、边缘窦、重复窦的存在，直窦的缺如以及乙状窦、颈静脉的发育不全。引流静脉或静脉窦狭窄或阻塞是导致前脑中线静脉瘤样扩张的直接原因，这是不同 VGAM 类型的共性征象。VGAM 的供血动脉可为单支或多支，其瘘管也可单发或多发，多支供血动脉可由互不关联的静脉引流或共为同一支静脉引流。

据其瘘管位置不同，VGAM 可分为脉络膜型和腔壁型。

（1）脉络膜型 VGAM：其瘘口位于中间腔隙，脑外蛛网膜下，与前脑背侧静脉前端交通。供血动脉为双侧性，相当于供应脉络结构的动脉，包括脉络膜后外侧动脉、脉络膜后内侧动脉和脉络膜前动脉，胼周动脉额下分支，丘脑穿动脉的室管膜下分支。各供血动脉呈现复杂的网络样结构。此型 VGAM 常在新生儿时就出现心力衰竭。

（2）腔壁型 VGAM：其瘘管位于前脑中线静脉壁上，最常见在其外下缘。供血动脉多为四叠体和（或）脉络膜后动脉。临床上，此型 VGAM 多见于婴儿，伴有巨前脑畸形、无症状性心脏扩大或轻度心力衰竭。

Yasargil 依据 VGAM 瘘管为丛状或瘘口状，将其分为 4 型：Ⅰ型、Ⅱ型、Ⅲ型为瘘口状瘘管；Ⅳ型为丛状畸形，为真性动静脉畸形。①Ⅰ型：动静脉瘘口位于扩张静脉壁上，供血动脉为脉络膜前、后动脉，胼周动脉和小脑上动脉；②Ⅱ型：动静脉瘘口位于扩张静脉壁上，供血动脉是中脑穿动脉和间脑穿动脉；③Ⅲ型：Ⅰ型和Ⅱ型的组合；④Ⅳ型：中脑、间脑、小脑的真性动静脉畸形。Galen 静脉的扩张是由于引流动静脉畸形的高流量血液所致，但不引流正常脑静脉。

2. Galen 静脉瘤样扩张

VGAD 其扩张的静脉是真正的大脑大静脉，它既引流异常瘘管来源的血液，也接受正常深部脑组织的血液。VGAD 双可分为 3 种类型，即实质型、硬膜型和曲张型。

（1）实质型 VGAD：指深部脑实质动静脉畸形合并直窦流出道障碍。畸形血管的供血动脉是间脑穿动脉，引流入大脑大静脉属支。由于静脉输出道直窦发育异常、闭塞，导致大脑大静脉呈瘤样扩张，并可见脑内静脉反流。该型 VGAD 临床表现类似于脑深部动静脉畸形。血管造影显示大脑大静脉瘤样扩张伴直窦闭塞，以及 MRI 显示异常脑穿动脉，是与脑深部动静脉畸形的鉴别点。

（2）硬膜型 VGAD：是获得性病变，其瘘管位于大脑大静脉的壁上。供血动脉来自硬膜动脉，多为颈内动脉和椎动脉的大脑镰天幕动脉分支。大脑大静脉瘤样扩张的原因是直窦内机械性阻塞，如狭窄或血栓形成。脑内静脉可见反流，临床表现类似于脑内静脉引流的硬膜动静脉瘘。

（3）曲张型 VGAD：是罕见的大脑大静脉扩张类型。它不存在动静脉瘘管，大脑大静脉扩张多继发于该静脉流出道的阻塞。临床上一般无症状，往往偶然发现，无须治疗。

（二）非 Galen 型动静脉瘘

非 Galen 型脑动静脉瘘是脑内异常动静脉通道中最简单的一种形式，仅为动静脉之间的直接交通。它与 Galen 型动静脉瘘不一样，可发生于颅内各部位，发病年龄偏大，大多数在儿童或少年才开始有临床表现。在解剖学上，非 Galen 脑动静脉瘘的特征为单支或多支供血动脉直接流入引流静脉，致使引流静脉近端呈现瘤样扩张，其远端也呈病理性增粗。当多支供血动脉供血时，往往存在多孔性瘘管。静脉引流通常为单一途径，偶有其他辅助回流通道。不同部位的静脉扩张有其特定的供血动脉和引流静脉：额顶内侧面的静脉扩张由大脑前动脉供血；颞叶、顶凸面静脉扩张由大脑中动脉供血；枕叶静脉扩张由大脑后动脉供血或大脑中动脉参与供血；脚间池静脉扩张由后交通动脉供血；桥小脑角静脉扩张的供血来自小脑前、后下动脉分支。纵裂和凸面静脉扩张引流入上矢状窦或通过胼胝体静脉进入 Galen 静脉；颞叶静脉扩张通过窦汇引流入横窦，部分引流入上矢状窦；后交通动脉供血者常引流入基底静脉；桥小脑角者通过中脑外侧静脉引流入 Galen 静脉，成年颞叶病变多引流入 Labbe 静脉。

三、临床表现

绝大多数 Galen 型静脉瘘见于新生儿和婴儿，而约67%的非 Galen 型动静脉瘘患者见于大于2岁的儿童或青少年。心力衰竭是新生儿患者的主要表现，婴幼儿患者可存在神经功能缺陷和巨脑畸形；幕上静脉曲张可出现癫痫，幕下静脉曲张压迫中脑导水管引起幕上脑积水。约10%患者无临床症状，脑出血不常见。

（一）心脏表现

其严重程度取决于动静脉瘘管大小、静脉引流类型、供血动脉形成和患者体质。充血性心力衰竭多见于出生2周内婴儿。脉络膜型 VGAM 发生心力衰竭要比其他类型 VGAM 和 VGAD 要早和多见。由于右心房压力增高使卵圆孔不能正常发育、闭合，造成心房直接相通，保持胎儿型循环，存在右向左分流，临床表现青紫。由于主动脉弓内低氧分压和存在右向左分流，因此动脉导管未闭常见。在如此条件下其动脉导管未闭的存在，是为了适应血流变道和氧分压改变，不应视为病理性。但是，此畸形的存在有时会使患者的临床症状加重而需外科手术。

（二）脑表现

脑表现在新生儿患者少见，心力衰竭可引起脑缺血甚而脑软化，这在经颅多普勒超声和CT 检查时可明确。大于1个月的婴儿，VGAM 最常见脑功能缺陷是脑积水和巨脑畸形，没有脑积水的巨脑畸形多为 VGAD 引起。VGAM 致脑积水的主要原因是脑内静脉高压导致脑脊液吸收障碍,而静脉扩张压迫中脑导水管被认为不是主要原因。此类脑积水不宜做脑室引流,因它会引发以下并发症:①损伤扩大的静脉并发颅内出血;②扰乱细胞外和血管内水平衡,发生脑水肿和皮质或皮质下缺血;③脑室内压力下降为 VGAM 进一步扩大提供了潜在的空间。VGAM 致脑积水的最好治疗选择是经血管栓塞 VGAM,使脑静脉压降低,而静脉压的降低有利于脑脊液的循环和吸收。

脑表现与脑静脉高压密切相关,脑内动静脉瘘患者大量动脉血引流入上矢状窦和窦汇,使之压力升高,影响正常脑静脉的引流。脑表静脉逆流进入海绵窦和眼静脉,出现面部静脉扩张和鼻出血。在这类患者,常伴发静脉窦发育异常或闭塞;颅内静脉流出道受阻,致使脑内静脉充血、淤滞,引起脑水肿、脑缺氧和脑积水,使神经系统体征明显。在未予治疗而生存的 VGAM 患者,神经生理发育迟缓和中枢性软瘫是常见的症状。癫痫常提示脑损害。

(三)脑出血

在 VGAM 患者,其动静脉瘘引流入前脑中线静脉,而该静脉系硬脑膜窦的蛛网膜下腔突起而不是真正的脑静脉。因此,VGAM 自发性出血罕见。但是,当脑内动静脉瘘的引流静脉狭窄或血栓形成使之逆流入软膜静脉时,这些软膜静脉充血、压力升高,发生破裂,导致脑内出血、蛛网膜下腔出血和硬脑膜下血肿。脑室引流后也可并发出血,据报道实质型 VGAD 并发脑出血较为多见。

四、影像学诊断

(一)X 线摄片检查

巨脑畸形、颅压增高者在头颅 X 线摄片上显示颅腔增大,颅缝增宽、延迟闭合。

(二)CT 和 MRI 检查

CT 平扫时,在第三脑室后部和四叠体池有圆形肿块影,密度较灰质略高;有时可有周边部分高密度影,提示部分血栓形成或钙化;第三脑室和侧脑室扩大,脑室周围有不规则低密度影,也可以伴有广泛点状钙化,提示脑室周围白质软化及钙化。

CT 增强扫描后,肿块影更加清楚,直径可达 3~5 cm;可见扩张的供血动脉,特别是在三维重建时,皮质、脑内、室管膜下的静脉都可扩张(图 8-6),有时可误诊为第三脑室后部肿瘤;在中线可见与圆形肿块影相连续直至颅骨的增强影,提示扩张的直窦,这点可与肿瘤鉴别。

脑表静脉的钙化,常分布于浅深脑静脉交界处,CT 平扫对此较为敏感;CT、MRI 可较为清晰显示伴发的脑缺血、脑软化、脑萎缩和颅内出血。CT 增强扫描后(图 8-7、图 8-8)和 MRI 可显示脑内异常血管团,特别是瘤样扩张的静脉和增粗的引流静脉(图 8-9、图 8-10);CTA 和 MRA 除显示瘤样静脉外,对瘤样静脉与周围脑组织的关系,大致的相关血管结构也可予以评价(图 8-11、图 8-12)。

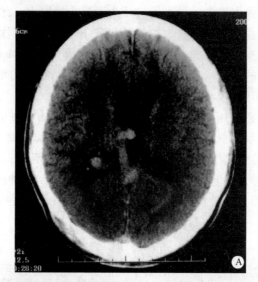

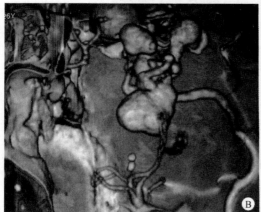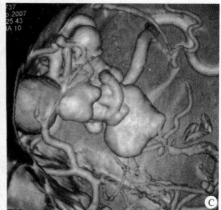

图 8-6 CT 示扩张的血管
注 A. CT 示迂曲扩张的血管；B. CTA 示扩张的静脉；C. CTA 示扩张的静脉。

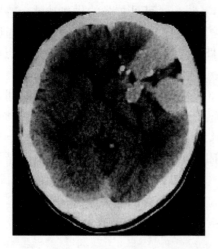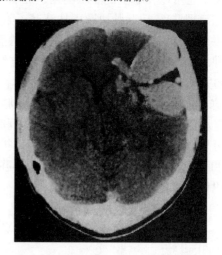

图 8-7 CT 示左颞叶迂曲扩张的静脉血管   图 8-8 CT 示左颞叶迂曲扩张的静脉血管

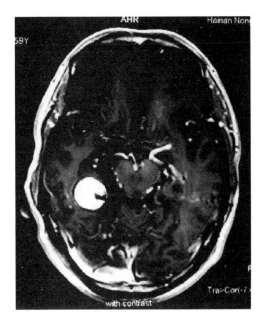

图 8-9 MRI 示瘤样扩张的静脉

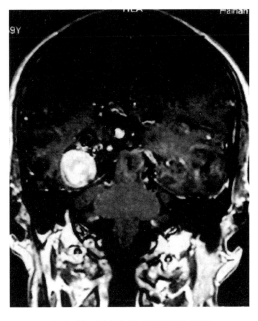

图 8-10 冠状位示瘤样扩张的静脉

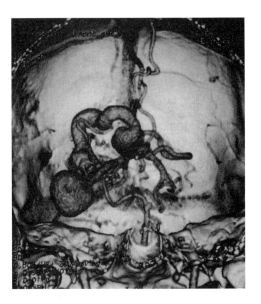

图 8-11 CTA 正位示扩张的静脉

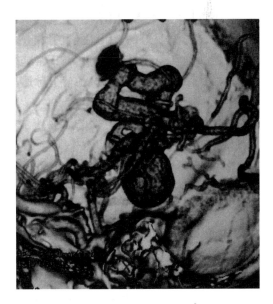

图 8-12 CTA 侧位示扩张的静脉与周围结构

（三）DSA 检查

要明确脑动静脉瘘的诊断，特别是对计划治疗脑内动静脉瘘的患者，DSA 是必不可少的诊断方法（图 8-13、图 8-14）。DSA 可显示脑内动静脉瘘的部位和类型，供血动脉来源和形式，瘤样扩张静脉的大小及其引流静脉归属以及伴发的异常，从而为治疗方法的选择，介入治疗的可行性评估和实施，以及其预后作出全面的评价。

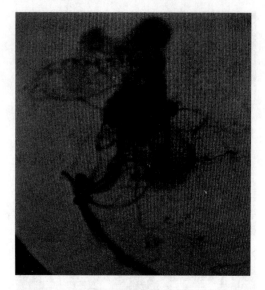

图 8-13　DSA 侧位示瘤样扩张静脉

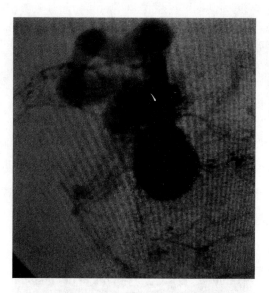

图 8-14　DSA 侧位示瘤样扩张静脉晚期像

五、血管内介入治疗

不存在严重充血心力衰竭的新生儿患者（6 个月婴龄前）不主张急于治疗，因为这时期是神经系统发育旺盛期；影像学检查显示有严重的神经学损害患者，应视为经血管治疗的禁忌证，因为即使手术成功，临床预后也不好；对近期做脑室引流者，治疗应推迟，因动静脉瘘管堵塞使静脉曲张萎陷，加之脑室减压，可使幕上颅腔压力骤然下降，造成小脑上疝；部分 VGAM 患者发生扩张的前脑中线静脉内会自发性血栓形成而解剖自愈。因此，脑内动静脉瘘的治疗应根据患者的发病年龄、临床症状、病变部位、瘘管类型而定。治疗方法包括药物治疗、外科手术和经血管治疗。药物治疗主要针对因动静脉瘘产生的继发症状，或在经血管内介入治疗或外科手术前的用药。对于非 Galen 型脑动静脉瘘，过去一直采用手术夹闭供血动脉和扩张静脉。根据临床实践，现在大多数学者认为，脑内动静脉瘘的供血动脉（近瘘口处）阻断后，其病灶即萎陷，故不需切除扩张的静脉。另外，在其他类型的脑内动静脉瘘，外科手术尚有以下不足：①病变部位较深者，手术则不易到达；②某些动静脉瘘的供血动脉和回流静脉较为复杂，而外科手术难以完全结扎、治愈；③手术中出血较多；④开颅后突然的颅内减压会引发天幕裂孔疝。因此，近年来外科手术已不再是脑内动静脉瘘的首选治疗方法，经血管内介入治疗技术已逐渐应用于这类疾病，并获得良好的效果。经血管内介入治疗的机制是通过血管途径阻塞动静脉瘘管，断开病理性供血动脉、瘤样扩张静脉与正常脑循环的交通，达到解剖治愈继而临床恢复。经血管内介入治疗技术分为经动脉途径、经静脉途径和直接经窦汇栓塞。

（一）经动脉途径

经动脉途径是经血管介入治疗技术的最常见方法。常规全身麻醉，全身肝素化（小于 3 岁者不需肝素化），经股动脉穿刺并导入 4 F 薄壁的导管，选择性插管入左右颈内动脉、一侧椎动脉进行全脑血管造影，以全面评价颅内血管情况，以及病变血管及其与周围的关系。

然后连接 Y 阀和灌注线，如应用栓塞剂（NBCA 或 ONYX），则置入最小型号的微导管，微导管头的正确位置应在供血动脉近瘘口处，进行超选择性血管造影，正确计算病变血管的循环时间，配制相应浓度的栓塞剂。在 DSA 状态下注入栓塞剂，栓塞范围应包括供血动脉远端（近瘘管处）、瘤样扩张的静脉及其出口处，一旦显示栓塞剂流入供血动脉，立即停止注射并拔除微导管。在应用液态栓塞剂栓塞时，切忌仅栓塞瘤样扩张的静脉流出道，这样很容易造成瘤样扩张的静脉破裂或逆流入脑内静脉；同时，也应避免液态栓塞剂漂入引流静脉远端，如矢状窦、颈静脉，甚或肺部，造成正常脑静脉回流障碍和肺栓塞。在引流静脉远端存在狭窄或闭塞患者，用液态栓塞剂栓塞较为安全，只需栓塞供血动脉近端瘘口处即可。经动脉用液态栓塞剂栓塞脑动静脉瘘的理想效果应是瘘管闭塞，瘤样扩张的静脉内血栓形成，CT 和 MRI 检查显示扩张的静脉萎陷。在腔壁型 VGAM 和非 Galen 脑动静脉瘘，一次治疗可完全栓塞；在脉络膜型 VGAM 和实质型 VGAD，因畸形血管结构复杂往往要分期多次栓塞。栓塞术后 36 小时镇静，控制性降血压略低于正常。手术后 1 周行 CT 或 MRI 随访，3 个月后血管造影随访。

在处理单一粗大的脑动静脉瘘患者，特别在非 Galen 脑动静脉瘘，栓塞材料可选用可脱性球囊和微弹簧圈，栓塞部位是供血动脉近瘤口处或瘤样扩张的静脉内。在部分流速快的脑动静脉瘘，可先用微弹簧圈以减慢血液流速，然后注入液态栓塞剂，可达到理想的效果，也可直接注射高浓度液态栓塞剂。有少数患者弹簧圈不能停留在瘘口处，支架半释放加弹簧圈可以让弹簧圈停留在瘘口。

（二）经静脉途径

部分脑内动静脉瘘患者，其供血动脉多而复杂，经动脉途径难以完全闭塞；或供血动脉与供养基底节或脑干的穿支动脉共干，如行经动脉栓塞，可能会导致该结构的栓塞导致缺血损害。因此，可选用静脉途径以完成经血管治疗。经静脉途径采用的材料主要是可脱性球囊和微弹簧圈，栓塞部位是瘤样扩张的静脉近瘘口处；有部分患者也可用 ONYX 胶。

（三）经窦汇途径

存在静脉窦发育异常的新生儿患者，经静脉途径不能到达病灶部位，又不具备经动脉途径的条件，可直接穿刺窦汇通过引流静脉把栓塞材料置入病变区，以达到与经静脉途径治疗的同样目的。

随着经血管治疗技术的应用，比较棘手的脑内动静脉瘘，尤其是 VGAM 在未产生脑损害或其他并发症之前，选择适当途径、适当材料经血管栓塞瘘口，以达到解剖和临床治愈已成为可能。当然，经血管内介入治疗也有其不足之处，包括不是所有脑内动静脉瘘都能施行经血管治疗，有一定的手术失败率，不能恢复已有的脑损害。另外，还有手术并发症，如脑梗死、脑水肿、脑出血、肺梗死，甚至导致死亡的发生。

（李晓倩）

第三节　硬脑膜动静脉瘘

硬脑膜动静脉瘘（dural arteriovenous fistulae，DAVF）是在脑膜组织上的动静脉发生短路所致的一种血管性疾病。主要分两类：一类为纯硬脑膜动静脉瘘；另一类为混合性硬脑膜动静脉瘘，包括脑膜—皮下—颅骨动静脉瘘或脑膜—脑动静脉瘘。临床表现为头昏、头痛、颅内杂音、出血等，病程较长的患者还表现为眶部、头皮及颜面部静脉曲张。确诊还是 DSA 为主。治疗上栓塞、手术和放射治疗联合有望彻底治愈。

一、病因

硬脑膜动静脉瘘同时伴有血管畸形，多认为是先天因素所致；但尚有相当多的患者发病年龄在 40~60 岁，病史也仅 1~2 年，则应与后天因素有关。

（一）先天性学说

该学说主要见于早期文献，其依据为：①一些 DAVF 可在新生儿或婴儿中发病；②DAVF可伴发脑动静脉畸形（CAVM）、遗传性出血性毛细血管扩张症（HHT）等遗传性疾病。Obrador 发现 3% 的 DAVF 在 1 岁以内发病。Tanska 报道一例 DAVF 伴发混合性软脑膜—硬脑膜动静脉畸形，认为其是先天性发育异常所致。Dewton 认为，该病发生于胚胎循环系统发育的第 3 期，即血管系统分化出表浅、硬膜和软膜血管之时。

（二）获得性学说

Houser 提出静脉窦内血栓机化过程中，原先存在于硬脑膜上的血管发育形成 DAVF。Chaudhary 认为静脉窦血栓形成或血栓性静脉炎可能是 DAVF 的成因。Sakaki 报道 5 例患者因肿瘤而切断乙状窦，2~5 年后形成 DAVF。Nakagawa 报道 1 例海绵窦区 DAVF 经静脉栓塞后成为乙状窦区 DAVF，再经静脉栓塞后变成横窦区 DAVF，因此医源性静脉窦栓塞也是 DAVF 的成因。在 Cognard 和 Davies 的报道中，颅脑外伤、颅脑手术、脑血栓性静脉炎等诱发因素，分别占所有 DAVF 的 26% 和 32%。DAVF 的成因目前仍不清楚，可能是宫内感染导致静脉窦血栓形成。

目前大多数学者认为，静脉窦血栓形成后，在再通过程中，正常存在于硬脑膜上的生理性动静脉分流扩大，形成病理性的瘘。诱发因素包括颅脑外伤、颅脑手术、颅内感染、高凝状态（妊娠、口服避孕药）等，但上述因素最终导致一个共同的病理生理机制，即静脉窦血栓形成，其是 DAVF 形成的触发因素。

二、分类

硬脑膜动静脉瘘（DAVF）主要分两大类，即纯硬脑膜动静脉瘘和复合性硬脑膜动静脉瘘。

（一）纯硬脑膜动静脉瘘

根据超选择性动脉造影的表现和其静脉引流的形态，可将纯硬脑膜动静脉瘘分为 4 类：①典型的纯硬脑膜动静脉瘘直接引流入脑膜静脉或硬膜静脉窦，最常见；②纯硬脑膜动静脉瘘直接引流入静脉窦，但反流入皮质静脉，长期可引起颅内压增高或其他症状；③纯硬脑膜动静脉瘘伴有硬膜或硬膜下静脉湖，有占位效应；④纯硬脑膜动静脉瘘直接引流入皮质静脉，是蛛网膜下腔出血的主要原因。

（二）复合性硬脑膜动静脉瘘

复合性硬脑膜动静脉瘘可分为两类。

（1）头皮、颅骨、脑膜复合动静脉瘘。

（2）脑膜—脑动静脉瘘。

三、临床表现

临床症状与静脉引流的方向和流速有密切关系。男性略多，不同部位的 DAVF，其性别比明显不同；海绵窦区 DAVF 中，女性最多，可达 85%；而颅前窝区 DAVF 中，男性占绝对优势，占 90%；横窦—乙状窦区和上矢状窦区 DAVF 中，男女比例接近；DAVF 引流入脊髓髓周静脉网，男性达 83%。各年龄段均可发生，但以 40~60 岁最多；儿童少见，不足 1%。

1. 头痛

约 70% 的患者主诉头痛，多为钝痛或偏头痛。头痛原因为：①静脉压力增高致的颅内压增高；②扩张的脑膜动静脉对脑膜的刺激；③小量硬脑膜下出血或蛛网膜下腔出血。

2. 血管杂音

约 70% 的患者有主观和客观的血管杂音。杂音多为持续性、收缩性增强，瘘口部位杂音最响，可向周围传导。压迫同侧颈动脉、憋气或其他增加静脉压的方法，均可使杂音减弱。杂音终日喧闹，成为患者最不堪忍受的症状。

3. 出血

出血主要因脑膜动静脉瘘向皮质静脉引流，这些静脉周围无支撑组织，有压力增高或轻微外伤的情况下极易破裂，严重者可昏迷死亡。出血类型按发生率依次为蛛网膜下腔出血、硬脑膜下血肿和脑内血肿。

4. 眼部症状

在海绵窦内的动静脉瘘可表现为明显的眼部症状和体征，出现突眼、视力障碍、眼外肌麻痹等症状。

5. 颅内压增高

原因包括：①动静脉瘘的血液直接灌注到静脉窦，将未经衰减的动脉压传递到静脉窦，造成静脉窦压力升高，静脉窦高压阻碍静脉回流和脑脊液吸收；②继发性静脉窦血栓形成；③巨大的硬膜下静脉湖可产生占位效应。

6. 神经功能障碍

少数患者可发生失语、癫痫、运动障碍等。主要因动静脉瘘向皮质静脉引流或静脉窦高压，正常脑静脉回流受阻，局部充血、水肿所致。当颅后窝脑膜动静脉瘘向脊髓静脉引流时（正常后颅凹静脉与脊髓静脉有吻合网），可引起椎管内静脉高压，进而导致脊髓缺血，出现锥体束症状等脊髓功能障碍。

7. 其他

高血流的动静脉瘘还可伴有心脏扩大、心力衰竭。

四、影像学诊断

（一）CT 和 CTA

CT 表现与引流静脉的类型有关。无皮质静脉引流者多数 CT 正常，而有皮质静脉引流者往往有阳性发现，平扫可见：白质中有异常的低密度影，系静脉压增高所致脑水肿；交通性或阻塞性脑积水；出血者可见蛛网膜下腔出血、颅内血肿或硬脑膜下血肿；骨窗位有时可见颅骨内板血管沟的扩大，为增粗的脑膜动脉；大静脉窦的扩张。CT增强扫描后可见：斑块状或蠕虫样的血管影，系扩张的引流静脉，有时可见引流静脉的动脉瘤样扩张；脑膜异常增强。这些CT改变大多为静脉压升高后的继发性改变，CT扫描仅能提供血管病的存在，而不能定性。

（二）MRI 和 MRA

MRI表现类似于CT，可显示脑水肿、脑缺血、颅内出血、脑积水等改变，其对显示扩张的静脉窦优于CT，且可显示CT所不能发现的静脉窦血栓形成、静脉窦闭塞及静脉窦血流增加等。对海绵窦区DAVF，MRI可见患者海绵窦信号变低、眼上静脉扩张、眼外肌肿胀等非特异性改变。对引流静脉的动脉瘤样扩张，MRI能清晰显示血栓并能看清周围脑组织受压情况。对引流入髓周静脉网的DAVF，脊髓MRI可见扩张的引流静脉。MRA优于MRI，可显示增粗的供血动脉及扩张的引流静脉及静脉窦，但对细小的血管及流速慢的血管不能清晰显示。

（三）DSA

DAVF在数字减影血管造影上表现为脑膜动脉与静脉窦之间异常的动静脉分流。供血动脉主要是颈外动脉脑膜支（如枕动脉、脑膜中动脉、咽升动脉等）（图8-15、图8-16），其次为颈内动脉脑膜支（如脑膜垂体干的分支天幕动脉和眼动脉的分支筛前动脉及筛后动脉）（图8-17）和椎动脉的脑膜支（如脑膜后动脉）（图8-18）。单侧供血为主，但双侧也十分常见。供血动脉往往会扩张，使某些在正常脑血管造影上不能显示的血管显影（如天幕动脉等）。引流静脉有多种方式，一般顺流入邻近的静脉窦，静脉窦压力升高至一定程度后，可见逆行性皮质静脉引流，有时不经静脉窦而直接皮质静脉引流，个别可进入髓周静脉网。DAVF常伴CAVM等脑血管病，约占3%。

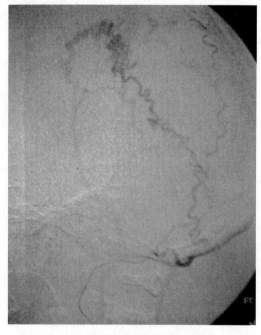

图8-15　枕动脉供血的DAVF

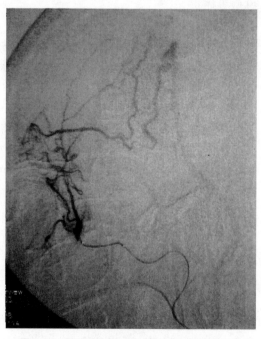

图8-16　颈外动脉的颌内动脉分支供血的DAVF

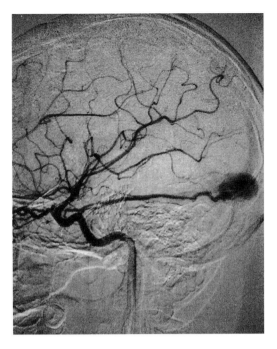

图 8-17 脑膜垂体干的分支天幕动脉瘤

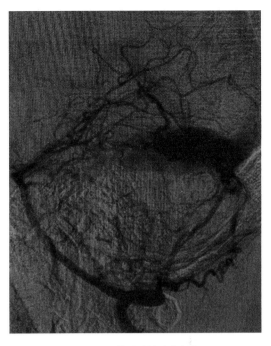

图 8-18 椎动脉的脑膜支瘘

五、治疗

DAVF 治疗的基本目的是持久、完全地闭塞动静脉分流，暂时或部分闭塞仅能暂时缓解症状，且不能防止再出血。由于 DAVF 没有单一理想的治疗方法，其治疗方法多样，目前常用的方法包括保守治疗、压迫治疗、血管内介入治疗、手术治疗、放射治疗以及联合治疗。

近年来，随着微导管、栓塞剂以及 DSA 技术的发展，血管内介入治疗已成为 DAVF 的一种重要治疗方法。目前，除了颅前窝区 DAVF，几乎所有部位的 DAVF 均可用栓塞治疗，其中以海绵窦区 DAVF 疗效最好，横窦—乙状窦区次之。对天幕、上矢状窦区可闭塞大部分血供，甚至完全闭合。栓塞途径包括经动脉，经静脉以及联合动、静脉入路栓塞。经动脉入路栓塞要求超选择性插管，把微导管尽量插至供血动脉远端近瘘口处。如果栓塞供血动脉近端，其结果类似于结扎供血动脉，只能起到暂时作用，会导致 DAVF 的复发。经静脉入路栓塞比经动脉入路栓塞方法更简单、疗效更高、不良反应更少，故越来越受到临床重视。对一些供血动脉极复杂的 DAVF，经静脉入路有时只需 1 次即可闭塞 DAVF；许多学者认为，经静脉入路栓塞的疗效优于经动脉入路栓塞。

（一）经动脉入路栓塞

经动脉入路栓塞适应证：①颈外动脉供血为主，供血动脉与颈内动脉、椎动脉之间无危险吻合，或超选择性插管可避开危险吻合（图 8-19 ～图 8-24）；②对颈内动脉或椎动脉的脑膜支，如超选择性插管可避开正常脑组织的供血动脉，也可栓塞。

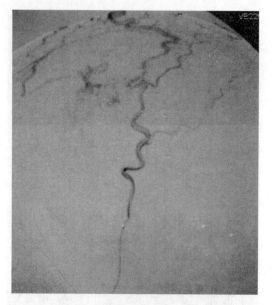

图 8-19　超选择颞浅动脉造影可见瘘口

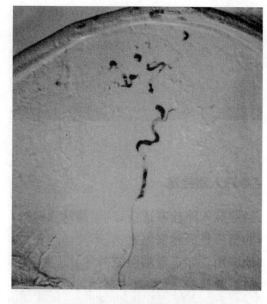

图 8-20　NBCA 胶栓塞铸形

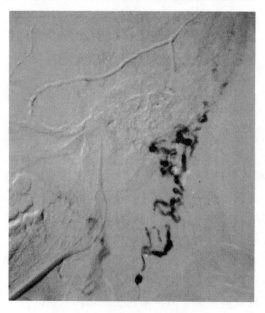

图 8-21　NBCA 胶枕动脉分支栓塞铸形

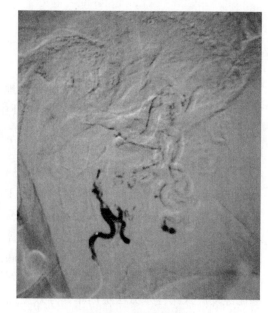

图 8-22　再次栓塞铸形

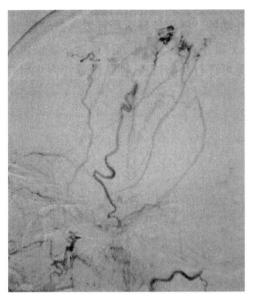

图8-23　颈外动脉供血的DAVF

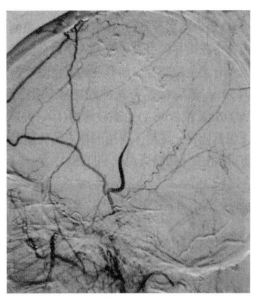

图8-24　栓塞后瘘口消失

经动脉入路栓塞禁忌证：①颈外动脉与椎动脉、颈内动脉有危险吻合，超选择性插管也不能避开；②颈内动脉、椎动脉的脑膜支供血，但选择性插管不能避开正常脑组织的供血动脉。具体方法：患者取平卧位，神经安定麻醉加穿刺点局部麻醉；采用Seldinger技术穿刺股动脉，置入6F导管鞘；4~6F造影导管分别置入相应颈外动脉、颈内动脉和椎动脉，进行选择性造影，了解供血动脉、瘘口位置、引流静脉及类型、有无危险吻合；全身肝素化后，置入交换导丝，退出造影导管，把导引导管置入患侧颈外动脉；随后经导引导管置入微导管，利用血流冲击或微导丝引微导管置入供血动脉远端，尽量接近瘘口。超选择造影了解供血动脉情况及有无危险吻合。如有能确定危险吻合情况可进行功能试验，即从微导管内注射普鲁卡因50 mg，然后检查有无神经功能缺损，若有功能障碍，则放弃；若无，则把栓塞剂（如PVA、ONYX或NBCA）由微导管内注入，并随时注入造影剂以了解栓塞情况，一旦造影剂速度缓慢就应停止注射。再用同样方法栓塞其他供血动脉。栓塞完毕后，拔出导管鞘，压迫穿刺点，酌情使用鱼精蛋白中和肝素。

（二）经静脉入路栓塞

经静脉入路栓塞的适应证目前尚未统一，但大多数学者认为，最佳的指征是静脉窦阻塞，且不再引流正常脑组织的血液；也可根据静脉窦球囊阻塞试验选择性地应用，如正常脑引流静脉被阻断，则为禁忌。具体方法如下。

1. 经股静脉（或颈内静脉）入路插管栓塞

患者取平卧位，神经安定麻醉加局部麻醉。Seldinger技术穿刺股静脉并置入8F导管鞘。全身肝素化，将8F导引导管经股静脉、下腔静脉插管至颈内静脉的C_2段；或采用Seldinger技术直接穿刺颈内静脉，置入导管鞘和送入导引导管。对侧股动脉穿刺并置入导管鞘，用于术中造影。经导引导管把可脱式球囊导管或可放微弹簧圈的微导管，在微导丝的导引下送入要栓塞的静脉窦。对海绵窦区DAVF，通常采用颈内静脉、岩下窦、海绵窦入路；

也有采用颈内静脉、面静脉、眼上静脉、海绵窦入路。对横窦—乙状窦区 DAVF，微导管由颈内静脉、乙状窦到达瘘口所在的静脉窦。对上矢状窦区 DAVF，由颈内静脉、乙状窦、横窦、窦汇入上矢状窦。当静脉窦有血栓形成时，通常仍可通过微导管。在插管通过岩下窦时，务必要仔细，以免刺破窦壁。微导管头端到位后，即可释放球囊或微弹簧圈。如有必要，可进行球囊阻塞试验，以确定有无正常脑引流静脉受阻。有学者报道，经受累的静脉窦逆行插管至供血动脉，注射 NBCA 或 ONYX 栓塞供血动脉，这种方法可保留静脉窦，但其插管难度较大。栓塞完毕后复查造影，拔管，局部加压，酌情使用鱼精蛋白中和肝素。

2. 经眼上静脉入路插管栓塞

用于海绵窦区 DAVF 的栓塞。Courtheour 报道用铁制的弹簧圈栓塞，Debrun 采用可脱式球囊，Takahashi 采用细铜丝栓塞。患者取平位卧位，神经安定麻醉加局部麻醉，全身肝素化，Seldinger 技术穿刺股动脉备造影时用。在眼眶上缘中、内 1/3 交界处穿刺眼上静脉，置入 5～8 F 导管鞘。如穿刺困难，可直接在上睑内侧做一 5～10 mm 长的切口，置入导管鞘。经导管鞘将导引导管置入海绵窦，根据情况放入可脱球囊微导管或微弹簧微导管。导管到位后注入栓塞剂，复查造影，了解栓塞情况后拔管，局部压迫，如有切口则缝合，酌情中和肝素。

3. 钻孔经静脉窦入路

神经安定麻醉加局部麻醉，股动脉穿刺，放置导管鞘，以备造影。在上矢状窦或横窦、乙状窦上的头皮局部麻醉，切开头皮 4～5 cm，牵开，钻骨孔 1 枚，暴露静脉窦。穿刺或切开准备栓塞的静脉窦，送入合适的导管。导管位置到位后，根据情况注入合适的栓塞剂。复查造影，如瘘口闭塞，则拔出导管，明胶海绵贴在静脉窦穿刺点处，缝合头皮。拔出股动脉导管鞘，压迫止血，酌情中和肝素。

对于 DAVF，现在越来越多的学者主张采用从静脉入路治疗，不论是介入还是手术。Mullan 认为以发病原因上看，DAVF 是静脉源性的，其临床表现也取决于引流静脉，故治疗上也应从静脉着手。一系列报道显示，经静脉治疗的疗效优于经动脉入路。对于天幕DAVF，联合治疗、手术以及介入治疗的疗效分别为 89%、78% 和 25%；对于横窦—乙状窦区 DAVF，三者分别为 68%、33% 和 41%，这表明联合治疗的疗效远优于单一治疗。

（丁　佳）

参考文献

[1] 费才莲，尹又，杨亚娟．神经内科疾病小课堂［M］．北京：化学工业出版社，2020.

[2] 张卓伯，徐严明．神经内科疑难病例解析［M］．北京：科学出版社，2022.

[3] 刘鸣，崔丽英，谢鹏．神经内科学［M］.3 版．北京：人民卫生出版社，2021.

[4] 夏健，陈华，袁叶．神经内科疾病全病程管理［M］．北京：化学工业出版社，2022.

[5] 胡志强，洪涛，杨进华．神经内镜手术治疗高血压性脑出血［M］．北京：人民卫生出版社，2022.

[6] 徐运，陈晓春．神经内科临床病例精解［M］．北京：人民卫生出版社，2023.

[7] 周衡．北京天坛医院神经内科疑难病例第 4 辑［M］．北京：北京大学医学出版社，2020.

[8] 王刚．神经病学诊断思路［M］．上海：上海交通大学出版社，2022.

[9] 胡春荣．神经内科常见疾病诊疗要点［M］．北京：中国纺织出版社有限公司，2022.

[10] 郭毅．神经系统疾病经颅磁刺激治疗［M］．北京：科学出版社，2021.

[11] 华扬．脑卒中血管超声［M］．北京：人民卫生出版社，2021.

[12] 包新华，姜玉武，张月华．儿童神经病学［M］.3 版．北京：人民卫生出版社，2021.

[13] 王丽娟，陈海波．帕金森病临床诊治新进展［M］．北京：人民卫生出版社，2022.

[14] 张伟，邬小萍，葛善飞．中枢神经系统感染临床诊治红宝书［M］．北京：化学工业出版社，2020.

[15] 高波，宫利，褚文政，等．神经系统感染和免疫性疾病影像诊断学［M］．北京：科学出版社，2021.

[16] 李贺，吴圣贤，唐伟．神经定位诊断——解剖·影像·临床［M］．福州：福建科学技术出版社，2021.

[17] 刘初容，曾昭龙．神经系统疾病康复评定与治疗［M］．郑州：河南科学技术出版社，2022.

[18] 吕传真，周良辅．实用神经病学［M］.5 版．上海：上海科学技术出版社，2021.

[19] 范进．脑血管变异 DSA 图谱及临床实例解析［M］．北京：科学技术文献出版社，2022.

[20] 崔丽英，彭斌．北京协和医院神经科疑难罕见病例解析［M］．北京：人民卫生出版社，2021.